艾滋病及其相关疾病
常用药物与相互作用

主　编：卢洪洲

副主编：陈　蓉　孟现民

编　委：张仁芳　沈银忠　刘　莉
　　　　乐晓琴　何小清

上海科学技术出版社

图书在版编目(CIP)数据

艾滋病及其相关疾病常用药物与相互作用／卢洪洲
主编.—上海：上海科学技术出版社,2020.1
　ISBN 978-7-5478-4478-6

　Ⅰ.①艾… Ⅱ.①卢… Ⅲ.①获得性免疫缺陷综合征
—药物相互作用—研究　Ⅳ.①R512.910.5

中国版本图书馆 CIP 数据核字(2019)第 106334 号

艾滋病及其相关疾病常用药物与相互作用
主编　卢洪洲

上海世纪出版(集团)有限公司
上海科学技术出版社 出版、发行
(上海钦州南路 71 号　邮政编码 200235　www.sstp.cn)
上海书刊印刷有限公司印刷
开本 787×1092　1/16　印张 12.5
字数 234 千字
2020 年 1 月第 1 版　2020 年 1 月第 1 次印刷
ISBN 978-7-5478-4478-6/R·1860
定价：48.00 元

Introduction　　　　　　　　　　　# 内容提要

本书主要介绍艾滋病及其相关疾病常用药物的基本信息,以及这些药物间的相互作用,可供感染科、性病艾滋病科临床医护人员及相关药师在日常工作中查阅,协助安全、合理用药。

本书共分为四章。第一章简介三大类 13 种艾滋病相关疾病。第二章参考药品最新说明书详细介绍 6 类常用药物(抗逆转录病毒、抗细菌、抗真菌、抗分枝杆菌、抗丙型肝炎病毒及抗寄生虫药物)适应证、注意事项、禁忌证、不良反应、用法与用量等内容。第三章介绍不同人群的药代动力学特征,同时介绍了药物基因组学、药代动力学及治疗药物监测等个体化给药的相关知识和进展。第四章详细介绍药物相互作用的发生机制,并根据艾滋病患者常用的易发生相互作用的药物种类,详细列举了不同药物间的相互作用。附录部分将抗逆转录病毒药物与其他药物的相互作用做成表格,方便读者快速查询、判断临床中需要注意的药物相互作用。

书中收载的药物为目前在我国审批上市的药物品种,如达芦那韦、利匹韦林、艾博韦泰(艾可宁)、"三合一"的多替阿巴拉米片(绥美凯)、"四合一"的艾考恩丙替片(捷扶康)以及多种抗丙型肝炎病毒药物。

前言

　　近十年来,由于联合抗逆转录病毒药物疗法的推广实施,艾滋病成为一种可控可防的慢性疾病。一方面,艾滋病患者的老龄化问题逐渐凸显,冠心病、高血压、糖尿病、肾病等常见病的发病率随着年龄增长而逐渐增加,合并用药的安全性问题越来越受到重视。另一方面,HIV 与 HBV/HCV 共感染正成为艾滋病患者发病和死亡的重要原因;HIV 与结核分枝杆菌共感染占到了艾滋病相关死亡原因的 1/3,这些患者使用的药物种类繁多,潜在的药物相互作用复杂。艾滋病患者在就诊时常隐瞒病情,医生在不知情的情况下开具的药物,有可能与患者正在服用的抗病毒药物发生相互作用,导致治疗失败或发生不良反应。以上种种问题,促使了本书的诞生。

　　本书从临床合理用药出发,不仅介绍了目前国内常用的抗病毒及抗菌药物,还包括最近在我国上市的新药,语言通俗易懂,查阅便利,主要面向感染科、性病艾滋病科临床医生、药师、护士等医务人员,具有较高的实用价值。

　　本书由上海市(复旦大学附属)公共卫生临床中心感染与免疫科和药剂科相关专家联合编写完成,由笔者担任主编。在本书编写过程中,笔者的博士研究生陈蓉医生及药剂科孟现民副主任药师,投入了大量的时间和精力,对本书最终成稿做出了较大贡献,在此表示感谢!

　　历经一年余的资料收集和整理,《艾滋病及其相关疾病常用药物与相互作用》一书终于付梓。由于时间有限,书中难免存在不足和疏漏之处,敬请读者朋友们批评指正!

卢洪洲

2019 年 8 月

前言

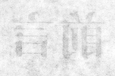

2015 年 8 月

Contents 目录

附录　抗逆转录病毒药物与其他药物相互作用速查表 ·················· 166

第一章
艾滋病及其相关疾病

艾滋病，即获得性免疫缺陷综合征（Acquired Immunodeficiency Syndrome，AIDS），其病原体为人类免疫缺陷病毒（Human Immunodeficiency Virus，HIV），亦称艾滋病病毒。高效抗逆转录病毒治疗（Highly Active Anti-Retroviral Therapy，HAART），俗称"鸡尾酒疗法"，是目前抗 HIV 的主要治疗手段。治疗目标为：① 减少 AIDS 相关疾病的发病率和病死率，使患者获得正常的期望寿命，改善生活质量；② 抑制病毒复制、使病毒载量降低至检测下限以下并减少病毒变异；③ 重建或维持免疫功能；④ 减少异常的免疫激活；⑤ 减少 HIV 的传播、预防母婴传播。目前全球已经达成共识，在稳定地接受抗病毒治疗中的 HIV 感染者/AIDS 患者，其血液中的 HIV 载量若持续 6 个月以上控制在测不到（或检测下限值以下）的状态时，其传播 HIV 的风险是可忽略甚至不存在的，即"U=U"（测不到=不具传染力）。需注意的是，这里的不具传染力仅限于性传播。此外，通过规范的暴露前预防及暴露后预防，可以有效预防 HIV 感染。

艾滋病患者合并疾病较多，包括机会性感染、肿瘤、慢性疾病等，合并用药复杂，药物相互作用成为影响治疗效果的潜在因素，需仔细考虑。

第一节　机会性感染

机会性感染（Opportunistic Infections，OIs）是指当人体免疫功能下降时，原本寄生在人体中的一些侵袭力较低、致病力较弱的病原体造成的疾病，或者是对致病菌的易感性增加所造成的感染。AIDS 相关的机会性感染在发达国家，由于 HAART 的广泛开展，HIV 感染者/AIDS 患者的疾病谱已经发生转变，逐渐变为由乙肝/丙肝引起的慢性肝病、心血管疾病以及非 AIDS 相关性肿瘤。但在低、中等收入国家，OIs 依然是引起 HIV 感染者/AIDS 患者死亡的主要因素。一项大样本的系统综述显示，在没有抗逆转录病毒治疗（ART）的患者中，最常见的机会性感染是口腔念珠菌病（13%～27.3%）、结核（10%）以及带状疱疹，不同地区的 OIs 发生率有所不同。在 ART 一年后，总的 OIs 的风险可下降至 2%，但是结核病、带状疱疹和口腔念珠菌病依然是最常见的 OIs。CD4$^+$T 细胞计数<200 个/μL 更易发生机会性感染。AIDS 相关机会性感染包括：弓形体感染、结核病、肺孢子菌肺炎、隐球菌脑膜炎、真菌感染（马尔尼菲篮状菌、念珠菌、组织胞浆菌、曲霉菌等）、单纯疱疹病毒（HSV）感染、水痘-带状疱疹病

毒(VZV)感染、巨细胞病毒(CMV)感染、渐进性多病灶脑白质病(PML,与 JC 病毒相关)、非结核分枝杆菌(NTM)感染等。下面介绍常见的机会性感染及药物治疗方案。

一、肺孢子菌肺炎(PCP)

肺孢子菌肺炎为 AIDS 患者晚期最常见的机会性感染。治疗方案有以下几种。

(1) 对症治疗:卧床休息,吸氧,注意水电解质平衡。

(2) 病原治疗:首选复方磺胺甲噁唑(SMZco),轻中度患者 SMZco 1.44 g 每 8 小时一次口服,疗程 21 天,必要时可延长疗程。重症患者给予静脉用药,剂量同口服。替代治疗:克林霉素 0.6 g 每 8 小时一次静脉注射,或 0.45 g 每 6 小时一次口服。

(3) 激素治疗:中重度患者(PaO_2<70 mmHg 或肺泡-动脉血氧分压差>35 mmHg)早期(72 h 内)可应用激素治疗。泼尼松(强的松)40 mg 每日 2 次口服,5 天后改为 20 mg 每日 2 次口服,5 天后改为 20 mg 每日 1 次口服,至疗程结束。甲泼尼龙(甲强龙)换算剂量为甲泼尼龙:泼尼松=4:5。重度患者还可加用卡泊芬净 50 mg 每日 1 次静脉注射治疗。

(4) 辅助通气。

(5) 尽早进行 HAART,诊断明确当日同时启动抗 PCP 治疗。

(6) 预防用药:首选 SMZco,0.48 g 每日 1 次口服。替代药物有氨苯砜或口服克林霉素。$CD4^+T$ 细胞计数增加到>200 个/μL 并持续大于 3 个月时,可停药。一旦 $CD4^+T$ 细胞计数<200 个/μL,应重新开始预防用药。

二、结核病

结核病是主要的致死性感染性疾病,特别是在发展中国家。结核分枝杆菌和 HIV 共同感染的概率很高,药物相互作用会经常发生。特别是利福霉素类如利福平,常常会因药物相互作用,导致 HIV 感染者的 ART 疗效降低。艾滋病患者结核病治疗原则与非艾滋病患者相同,主要治疗药物包括:异烟肼(H)、利福平(R)、利福布汀(LB)、乙胺丁醇(E)、吡嗪酰胺(Z),根据情况也可选择对氨基水杨酸钠(PAS)、阿米卡星(A)、喹诺酮类抗菌药物及链霉素(S)等。利福布汀可作为利福平的替代药物以降低对 CYP450 酶的诱导作用。

如果结核分枝杆菌对一线抗结核药物敏感,则使用异烟肼+利福平(或利福布汀)+乙胺丁醇+吡嗪酰胺进行 2 个月的强化治疗,然后使用异烟肼+利福平(或利福布汀)进行 4 个月的巩固期治疗。对于抗结核治疗反应延迟者,疗程应延长至 9 个月。中枢神经系统结核患者,疗程延长到 9~12 个月。

对于 AIDS 合并结核患者均建议先给予抗结核治疗 2~4 周后启动抗病毒治疗。鉴于免疫重建炎症综合征(IRIS)即使出现也很少导致死亡,目前主张尽早 HAART。抗病毒治疗的时机根据患者病情决定。

三、非结核分枝杆菌感染

艾滋病患者可发生非结核分枝杆菌(NTM)感染。迄今为止,已发现超过 150 种的 NTM,大部分为腐物寄生菌,仅少部分对人体致病。艾滋病患者发生的 NTM,最常见的为鸟分枝杆菌(MAC)感染。针对 MAC 的治疗及预防方案如下。

（1）治疗：克拉霉素 500 mg/次，一天两次（阿奇霉素 500 mg/次，一天一次）+乙胺丁醇 15 mg/(kg·d)，同时联合应用利福布汀（300~600 mg/d）可提高生存率，降低耐药。严重感染及严重免疫抑制（CD4$^+$T 细胞计数<50 个/μL）患者可加用阿米卡星[10 mg/(kg·d)，肌内注射，一天一次]或喹诺酮类抗菌药物，如左氧氟沙星或莫西沙星，疗程为 9~12 个月。抗 MAC 治疗开始 2 周后尽快启动 HAART。播散性 MAC 感染者在完成治疗（12 个月以上）后，需长期维持治疗直至 CD4$^+$T 细胞计数>100 个/μL，并持续≥6 个月为止。

（2）预防：CD4$^+$T 细胞计数<50 个/μL 的艾滋病患者需要给予预防性治疗，方案是克拉霉素 500 mg/次，一天两次，或阿奇霉素 1 200 mg，一周一次。不能耐受克拉霉素或阿奇霉素的患者可以选择利福布汀进行预防治疗，常规剂量为 300 mg，一天一次。经 HAART 治疗使 CD4$^+$T 细胞计数>100 个/μL 并持续≥3 个月时，可停止预防用药。一旦 CD4$^+$T 细胞计数<50 个/μL，应立即再次给予预防用药。

具有抗 NTM 活性的抗菌药物主要包括：① 大环内酯类药物，主要为克拉霉素及阿奇霉素。② 利福霉素类药物，包括利福平及利福布汀。③ 乙胺丁醇，与其他抗分枝杆菌药物间无交叉耐药性。④ 氨基糖苷类药物，包括链霉素、阿米卡星。妥布霉素类对龟分枝杆菌的活性强于阿米卡星。⑤ 氟喹诺酮类，如氧氟沙星、环丙沙星、左氧氟沙星、加替沙星和莫西沙星对 NTM 均有一定的抗菌作用，其中以莫西沙星和加替沙星的抗菌活性最强。⑥ 头孢西丁，如头孢西丁对偶发分枝杆菌、脓肿分枝杆菌等快速生长分枝杆菌具有较强的抗菌作用。⑦ 其他药物，如四环素类中的多西环素和米诺环素，磺胺类的 SMZco 对偶发分枝杆菌、龟分枝杆菌、脓肿分枝杆菌和海分枝杆菌具有一定的抗菌或抑菌作用。

需注意利福布汀与大环内酯类药物的相互作用，大环内酯类可引起利福布汀血浆浓度增高，而利福布汀可降低大环内酯类药物的血浆浓度，若治疗过程中出现明显的关节痛、葡萄膜炎、中性粒细胞减少和肝功能损害，应减量或停用利福布汀。

四、巨细胞病毒感染

巨细胞病毒（CMV）感染是艾滋病患者最常见的疱疹病毒感染。CMV 可侵犯患者多个器官系统，包括眼、肺、消化系统、中枢神经系统等，其中巨细胞病毒视网膜脉络膜炎是艾滋病患者最常见的 CMV 感染。

（1）治疗：① CMV 视网膜炎：更昔洛韦 5~7.5 mg/kg，静脉滴注，每 12 小时 1 次，疗程 14~21 天，然后 5 mg/(kg·d)序贯维持治疗。也可使用膦甲酸钠 180 mg/(kg·d)，分 2~3 次用（静脉应用需水化），2~3 周后改为 90 mg/(kg·d)，静脉滴注，1 次/d。病情危重或单一药物治疗无效时可二者联用。CMV 视网膜炎可秋后球内注射更昔洛韦。② 其他部位 CMV 感染：CMV 食管炎或者肠炎，药物同上，疗程 3~4 周或症状体征消失后维持用药。CMV 脑炎，采用更昔洛韦+膦甲酸钠治疗 3~6 周，剂量同上，而后维持治疗直至免疫功能重建。③ 在抗 CMV 治疗 2 周内尽快启动 HAART。

（2）预防：CMV 感染不主张进行一级预防。对于 CD4$^+$T 细胞计数<200 个/μL 的患者，可定期检查眼底。一旦出现 CMV 感染，应积极治疗，在疾病控制之后需序贯用药以预防复发。在经 HAART 后 CD4$^+$T 细胞计数>100 个/μL 且持续 6 个月以上可考虑停止预防用药。

五、弓形体脑病

弓形体脑病是由刚地弓形体原虫引起的一种脑部寄生虫病,是弓形体病致死的主要原因。

(1) 治疗:① 第一次乙胺嘧啶 100 mg,一天两次,口服,此后根据体重给药:体重≤60 kg,乙胺嘧啶 50 mg(每天 1 次)+磺胺嘧啶 1 g(每 6 小时一次)+甲酰四氢叶酸 10~25 mg(每天 1 次)。体重>60 kg,乙胺嘧啶 75 mg(每天 1 次)+磺胺嘧啶 1.5 g(每 6 小时一次)+甲酰四氢叶酸 10~25 mg(每天 1 次)。② 替代治疗:SMZco 30 mg/kg,每 12 小时一次,口服,加或不加克林霉素 600 mg/次,每 8 小时一次,静脉给药。或 SMZco 30 mg/kg,每 12 小时一次,口服,加或不加阿奇霉素 0.5 g,一天一次,静脉给药。疗程至少 6 周。③ 在抗弓形体治疗开始的同时尽快启动 HAART。

(2) 预防:对无弓形体脑病病史但 CD4$^+$T 细胞计数<100 个/μL 且弓形体抗体 IgG 阳性的患者给予预防用药,一般采用 SMZco 2 片,一天一次。对既往患过弓形体脑病者要长期使用乙胺嘧啶(25~50 mg/d)联合磺胺嘧啶(2~4 g/d)预防,直至 CD4$^+$T 细胞计数>200 个/μL 并持续 3 个月。

六、真菌感染

假丝酵母菌感染

(1) 口腔假丝酵母菌感染的治疗:首选制霉菌素局部涂抹加碳酸氢钠漱口水漱口,疗效欠佳时选用氟康唑 100 mg/d 口服,共 7~14 天。

(2) 食管假丝酵母菌感染的治疗:氟康唑 100~400 mg/d 口服,不能口服者氟康唑静脉注射,共 14~21 天。或伊曲康唑 200 mg/d 口服,共 14~21 天。对于合并口腔真菌感染的患者应尽快进行 HAART,可在抗真菌感染的同时进行 HAART。

新型隐球菌感染

(1) 隐球菌性脑膜炎感染的治疗:分为诱导期、巩固期和维持期三个阶段。诱导期经典方案为两性霉素 B+5-氟胞嘧啶。两性霉素 B 从 0.02~0.1 mg/(kg·d)开始,逐渐增加剂量至 0.5~0.7 mg/(kg·d)。不能耐受者可使用两性霉素 B 脂质体 3~4 mg/(kg·d)。5-氟胞嘧啶 100~150 mg/(kg·d),分 3~4 次口服。诱导期至少 2 周,脑脊液培养转阴后改为氟康唑 400 mg/d 进行巩固期治疗。巩固期至少 8 周,后改为氟康唑 200 mg/d 进行维持治疗,维持期至少 1 年。患者抗病毒治疗后 CD4$^+$T 细胞计数>100 个/μL 并持续至少 6 个月时可停药。

(2) 肺隐球菌感染的治疗:推荐使用氟康唑 400 mg/d 口服或静脉滴注,疗程 12 个月。抗病毒治疗后 CD4$^+$T 细胞计数>100 个/μL 再治疗 1 年后停止氟康唑维持治疗。

马尔尼菲篮状菌感染

(1) 轻型感染的治疗:伊曲康唑 200 mg,一日 2 次,口服 8 周后减至一日 1 次,口服至 CD4$^+$T 细胞计数>100 个/μL 且持续 6 个月。替代方案:伏立康唑 400 mg,每 12 小时一次,口服 1 d,后改为 200 mg,每 12 小时一次,口服 12 周,然后伊曲康唑 200 mg,一日 1 次,口服至 CD4$^+$T 细胞计数>100 个/μL 且持续 6 个月。

(2) 重型感染的治疗:两性霉素 B 脂质体 3~4 mg/(kg·d),或两性霉素 B 0.5~0.7 mg/(kg·d),静脉滴注 2 周,后改为伊曲康唑 200 mg,2 次/d,口服 10 周,然后伊曲康唑200 mg,1次/d,口服至 CD4$^+$ T 细胞计数 > 100 个/μL 且持续 6 个月。替代方案:伏立康唑 6 mg/(kg·d),每 12 小时 1 次,静脉滴注 1 d,然后改为 4 mg/(kg·d),每 12 小时 1 次,静脉滴注 3 d,改为伊曲康唑 200 mg,2 次/d,口服 12 周,然后伊曲康唑 200 mg,1 次/d,口服至 CD4$^+$T 细胞计数>100 个/μL 且持续 6 个月。

(陈　蓉　刘　莉)

第二节　艾滋病相关肿瘤

AIDS 患者在 HARRT 得以广泛及有效运用后,免疫功能获得良好重建,发生机会性感染的概率大大下降,恶性肿瘤越来越成为 AIDS 晚期患者死亡的重要原因。AIDS 患者发生的恶性肿瘤包括艾滋病相关性恶性肿瘤(AIDS Defining Cancer, ADC)和非艾滋病相关性恶性肿瘤(non - AIDS Defining Cancer, NADC)两大类。根据 1993 年美国国家疾病预防与控制中心的定义,卡波西肉瘤(Kaposi's Sarcoma, KS)、非霍奇金淋巴瘤(non - Hodgkin Lymphoma, NHL)和侵袭性宫颈癌被确定为 ADC,而 HIV 感染者发生的其他恶性肿瘤(主要包括肛门肿瘤、肝癌和霍奇金淋巴瘤等)则被归类为 NADC。

HIV 感染导致肿瘤发生的机制较为复杂,且确切病因尚不十分明确,目前被广泛接受的观点包括如下几个方面。首先,正常人体免疫系统具有消除体内损伤或衰老的自身细胞及处理突变细胞的功能,HIV 感染人体后选择性入侵各种免疫细胞,特别是 CD4$^+$T 细胞,使细胞免疫功能严重受损,为肿瘤细胞迅速生长、转移创造条件。其次,HIV 感染细胞分泌的细胞因子是形成 AIDS 相关肿瘤的另一重要因素,病毒感染细胞引起人体免疫系统受损,刺激机体产生细胞因子(如肿瘤坏死因子、干扰素、白细胞介素等),这些细胞因子促进靶细胞(如内皮细胞、B 细胞或上皮细胞等)的增殖、自主生长和恶性转化;同时某些细胞因子也可导致 HIV 活化,将 HIV 的遗传信息整合到宿主细胞 DNA 中时,导致宿主细胞的恶性转化。另外,HIV 感染导致机体对致癌病毒普遍易感,现有研究表明,AIDS 相关肿瘤的发生与人疱疹病毒 8 型(HHV - 8)、EB 病毒(EBV)及人乳头瘤病毒(HPV)等感染密切相关。

本节主要介绍艾滋病相关肿瘤中发生率最高的两种恶性肿瘤,即卡波西肉瘤和非霍奇金淋巴瘤。

一、卡波西肉瘤

卡波西肉瘤(KS)又称多发性特发性出血性肉瘤,是一种多中心起源的由血管和梭形细胞混合组成的恶性肿瘤,为目前艾滋病患者中最常见的恶性肿瘤,约发生于 1/3 的艾滋病患者中,尤其在男同性恋者中多见,死亡率较高。组织病理类型较为复杂,从组织形态学上可分为 4 种亚型:结节状、花状、浸润型和淋巴腺病型。

【治疗】 需要个体化,综合考虑多种因素,例如肿瘤部位和病变范围,有无疼痛、水肿、消化道出血等相关症状,患者耐受性,感染症状及全身免疫状态等。治疗主要包括 HAART、局部治疗、全身化疗及免疫调节剂治疗等。

(1)早期及进展缓慢 KS:首先进行 HAART(可间接治疗 KS),并注意观察肿瘤的变化,当病灶局限于某部位时可采用局部治疗,包括局部化疗、局部放疗、冷冻疗法、激光治疗及手术切除等。

(2)多脏器受累、皮损进展迅速 KS:可采用全身化疗,常规化疗药物包括长春新碱、博来霉素、阿霉素及紫杉醇等。近年研究显示,聚乙二醇多柔比星脂质体对 AIDS 相关性 KS 安全有效,肿瘤应答率较高。此外,干扰素、胸腺素、白细胞介素等免疫调节剂,通过抑制细胞因子白介素-6 的生成发挥一定抗肿瘤作用。而最新研究有关抗血管生成药、抗 HHV-8 及靶向药物(如伊马替尼等)又为 KS 的治疗提供了一些新途径。

【预后】 该类患者的预后与其免疫状态有关,CD4$^+$T 细胞计数是存活率的良好预测指标。以下 3 种情况提示预后较好:肿瘤局限于皮肤、淋巴结或口腔的微小病变;癌症患者生活质量指标>70 分;CD4$^+$T 细胞计数>150/μL。患者既往存在机会性感染,伴有发热、盗汗、体重减轻以及肿瘤迅速进展者通常预后较差。

二、非霍奇金淋巴瘤

非霍奇金淋巴瘤(NHL)是起源于淋巴造血系统的恶性肿瘤,为艾滋病相关性淋巴瘤(AIDS Related Lymphoma,ARL)。宿主的免疫功能决定了对 NHL 的易感性,HIV 感染者伴发 NHL 较普通人群多,前者发病风险约为后者的 165 倍,其发生率随着 AIDS 病程及机体免疫功能受损情况不断增高。目前 NHL 发病率仅次于 KS,其中 B 细胞来源者占 95% 以上。2014 年世界卫生组织确定 NHL 七个亚型分别为:伯基特淋巴瘤(Burkitt Lymphoma,BL)、弥漫大 B 细胞淋巴瘤(Diffuse Large B Cell Lymphoma,DLBCL)、免疫母细胞性淋巴瘤(IBL)、外周 T 细胞淋巴瘤(PTCL)、原发性渗出性淋巴瘤(PEL)、浆母细胞淋巴瘤(PL)、多型性 B 细胞淋巴瘤(PBL)。其中 DLBCL、BL 最为多见。

【治疗】 结合患者临床及病理分期,实施个体化及综合性治疗,最优治疗方案需要多学科协作诊疗。

(1)HARRT:抗 HIV 治疗可促使免疫功能重建,减少机会性感染的发生,并行化疗时可提高完全应答率及减少化疗后各种机会性感染,应尽早使用。抗病毒药物在化疗期间可安全使用,但考虑到药物相互作用的影响,建议选择以核苷类和整合酶抑制剂为基础的方案。齐多夫定可导致骨髓抑制,与化疗药物联合使用会增加骨髓抑制的不良反应,故需要加强血象的监测。

(2)全身化疗:使用标准剂量比低剂量化疗药物应答率更高,故建议尽量使用标准剂量化疗方案。

艾滋病相关性 DLBCL 推荐方案:R-DA-EPOCH(利妥昔单抗、依托泊苷、强的松、长春新碱、环磷酰胺、阿霉素);或 R-CHOP(利妥昔单抗、环磷酰胺、多柔比星、长春新碱、泼尼松龙);如果 CD4$^+$T 细胞<50 个/μL,使用利妥昔单抗可能会增加感染并发症的风险,故不推荐使用。

艾滋病相关性 BL 推荐化疗方案:R-DA-EPOCH(利妥昔单抗、依托泊苷、强的松、长春新碱、环磷酰胺、阿霉素）；HyperCVAD（环磷酰胺、长春新碱、阿霉素、地塞米松与大剂量甲氨蝶呤和阿糖胞苷交替应用）+利妥昔单抗；如果 CD4$^+$T 细胞<50 个/μL,使用利妥昔单抗可能会增加感染并发症的风险, 故不推荐使用。

【预后】 在充分抗 HIV 治疗及全身化疗后,艾滋病相关性 DLBCL 的预后与非 HIV 感染者相似,肿瘤完全缓解率在 60% 左右,5 年生存率约 50%,预后与非 HIV 感染者相似。但艾滋病相关 BL 患者常有累及中枢神经系统倾向,HAART 联合化疗中位生存时间仅 6 个月,预后较差。

（乐晓琴 张仁芳）

第三节 艾滋病相关慢性疾病

近年由于 ART 的成功实施,AIDS 从一种致死性疾病转变为可以治疗但尚无法治愈的慢性疾病,患者需要长期服用抗逆转录病毒药物。一方面,长期 HIV 感染所致慢性免疫激活,由此导致各种慢性并发症如心脑血管疾病等的发生率的升高;另一方面,长期抗病毒治疗所致药物不良反应如代谢综合征等的增加,随着艾滋病患者生存期的延长,各种慢性并发症与合并症已经成为"后 ART 时代"影响艾滋病患者生存质量和预后的主要疾病。下面分别介绍艾滋病合并冠心病、脑血管疾病、高血压、内分泌疾病、代谢综合征和骨病等常见慢性并发症与合并症的诊治和处理。

一、艾滋病合并冠心病

冠心病（CAD）已经成为当代致死性仅次于恶性肿瘤的疾病,发病率逐年增高,而越来越多的证据提示 HIV 感染及 ART 的使用与 CAD 存在密切关系,HIV 感染者/AIDS 患者更容易出现心脏动脉斑块积聚和冠状动脉堵塞问题,从而导致罹患 CAD 的风险增加,可能与血脂异常相关,但具体机制尚不清楚。

【临床表现】 艾滋病合并 CAD 临床表现可多样,轻者可无明显不适,重者可出现急性冠脉综合征症状如胸闷、胸痛、气急、心悸、黑蒙及咳嗽咳痰、下肢水肿、活动耐量下降等不适。

【辅助检查】 心电图提示 ST－T 改变心肌缺血症状甚至是典型急性心肌梗死表现,运动平板试验提示阳性,心脏 CTA 及冠脉造影提示心脏血管狭窄。

【治疗】 治疗需要个体化,结合患者有无合并其他 CAD 高危因素,如高血压、糖尿病及脑血管疾病等。CAD 大体上可分为急性冠脉综合征和慢性冠脉病变。治疗包括对症处理、药物干预、冠脉造影介入及溶栓治疗。

【对症处理】 生活方式干预,戒烟、饮食管理、控制体重、加强有氧运动等。

【紧急处理】 出现冠心病严重类型,如急性心肌梗死时立即给予溶栓或冠脉介入治疗:肝素针适量静脉推注,阿司匹林肠溶片、氯吡格雷片各 300 mg（嚼服）,阿托伐他汀 20 mg 口服后急诊行冠脉介入或溶栓治疗,需谨慎注意适应证或禁忌证。

慢性冠脉病变予常规治疗:根据 2017 年欧洲临床艾滋病学会指南,评估未来 10 年 CAD 高危因素,合并高血压患者尽量将血压降至 140/90 mmHg（根据具体情况有所调整）。

如曾有 CAD 病史、年龄>50 岁、10 年心血管危险因素>20%，建议阿司匹林肠溶片 75～150 mg 每日一次口服；确诊为糖尿病，建议药物干预，HbA1$_c$ 控制为 6.5%～7.0%；合并血脂异常，如曾有 CAD 病史、2 型糖尿病及 10 年心血管危险因素>20%，建议药物治疗，首选阿托伐他汀 20 mg 每日一次口服，且建议长期服用，定期复查肝肾功能，必要时监测血糖。

如果合并严重心脏血管病变如出现三支病变及合并糖尿病，建议心脏外科介入搭桥治疗。

未接受 ART 的患者应尽早进行 ART 治疗，启动之前充分评估心血管危险因素，根据 2017 年欧洲临床艾滋病学会指南：诊断为 HIV/AIDS 及启动 ART 治疗的无心血管疾病的 40 岁以上男性及 50 岁以上女性都应该每 2 年进行一次评估；建议 ART 前应进行基线心电图检查。谨慎使用可能存在缺血性心脏病严重不良反应的药物：阿巴卡韦、地达诺新、地瑞那韦、膦沙那韦、茚地那韦、洛匹那韦，根据患者个体差异性在不影响抗病毒疗效的情况下调整 ART 药物，如患者曾有急性心肌梗死病史，尽量避免使用以上药物。注意药物-药物相互作用，抗逆转录病毒药物与他汀类药物、抗血小板聚集药物等存在相互作用，合用后有可能引起严重的不良反应，如辛伐他汀与蛋白酶抑制剂/利托那韦禁忌联合使用，ART 期间建议定期复查心电图，一些 ARV 药物有引起 QT 间期延长的风险，需谨慎与能引起 Q-T 间期延长的心血管药物合用。对于已经接受 ART 的患者如出现 CAD，则应重新评估 ART 方案是否对其心血管疾病风险因素存在影响，建议改用风险相对较低的抗病毒方案，与此同时，也应关注抗病毒药物和抗心血管疾病药物之间的相互作用。

二、艾滋病合并脑血管疾病

HIV 感染者/AIDS 患者合并中枢神经系统疾病不少见，中枢神经系统机会性感染仍居首位，其中隐球菌脑膜炎和结核性脑膜炎多见。脑白质脱髓鞘和 HIV 相关性脑病的发病率次之，而弓形体脑炎、梅毒性脑病及中枢神经系统淋巴瘤也常见，脑血管疾病以脑萎缩、脑梗死和脑出血等为主要表现。HIV 具有嗜神经性，通过血脑屏障直接损伤脑细胞和脑血管，可引起神经系统疾病。启动 ART 后的 HIV 感染者/AIDS 患者中枢神经系统疾病更加复杂多样，与抗病毒治疗药物、患者抗病毒治疗的疗效及患者免疫水平均有一定关系。长期服用抗病毒药物需要定期监测神经毒性反应，如同时合并有糖尿病、高血压及曾患有脑血管疾病的患者发生脑血管疾病的可能性更大，需要高度警惕，定期监测和鉴别。

【临床表现】 表现为同损伤区域相关的神经功能缺失，可出现言语障碍、肢体偏瘫，头晕、头痛，视物不清，情绪变化，认知功能障碍及智力下降等。

【辅助检查】 头颅 MRI 可提示相关病变区域异常信号，脑电图可出现异常脑电波，神经系统出现阳性反应。

【治疗】 患者合并高血压需控制血压，建议老年患者选择长效钙通道阻滞剂，无禁忌证可加用阿司匹林肠溶片 100 mg 每日一次口服，预防血小板聚集；如果有血栓疾病、心律失常尤其是心房颤动，需高度重视抗凝治疗，用低分子肝素、华法林等基本抗凝处理，必要时加用新型抗凝剂如达比加群、利伐沙班等加强抗凝治疗，高度警惕与 ART 药物相互作用。

艾滋病合并脑血管病变需与艾滋病合并进行性多灶性脑白质病等进一步鉴别，必要时予腰椎穿刺脑脊液检查。

对于缺血性脑卒中必要时加用改善脑血供药物,发病3~6小时可给予溶栓治疗,需警惕与ART药物相互作用,脑白质脱髓鞘需加强抗逆转录病毒治疗。

三、艾滋病合并高血压

艾滋病合并高血压不少见,目前无明确依据提示艾滋病引起高血压的发生,但艾滋病与高血压常常合并存在。2017年欧洲临床艾滋病学会指南对高血压的诊断、分级与管理以及高血压药物选择、药物之间作用等,都做出了规范。

【临床表现】 轻者无明显不适症状,偶有体检检测血压升高,可出现头晕头痛、视物不清、颈部僵硬、鼻衄、耳鸣及听力下降等多种表现。

【辅助检查】 非同日3次测量血压>140/90 mmHg,有高血压病家族史,心电图、心脏彩超提示高血压继发改变。

【治疗】 2017年欧洲临床艾滋病学会指南提出,根据有无其他危险因素、有无高血压靶器官损伤,根据高危因素个数,有无糖尿病、肾脏损伤及有无CAD病史规范血压靶值:血压正常高值、高危因素<3个仅需改善生活方式;如合并肾脏疾病和/或糖尿病,将血压控制在130/80 mmHg;1~3级高血压改善生活方式及血压控制在140/90 mmHg,同时降糖改善肾脏功能治疗。降压药的选择如下:<55岁,首选血管紧张素转化酶抑制剂(ACEI),≥55岁或者任意年龄阶段的黑人,首选钙通道阻滞剂(CCB),再逐渐改为血管紧张素转化酶抑制剂+钙通道阻滞剂,然后血管紧张素转化酶抑制剂+钙通道阻滞剂+利尿剂+螺内酯,四联以上降压药需邀请心血管病专家会诊协助治疗。注意ART与降压药物相互作用,必要时需要调整ART方案。

四、艾滋病合并内分泌及代谢性疾病

HIV感染者/AIDS患者在启动ART后各种代谢性疾病发病率呈增高趋势,主要表现为血脂异常,如高低密度胆固醇(LDL)、低高密度脂蛋白胆固醇(HDL)以及高甘油三酯(TG)血症。TG不作为冠心病独立危险因素,但是TG>10 mmol/L或>900 mg/dL将增加胰腺炎的风险。ART增加了糖耐量异常的风险,甚至导致2型糖尿病,根据2017年欧洲临床艾滋病学会指南诊断2型糖尿病的依据:空腹血糖>7.0 mmol/L,1型糖尿病给予胰岛素治疗,糖化血红蛋白控制为≥6.5%。

【临床表现】 可表现消瘦,甚至出现"三多一少",周围皮下脂肪缺失尤其是面部、四肢,向心性肥胖,好发水牛背,内脏脂肪蓄积。

【辅助检查】 LDL、TG及胆固醇(TC)升高,HDL降低,胰岛素抵抗,内脏彩超异常。

【治疗】

(1)改善生活方式:戒烟,减少饱和脂肪酸摄入,有氧运动,肥胖症者减重等。

(2)TG显著升高可加用非诺贝特干预,LDL升高者加入他汀类药物降脂处理,必要时调整ART方案,积极控制血糖,控制其他冠心病高危因素。

(3)对于艾滋病引起性腺异常者可先给予激素替代治疗,需排除继发病因,必要时建议内分泌专家会诊。

（4）抗病毒药物易引起脂肪萎缩，尤其是面部脂肪萎缩，在调整 ART 后可建议尝试外科手术治疗，在社会心理学方面获益，但需注意二甲双胍可能会加剧脂肪萎缩。

五、艾滋病合并骨病

HIV 感染者/AIDS 患者发生骨质疏松/骨量减少已被学界所认识，可能的危险因素很多，但大部分具体原因仍不明确，其中包括 ART 方案中各类药物对骨代谢的影响。已知替诺福韦是目前我国治疗 HIV 感染者/AIDS 患者的主要药物之一，艾滋病本身及使用抗逆转录病毒药物不良反应容易引起出现相关骨病，包括骨质疏松症、骨软化症及骨坏死，骨质疏松症特征：骨量减少、HIV/AIDS 发生骨折率增加；骨软化症特征：骨矿化不良，骨折风险增加；骨坏死可出现：长骨骺板的梗死导致急性骨痛。对于艾滋病患者，骨代谢的变化常是抗病毒药物尤其是替诺福韦所致。

【临床表现】 其临床表现多种不一，轻者可无明显症状，轻度腰酸背痛，重者可出现骨折、坏死等。

【辅助检查】 双能 X 线骨密度仪（DXA）检查，脊柱核磁共振，脊椎 X 线片，血化验提示 25 -羟基维生素 D_3 减少。

【治疗】

（1）更换 ART 方案：建议把替诺福韦替换为其他抗病毒药物例如丙酚替诺福韦，改善生活方式，处理和纠正其他继发性骨质疏松症的原因：包括甲状旁腺功能亢进、甲状腺功能亢进、吸收不良、性腺功能减退/闭经、糖尿病和慢性肝病等。

（2）加用钙剂，需要确保足够的膳食钙吸收量，也可以加用维生素 D（800～1 200 单位/d），配合二膦酸盐治疗，如阿仑膦酸盐 70 mg/次，每周一次口服；或利塞膦酸盐 35 mg，每周一次口服；或伊班膦酸盐 150 mg，每月一次口服或 3 mg 静脉注射每 3 个月；或唑来膦酸 5 mg 静脉注射，每年一次。

（3）尽量减少意外骨折风险，对于骨坏死必要时邀请骨科医师协助治疗。

（何小清 沈银忠）

第二章
艾滋病及相关疾病的治疗药物

第一节　抗逆转录病毒药物

目前国际上共有六大类 30 多种药物（包括复合制剂），分为核苷逆转录酶抑制剂（NRTIs）、非核苷逆转录酶抑制剂（NNRTIs）、蛋白酶抑制剂（PIs）、整合酶抑制剂（INSTIs）、融合酶抑制剂（FIs）及 CCR5 抑制剂。国内的抗逆转录病毒治疗（ART）药物有 NRTIs、NNRTIs、PIs、INSTIs 以及 FIs 五大类（包括复合制剂）。

初始患者推荐治疗方案为：2 种 NRTIs+1 种 NNRTIs/1 种增强型 PIs（含利托那韦或考比司他）/1 种 INSTIs。有条件的患者可以选择复方单片制剂。抗病毒治疗的有效性主要通过病毒学指标、免疫学指标及临床症状三方面评估，其中病毒学改变为最重要的指标。大多数患者抗病毒治疗后血浆病毒载量 4 周内应该下降 1 个 log 以上，治疗后 3~6 个月病毒载量应达到检测不到的水平。在 HAART 后 3 个月，CD4$^+$T 细胞数与治疗前相比增加 30% 或在治疗后 1 年 CD4$^+$T 细胞数增长 100 个/μL，提示治疗有效。病毒学治疗失败的定义：在持续进行 HAART 的患者中，开始治疗（启动或调整）48 周后血浆 HIV RNA 持续>200 拷贝/mL。出现治疗失败时首先评估患者的治疗依从性、药物-药物或药物-食物相互作用等，若排除则需进行耐药检测，根据结果调整治疗方案。

一、核苷逆转录酶抑制剂（NRTIs）

核苷逆转录酶抑制剂（Nucleoside Reverse Transcriptase Inhibitors，NRTIs），是合成 HIV 的 DNA 逆转录酶底物脱氧核苷酸的类似物，在体内转化成活性的三磷酸核苷衍生物，与天然的三磷酸脱氧核苷竞争与 HIV 逆转录酶（RT）结合，抑制 RT 的作用，阻碍前病毒的合成。

核苷类似物与其他抗逆转录病毒药物联合用药治疗中，已经报告有乳酸酸中毒和伴有脂肪变性的肝肿大现象（包括致死病例）。对于同时感染 HBV 及 HIV 的患者使用此类药物，在中止抗乙肝治疗患者中有报告发生重度肝炎急性加重。对于中止抗乙肝治疗的患者，应在至少数月的临床和实验室随访中对肝功能进行密切监测。必要时，可对患者重新进行抗乙肝治疗。NRTIs 具有线粒体毒性，需引起关注。

齐多夫定 (Zidovudine, ZDV)

【适应证】 用于治疗 HIV 感染。

【注意事项】

1. 对粒细胞计数<1 000/mm³或血红蛋白水平<9.5 g/dL 的患者使用时应极度谨慎。

2. 由于严重贫血最常发生于治疗 4~6 周时,此时需要调整剂量或停止治疗,故治疗过程中应经常检测血细胞计数(至少每 2 周 1 次)。

3. 发生粒细胞减少或贫血,可能需要调整剂量。

4. 不能与司他夫定(d4T)合用。

【禁忌证】 对本品过敏的患者禁用。

【不良反应】

1. 随着疾病进展,不良反应增加,应该仔细监护患者,特别是疾病进展时。

2. 骨髓抑制:粒细胞<1 000 个/mm³或血红蛋白<9.5 g/dL 的人时应加小心。如发生贫血或中性粒细胞缺乏,应做剂量调整。

3. 肌病:心肌病或心肌炎,与本品长期用药有关。

4. 乳酸中毒/严重肝脂肪变性肿大:已有报道,使用核苷类抗逆转录病毒药,偶发致死性乳酸酸中毒及发生肝脂肪变性肥大。在这些情况下,应暂停给药直至酸中毒被排除。

5. 其他不良反应:在临床中发生几起严重不良事件,偶见胰腺炎、过敏、高胆红素血症、肝炎、血管炎及癫痫,这些症状除过敏外,均与疾病本身有关。① 全身:腹痛、背痛、胸痛、寒战、唇肿、发热、感冒症状、心血管症状、头晕、血管扩张。② 胃肠道:便秘、腹泻、吞咽困难、舌肿、腹胀、肛门出血。③ 口腔:齿龈出血、口腔溃疡。④ 肌肉骨骼:关节痛、肌痉挛、震颤。⑤ 精神:焦虑、混乱、抑郁、头晕、情感脆弱、敏锐力缺失、紧张、共济失调、嗜睡、眩晕。⑥ 呼吸:咳嗽、呼吸困难、鼻衄、嘶哑、咽炎、鼻炎、鼻窦炎。⑦ 皮肤:痤疮、皮肤与指甲色素沉着、荨麻疹、出汗、瘙痒。⑧ 特殊感官:弱视、畏光、味觉异常、听力丧失。⑨ 泌尿系统:多尿、尿频、尿急、排尿困难。

【用法与用量】

1. 成人:如与其他抗逆转录病毒药联合使用,本品推荐剂量为每日 600 mg,分 2 次服用;若单独应用本品,则推荐 500 mg/d 或 600 mg/d,分次服用(在清醒时每 4 小时服 100 mg)。

2. 儿童:推荐 3 个月至 12 岁儿童给药剂量为每 6 小时 180 mg/m²,不应超过每 6 小时 200 mg/m²。

3. 新生儿给药:出生 12 小时后开始给药至 6 周龄,每 6 小时口服 2 mg/kg。

4. 用于预防母婴传播:口服,本品用于妊娠妇女(孕周>14 周)的推荐剂量是每日 500 mg(每次 100 mg,每日五次)至开始分娩。在生产期间齐多夫定需静脉给药 2 mg/kg,给药时间为 1 小时以上。随后继续静脉注射每小时 1 mg/kg 至脐带结扎。

拉米夫定 (Lamivudine, 3TC)

【适应证】 300 mg 剂型:与其他抗逆转录病毒药物联合使用,用于治疗 HIV 感染的成人和儿童。100 mg 剂型:适用于伴有谷丙转氨酶(ALT)升高和病毒复制活跃、肝功能代偿的成年慢性乙型肝炎患者的治疗。

【注意事项】

1. 乳酸酸中毒/伴脂肪变性的严重肝肿大：包括致死性病例。多数出现在女性患者中，肥胖及长期核苷类药物治疗可能是诱发危险的因素。对于有已知肝病危险因素的患者，给予拉米夫定治疗时应特别注意。没有风险因素的患者中也有类似报道。出现乳酸酸中毒或明显的肝毒性症状（包括转氨酶无明显升高的肝肿大和脂肪变性）时，应立即停止拉米夫定治疗。

2. HIV/HBV 合并感染患者：在 HIV/HBV 合并感染的患者中，当 HIV 的治疗方案由含拉米夫定的方案更换为不含拉米夫定的方案后，出现肝炎恶化。尚不清楚是否与停用拉米夫定有关。在停用拉米夫定的至少数月内，必须通过临床观察和实验室检查密切监测。

3. 本品不应与其他含有拉米夫定或恩曲他滨的产品联合使用。

4. 与以干扰素和利巴韦林为主的治疗方案联合使用：体外研究表明，利巴韦林可以降低拉米夫定等嘧啶类核苷类似物的磷酸化。在接受抗逆转录病毒药物和干扰素 α（有或无利巴韦林）联合治疗的 HIV/HCV 双重感染患者中，有肝失代偿（甚至死亡）的病例出现。停用拉米夫定是合适的措施。如果观察到临床毒性恶化，包括肝脏失代偿（Child‐Pugh B 或 C 级），应当考虑降低剂量或停止使用干扰素 α 或/和利巴韦林。

5. 胰腺炎：对于有胰腺炎病史或其他胰腺炎重大风险因素的患者，应慎用本品。当出现胰腺炎的临床症状或实验室指标异常时，应立即停用本品。

6. 免疫重建炎性综合征：在接受抗逆转录病毒药物联合治疗的患者中，有发生免疫重建炎症综合征的病例报道。在开始期，患者的免疫系统会出现对非活性的或残留的机会性感染源（如鸟结核分枝杆菌、巨细胞病毒、肺孢子菌肺炎、结核）产生免疫应答，需进一步评估和治疗。

7. 脂肪再分布：体脂重新分布和积聚，包括向心性肥胖、颈背性肥胖（水牛背）、外周消瘦、面部消瘦、乳房增大、类库欣综合征。

【禁忌证】　已知对拉米夫定或拉米夫定制剂中的任何成分过敏的患者禁用。

【不良反应】

1. 血液和淋巴系统：① 少见中性白细胞减少症、贫血（这两者有时较严重）、血小板减少症；② 极罕见真性红细胞发育不良。

2. 神经系统：① 常见头痛、失眠；② 极罕见外周神经病或感觉异常。

3. 呼吸道、胸部和纵隔：常见咳嗽、鼻部症状。

4. 胃肠道：① 常见恶心、呕吐、上腹痛或腹痛、腹泻；② 罕见血清淀粉酶升高、胰腺炎（已有报道）。

5. 肝：① 少见肝酶一过性升高（AST、ALT）；② 罕见肝炎。

6. 皮肤与皮下组织：常见皮疹、脱发。

7. 肌肉骨骼与关节组织：① 常见关节痛、肌肉功能失调；② 罕见横纹肌溶解。

8. 其他：常见疲劳、不适、发热。

【用法与用量】

1. 成人和 16 岁以上青少年：推荐剂量为拉米夫定 300 mg/d。可选择服用 150 mg 每日

2 次或 300 mg 每日 1 次。300 mg 仅适用于每日 1 次用药。如患者从每日 2 次服药改为每日清晨服药 1 次,则需在服用 150 mg 每日 2 次的次日清晨服用 300 mg 每日 1 次。如果患者从每日 2 次服药改为每日晚上服药 1 次,可在次日早晨服用 150 mg 1 次,晚上再服用 300 mg 1 次。如果患者希望从每日 1 次服药改为每日 2 次,则需在当日服用足够治疗剂量,在次日清晨改为服用 150 mg 每日 2 次。

2. 儿童:3 月龄至 16 岁儿童,推荐的剂量为每次 4 mg/kg,每天 2 次,最大剂量不超过每次 150 mg,每日 2 次。建议低龄婴幼儿使用拉米夫定口服液。

3. 拉米夫定的剂量应根据肾功能进行调整(表 2-1-1)。

表 2-1-1　成人及 16 岁以上儿童建议剂量

肌酐清除率(mL/min)	拉米夫定的建议剂量
≥50	每次 150 mg,每天 2 次;或每次 300 mg,每日 1 次
30~49	每次 150 mg,每天 1 次
15~29	每天 1 次,首次 150 mg,以后每次 100 mg
5~14	每天 1 次,首次 150 mg,以后每次 50 mg
<5	每天 1 次,首次 50 mg,以后每次 25 mg

注:在常规(4 h)血液透析或腹膜透析后,不需要额外加拉米夫定

4. 有中、重度肝损害的患者不必调整用药剂量,除非同时伴有肾功能受损。

阿巴卡韦(Abacavir,ABC)

【适应证】　与抗逆转录病毒药物联用治疗 HIV 感染。本品疗效的确证主要是基于与拉米夫定和齐多夫定联合用于以往未接受过治疗患者的研究结果。

【注意事项】

1. 过敏反应:在临床研究中,接受阿巴卡韦的研究对象约有 3% 出现过过敏反应,一些病例中该反应是危及生命的。过敏反应症状通常发生于接受阿巴卡韦治疗过程的前 6 周内,也可发生于治疗过程的任何时间。应对接受阿巴卡韦治疗的患者进行密切的医疗监测,特别在最初的 2 个月,每两周会诊一次。因过敏反应而停用阿巴卡韦的患者,切勿再次使用。

2. *HLA-B* 5701* 等位基因与阿巴卡韦超敏反应密切相关。欧美一些国家已经将 *HLA-B* 5701* 等位基因筛查列入临床常规检测,*HLA-B* 5701* 等位基因阳性者不应接受阿巴卡韦治疗。但针对亚洲人的研究较少。有资料报道,亚洲人中 *HLA-B* 5701* 出现频率相对较高。

3. 医生必须确保患者充分了解下列过敏反应的信息:患者应知道阿巴卡韦的过敏反应可能导致危及生命或死亡。患者出现可能与过敏反应有关的体征和症状时必须立即与医生联系。应提醒所有患者阅读包装盒中的说明书,包装盒中附带一警示卡,应提醒患者一直随身携带此卡。为避免重新服用阿巴卡韦,应要求出现过敏反应的患者将剩余的片剂及口服液归还药房或丢弃。

4. 患者接受核苷类药物进行治疗,有发生乳酸酸中毒(低氧血症)同时通常伴发严重肝肿大和脂肪肝的报道,有时有死亡的报道。服用核苷类药物,出现转氨酶迅速升高、进行性肝肿大或原因不明的代谢性/乳酸酸中毒时应中断用药。良性消化道症状,如恶心、呕吐和腹痛,提示可能发生乳酸酸中毒。患有肝肿大、肝炎和有其他已知危险因素的肝病患者(特别是肥胖妇女)应慎用核苷类药物。上述患者应密切随访。

5. 阿巴卡韦主要经肝脏代谢。轻度肝功能受损患者不需调整剂量。对于中度肝功能受损患者应避免使用。严重肝功能受损患者应禁止服用。晚期肾病患者避免服用。

6. 接受阿巴卡韦或其他抗逆转录病毒药物治疗的患者,可能仍会发生机会性感染以及与 HIV 感染相关的其他并发症。因此,应由有治疗 AIDS 相关疾病经验的医师对患者保持密切的临床监测。

7. 孕妇及哺乳期妇女用药:人类妊娠期使用阿巴卡韦的安全性尚未确定。不推荐妊娠期妇女使用。建议接受阿巴卡韦治疗的产妇不要对她们的婴儿进行母乳喂养。

8. 儿童与老人:不推荐阿巴卡韦用于儿童,因为过敏反应很难鉴别。阿巴卡韦的药代动力学研究尚未在 65 岁以上的患者中进行。

【禁忌证】　禁用于任何已知对阿巴卡韦过敏,或对阿巴卡韦片中任何成分过敏的患者。禁用于严重肝功能受损的患者。

【不良反应】

1. 以下不良反应在超过 10% 的患者中出现,可能与阿巴卡韦有关:恶心、呕吐、嗜睡和疲劳。其他常见的不良反应有:发热、头痛、腹泻和厌食。

2. 过敏反应:几乎所有患者的过敏反应均有发热和/皮疹(通常为斑丘疹和荨麻疹)。其他常见的症状和体征包括胃肠道症状(恶心、呕吐、腹泻和腹痛)、嗜睡和不适。也曾出现过无皮疹和发热的过敏反应。其他症状和体征可包括呼吸系统症状(呼吸困难、咳嗽、气短)、肌肉骨骼症状(肌痛、关节痛)、头痛、感觉异常和水肿。体检可见淋巴结病、偶见黏膜损伤(结膜炎和口腔溃疡)和低血压。与过敏反应相关的实验室检查异常包括肌酸磷酸激酶、肌酐升高或淋巴细胞的减少。有过敏反应伴有肾衰和致敏的报告。出现了上述过敏反应的患者必须停止使用阿巴卡韦,并且一定不能重新使用。

【用法与用量】　成人的推荐剂量为 300 mg(1 片),每日 2 次。可在进食或不进食时服用。对于不宜服用片剂的患者,尚有口服溶液可供选择。

富马酸替诺福韦二吡呋酯(Tenofovir Disoproxil Fumarate,TDF)

【适应证】　与其他抗逆转录病毒药物联用,治疗成人 HIV－1 感染。也适用于治疗慢性乙型肝炎(HBV)成人患者和 ≥12 岁儿童患者。

【注意事项】

1. 乳酸性酸中毒/严重肝肿大伴脂肪变性:同"拉米夫定"(本书第 13 页)。

2. 中断治疗后乙肝恶化:对感染 HBV 但中断本品治疗的患者必须严密监测,包括临床及实验室随访在停止治疗后还要持续至少几个月的时间。如果条件适当,可以准许患者重新开始抗乙肝病毒治疗。

3. 新出现的或更严重的肾功能损害:替诺福韦主要通过肾脏清除,使用本品时,曾有引起肾功能损害的报告,包括急性肾衰和 Fanconi 综合征(肾小管损伤伴严重低磷血症)的病例。建议在治疗前及治疗期间对所有患者进行肌酐清除率计算。建议对所有肌酐清除率低于 50 mL/min 的患者调整本品用量,给药期间密切监测肾功能。近期使用过有肾毒性制剂的患者,应避免使用本品。

4. 与其他药物联用:本品不应与含有替诺福韦的固定剂量复方制剂联用。本品不应与阿德福韦酯联合用药。

5. HIV/HBV 合并感染的患者:因存在 HIV-1 耐药风险,本品仅可作为抗逆转录病毒联合治疗方案的一部分用于 HBV 和 HIV-1 合并感染患者。

6. 骨矿物质密度下降:在有病理性骨折或有骨硬化症或有骨基质流失风险的成人患者及≥12 岁儿童患者中,应当考虑骨基质监测。补充钙和维生素 D 可能对患者有益。

7. 脂肪重新分布:同"拉米夫定"(本书第 13 页)。

8. 免疫重建炎症综合征:同拉米夫定(本书第 13 页)。曾有人在免疫重建时发生自身免疫失调(如格雷夫斯病、多肌炎和格林-巴利综合征)的报告,发病的时间多样化,可能在开始治疗后数个月内发生。

9. 早期病毒学治疗失败:三联核苷治疗方案较两联核苷+非核苷/蛋白酶抑制剂的三联方案总体上效用较弱,应谨慎使用。

【禁忌证】 禁用于先前对本药物中任何一种成分过敏的患者。

【不良反应】

1. 包括:乳酸酸中毒/伴有脂肪变性的中毒肝肿大;中断治疗后乙肝恶化;新发作或恶化的肾损害;骨矿物质密度下降;免疫重建炎症综合征。详见【注意事项】。

2. 最常见的不良反应包括皮疹、腹泻、头痛、疼痛、抑郁、衰弱和恶心。

【用法与用量】 剂量为每次 300 mg(1 片),每日 1 次口服,空腹或与食物同时服用。在肾功能不全的患者中,本品暴露显著增加,对于肌酐清除率小于 50 mL/min 的患者,需调整给药间隔(表 2-1-2)。对于轻度肾功能损害(肌酐清除率 50~80 mL/min)的患者,无需调整剂量。在这些患者中定期监测肌酐清除率和血清磷。

表 2-1-2 给药间隔调整

	肌酐清除率(mL/min)[a]			血液透析患者
	≥50	30~49	10~29	
推荐 300 mg 给药间隔时间	每 24 小时一次	每 48 小时一次	每 72~96 小时一次	每 7 天一次或共透析约 12 小时后[b]

注:a. 使用理想(偏瘦)体重计算。b. 一般每周一次(假定每周 3 次血液透析,每次大约持续 4 小时)。本药在完成透析后给药

在肌酐清除率<10 mL/min 的非血液透析患者中,尚未对替诺福韦的药代动力学进行评价,所以对这些患者没有给药建议。尚无肾功能损害儿童患者给药建议数据。

丙酚替诺福韦(Tenofovir alafenamide,TAF)

【适应证】 单独治疗 HBV 感染,与其他抗逆转录病毒药物联合治疗 HIV 感染。TAF

是继 TDF 后第二个兼有抗 HBV 和 HIV 作用的替诺福韦(tenofovir,TFV)前体药,靶向性更强,耐受性良好,服药剂量仅为 TDF 的 1/10 即能达到同样的治疗效果。

【注意事项】

1. 乳酸酸中毒/有脂肪变性的严重肝肿大。

2. 乙型肝炎治疗终止后患者出现肝炎急性加重的情况。

3. HBV 和 HIV-1 共感染患者有 HIV-1 耐药性发展的风险,建议对 HIV-1 感染的治疗需要使用一个组合方案。

4. 肾功能损伤新发作或恶化:较替诺福韦二吡呋酯少见。有轻度、中度肾功能损伤的患者无需调整 TAF 用量,终末期肾病(肌酐清除率<15 mL/min)不建议使用本品。

5. 轻度肝功能损害患者无需调整剂量,中重度肝功能损伤(Child-Pugh B 或 C 级)不建议使用本品。

【禁忌证】　尚不明确。

【不良反应】　见【注意事项】。

【用法与用量】　一日 1 次,一次 25 mg,与食物同服。

恩曲他滨(Emtricitabine,FTC)

【适应证】　与其他抗逆转录病毒药物联用,治疗成人和 12 岁(含)以上儿童的 HIV-1 感染。用于慢性 HBV 感染治疗。

【注意事项】　恩曲他滨经肾脏排泄,肾功能受损患者酌情减量。恩曲他滨并不能阻止 HIV 感染可能。

【禁忌证】　既往有对产品中药物成分过敏者禁用。

【不良反应】　头痛、腹泻、恶心和皮疹,程度从轻到中等。皮肤色素沉着。

【用法与用量】　18 岁以上成人口服用药,每次 200 mg,1 次/d。空腹服用,也可与食物同服。肾功能不良者应调整剂量,改为 200 mg,隔天 1 次或每 3 天 1 次。

齐多夫定/拉米夫定(Combivir,AZT+3TC,齐多拉米双夫定、双汰芝、贝拉齐、可比韦)

【适应证】　适用于 HIV 感染的成人及 12 岁(含)以上儿童。

【用法与用量】　成人:一天两次,一次一片。可与或不与食物同服。

【制剂与规格】　双汰芝、贝拉齐:每片含齐多夫定 300 mg 和拉米夫定 150 mg。

拉米夫定/替诺福韦(3TC+TDF,太斗)

【适应证】　与其他抗逆转录病毒药物联用,用于治疗 HIV 感染。

【用法与用量】　口服,一天一次,一次一片,空腹或与食物同服。

【制剂与规格】　太斗:每片含拉米夫定 300 mg 和富马酸替诺福韦二吡呋酯 300 mg。

齐多夫定/拉米夫定/阿巴卡韦(Trizivir,AZT+3TC+ABC,三协唯)

【适应证】　适用于 HIV 感染的成人及 12 岁(含)以上儿童。

【用法与用量】　成人:一天两次,一次一片。可与或不与食物同服。本品不应用于体重不足 40 kg 的成人和青少年,因为本品是剂量固定的片剂,不能减少剂量。

【制剂与规格】 三协唯:每片含齐多夫定 300 mg、拉米夫定 150 mg 和阿巴卡韦 300 mg。

恩曲他滨替诺福韦片(Truvada,FTC+TDF,舒发泰)

【适应证】 与其他抗逆转录病毒药物联用,治疗成人和 12 岁(含)以上儿童的 HIV - 1 治疗。

【用法与用量】

1. 成人和 12 岁(含)以上、体重≥35 kg 的儿童患者,每日一次,一次一片,随餐或单独服用。

2. 轻度肾功能损害(肌酐清除率 50~80 mL/min)患者无需调整剂量。肌酐清除率低于 50 mL/min 患者调整服药间隔详见表 2 - 1 - 3。

表 2 - 1 - 3　调整服药间隔

	肌酐清除率(mL/min)		
	≥50	30~49	<30(包括透析者)
推荐给药间隔	每 24 小时一次	每 48 小时一次	不服用本品

【制剂与规格】 舒发泰:每片含恩曲他滨 200 mg 和富马酸替诺福韦二吡呋酯 300 mg。

二、非核苷逆转录酶抑制剂(NNRTIs)

NNRTIs 与 HIV - 1 逆转录酶直接结合形成稳定的复合物,使酶的构象发生改变,抑制酶的活性。NNRTIs 具有结构多样、高效、低毒以及与其他药物协同作用等特性,有非常强的抑制活性,但容易产生耐药性,因为酶活性部位易发生变异,需与 NRTIs 合用,初期要使用足够大的量。

奈韦拉平(Nevirapine,NVP)

【适应证】 与其他抗逆转录病毒药物合用治疗 HIV - 1 感染。

【不良反应】

1. 成人:除皮疹和肝功能异常外,在所有临床试验中与奈韦拉平治疗相关的最常见不良反应有恶心、疲劳、发热、头痛、嗜睡、呕吐、腹泻、腹痛和肌痛。

2. 皮肤和皮下组织:奈韦拉平最常见的临床毒性是严重皮疹和威胁生命的皮肤反应,包括史-约综合征(SJS)和罕见的中毒性表皮坏死松解症(TEN),奈韦拉平治疗的患者大约 2%会出现上述症状,几乎是最初治疗 6 周内特有的现象。皮疹通常是轻度或中度的斑丘疹、红斑样皮疹,有或没有瘙痒,分布在躯干、面部或四肢。曾报道有变态反应出现(包括过敏反应、喉头水肿和荨麻疹)。

3. 肝胆:最常见的实验室化验异常是肝功能指标升高,包括谷丙转氨酶(ALT)、谷草转氨酶(AST)、γ谷氨酰转肽酶(GGT)、总胆红素和碱性磷酸酶。无症状的 GGT 升高是最常见的。黄疸病例曾有报道。用奈韦拉平治疗的患者曾报道出现过肝炎、严重或威胁生命的肝毒性和暴发性肝炎。

【注意事项】

1. 对于应用奈韦拉平治疗初始 8 周内的患者应严密观察。如果患者出现单独的皮疹应严密监测。对于产生严重皮疹或伴随全身症状的皮疹(如发热、水疱、口腔损害、结膜炎、水肿、肌肉或关节疼痛或全身不适),包括史-约综合征或中毒性表皮坏死松解症的患者必须永久性终止用药。对伴有全身症状皮疹的高敏反应患者,包括内脏病变,如肝炎、嗜酸细胞增多、粒细胞缺乏、肾功能障碍或有其他内脏受损迹象患者,必须停用奈韦拉平。

2. 应告知患者皮疹是奈韦拉平的主要副作用。导入期后可以降低皮疹的发生率,故此阶段是必要的。大多数与奈韦拉平相关的皮疹是在用药初始 6 周内发生的。

3. 本药初始 14 天内同时服用泼尼松(40 mg/d)不能降低与奈韦拉平相关的皮疹发生率,反而可能增高在服用本药初始 6 周内皮疹的发生率。

4. 应告知患者本药的主要毒性是对肝脏的作用。用药期间,每隔一段需监测肝功能,尤其在治疗初始的 2~3 个月,以后可以延长监测间期。医生和患者应该警惕肝炎的前驱症状或体征,如厌食、恶心、黄疸、胆红素尿、无胆汁粪(灰白便)、肝肿大或肝压痛。如果出现这些症状和体征,应指导患者就医。已报道一些患者在开始服用本药后的几周内出现肝功能异常。有较多无症状的肝脏转氨酶升高的报道,但这种情况不是使用本药的禁忌证。无症状的 GGT 水平升高也不是继续治疗的禁忌证。

5. 对于中度和重度肝功能不全的患者应谨慎使用本药。CCr ≥20 mL/min 的患者不需要调整本药的剂量。每次透析治疗后增加 200 mg 剂量的本药治疗。

6. 如果 AST 或 ALT 超过正常值上限 2 倍,那么在定期临床随访期间应经常监测肝功能。如果 AST 或 ALT 升高超过正常值上限 5 倍,应立即停用奈韦拉平;如果 AST 和 ALT 恢复基础水平,患者可以重新使用本药,开始的剂量是每天 200 mg,应用 14 天,然后每天 400 mg;如果肝功能又很快出现不正常,应永久停药。

7. 使用奈韦拉平的妇女,不应采用单独使用口服避孕药或其他调整激素水平的方法来进行避孕,奈韦拉平可以降低这些药物在血浆中的浓度而导致避孕失败。

【禁忌证】　对奈韦拉平内的活性成分,或者此产品的任何赋形剂具有明显过敏反应的患者,奈韦拉平应禁用。对由于严重皮疹、皮疹伴全身症状、过敏反应和奈韦拉平引起的肝炎而永久中断奈韦拉平治疗的患者不能重新服用。在服用奈韦拉平期间,继往出现 AST 或 ALT>正常值上限 5 倍,重新应用奈韦拉平后迅速复发肝功能不正常的患者应禁用。

【用法与用量】

1. 成人患者:初始两周,每日 1 片,每片 200 mg(导入期后可以降低皮疹发生率)。导入期后用法为每日 2 次,每次 200 mg,并同时使用至少两种以上的其他抗逆转录病毒药物。

2. 儿童患者:对于 2 个月到 8 岁的儿童,用药初始 2 周按 4 mg/kg,一天 1 次给药;之后为 7 mg/kg,一天 2 次给药。对于 8 岁和 8 岁以上的儿童患者,初始 2 周按 4 mg/kg,一天 1 次;之后为 4 mg/kg,一天 2 次。任何患者每日用药总剂量不得超过 400 mg。

3. 预防 HIV 母婴传播:对于将马上分娩的孕妇,口服单剂量 200 mg,新生儿在出生后 72 小时内,按 2 mg/kg 单剂量口服用药。

4. 若患者在用药期间出现严重皮疹或伴随全身症状的皮疹,应该停药。如果在导入期14 天内出现皮疹,则患者的用药剂量不再增加,直至皮疹消失。

5. 如果患者停用奈韦拉平超过 7 天,应按照给药的原则重新开始,即:200 mg 药物,每日 1 次导入;之后每次 200 mg,每日 2 次。

6. 如果患者出现中度或重度肝功能异常(不包括 GGT),应停止使用奈韦拉平,直至肝功能恢复至基础水平。之后,奈韦拉平应从 200 mg/d 重新开始给药,进一步观察,然后谨慎地增加剂量到 200 mg/次,每日 2 次。如果再次出现中度或重度肝功能异常,奈韦拉平应该永久停药。

依非韦伦(Efavirenz,EFV)

【适应证】 与其他抗病毒药物联合治疗 HIV-1 感染的成人、青少年及儿童。

【不良反应】

1. 皮疹:皮疹为最常见的不良反应(11.6%)。儿童在接受依非韦伦治疗前,可考虑预防性应用适当抗组胺药。

2. 精神症状:接受本品治疗的患者中有严重精神不良事件的报道。包括严重抑郁、自杀倾向、非致命的自杀企图、攻击性行为、偏执和躁狂。

3. 神经系统症状:每天服用 600 mg 本品,常报道的精神系统症状包括但不限于:眩晕、失眠、困倦、注意力不集中及异梦。通常开始于治疗第一或第二天,在 2~4 周后消除。临睡前服用本品可改善这些症状的耐受性。建议在治疗的第一周以及持续出现这些症状的患者临睡前服药。不建议降低剂量或分次服药。

4. 肝损害:可见 AST 和 ALT 升高。单独的 GGT 升高反映的是酶的诱导而非肝毒性。

5. 血脂:可引起总胆固醇、高密度脂蛋白(HDL)、甘油三酯、空腹低密度脂蛋白(LDL)升高。尚不明确血脂升高的临床意义。

【注意事项】

1. 皮疹:报道有轻度至中度皮疹,通常在继续治疗时可消退。适当的抗组胺药和/或皮质激素类药物可改善耐受性并加速皮疹消退。对发展为伴有水疱、脱屑、累及黏膜或发热的严重皮疹患者应停用本品。中断本品治疗,还应慎重考虑停用所有抗逆转录病毒药。间歇性单药治疗或序贯重新给药增加了病毒耐药性突变的可能性。

2. 精神症状:见【不良反应】。既往有精神疾患的患者出现精神症状的危险性更高。一旦出现上述症状,立即与医生联系以判断是否与本品相关。

3. 神经系统症状:见【不良反应】。

4. 惊厥:极少见惊厥发作,通常伴有已知的发作病史。患者同时服用主要经肝脏代谢的抗惊厥药物如苯妥英钠、卡马西平和苯巴比妥,需要对其血药浓度进行监测。卡马西平和依非韦伦联用,卡马西平的血药浓度会降低。

5. 肝毒性:对于血清转氨酶持续升高超过正常范围上限 5 倍的患者,需权衡使用本品。使用本品前和治疗期间应进行总胆固醇和甘油三酯检查。

6. 脂肪重新分布:可观察到向心性肥胖、颈背部脂肪堆积、肢体萎缩、面部消瘦、乳房肥大和库欣氏面容。内在机制和长期影响尚未可知。

7. 依非韦伦代谢受细胞色素 P450 介导,中度或重度肝损害的患者,不推荐使用依非韦伦。不足 1% 的依非韦伦经尿排泄,肾功能受损对依非韦伦的影响极微。依非韦伦不应用于 3 岁以下或体重低于 13 kg 的儿童。

【禁忌证】　禁用于对本品任何成分明显过敏的患者。不应与伏立康唑标准剂量合用(详见本书第 141、158 页)。避免与小连翘属植物(金丝桃属)联用,因为它可以导致依非韦伦血药浓度下降,并可导致疗效丧失并产生耐药。

【用法与用量】

1. 成人:本品与蛋白酶抑制剂和/或核苷抗逆转录酶抑制剂(NRTIs)合用的推荐剂量为 600 mg,每日一次。本品可与食物同服或另服。为改善对神经系统不良反应的耐受性,建议临睡前服药。

2. 儿童:本品仅可用于确信能吞咽片剂的儿童,推荐空腹、睡前服用(表 2-1-4)。尚未进行 3 岁以下儿童或体重低于 13 kg 儿童的研究。

表 2-1-4　不同体重儿童的服药剂量

体重(kg)	13~15	15~20	20~25	25~32.5	32.5~40	≥40
本品剂量(mg)	200	250	300	350	400	600

依曲韦林(Etravirine,ETV)

【适应证】　与其他抗逆转录病毒药物联合应用于经抗逆转录病毒药物初步治疗后出现耐药的成年 HIV-1 感染患者。

【注意事项】

1. 必须告知患者,目前的抗逆转录病毒治疗不能治愈 HIV,并且不能预防 HIV 通过血液或性接触向他人传播。仍然需要做好适当的预防措施。

2. 重度皮肤和超敏反应:使用依曲韦林可能出现重度甚至危及生命和致死的皮肤反应、史-约综合征和中毒性表皮坏死松解症罕见(小于 0.1%)。也有报告了包括嗜酸性粒细胞增多及全身症状的药物性皮疹(DRESS)在内的超敏反应,特征为皮疹、原发性病症和罕见器官功能障碍,包括肝功能衰竭。若出现重度皮肤反应或者超敏反应的体征或症状时(包括但是不限于重度皮疹或者伴随发热、全身不适、疲乏、肌肉或者关节痛、水疱、口腔溃疡、结膜炎、肝炎、嗜酸性粒细胞增多症的皮疹),应立即停用依曲韦林。应监控临床状态,包括监测肝功能并进行适当的治疗。发生重度皮疹后,若延迟停用依曲韦林,可能引起危及生命的反应。

3. 皮疹:皮疹多为轻度至中度,多数皮疹出现在治疗第 2 周,而在治疗第 4 周后很少出现。多数皮疹为自限性,通常在持续治疗的 1~2 周恢复正常。女性中皮疹的发生率更高。

4. 脂肪重新分布。

5. 免疫重建炎症综合征。

【禁忌证】　对本品或本品辅料过敏者禁用。

【不良反应】

1. 皮疹:常见不良反应为皮疹,程度多为轻中度,主要在治疗头 2 周内出现,并随治疗延续而逐渐消退,治疗4周后罕见;有部分患者皮肤反应(包括史-约综合征、超敏反应和多形性红斑等)较为严重,甚至可能致命,发生率小于0.1%。因此,在出现严重皮肤反应时,须停用本药并换用其他药物治疗。

2. 其他常见不良反应,还有腹泻、恶心、腹痛、呕吐、疲劳、手或足有麻刺感或疼痛感、麻木、头痛、尿量改变或黑尿、眼睛或皮肤黄染、精神或情绪改变(如神经质或意识错乱)、癫痫发作和高血压等。

3. 当依曲韦林与其他抗HIV感染药物合用时,患者还有可能出现体态或机体脂肪的变化,如颈背部脂肪积聚(水牛背)、向心性肥胖、面部及肢端消瘦、乳房肥大等;部分HIV感染患者也可能出现免疫重建炎症综合征,其症状可能包括:咳嗽、呼吸困难、发热、头痛、眼睛和皮肤问题等。

【用法与用量】

1. 推荐剂量为每次200 mg,每日两次,餐后服用。食物种类不影响吸收和分布。

2. 不可在压碎或咀嚼后服用。若患者无法整片吞服药片,可将该药溶于水中,旋摇至呈乳状混浊液后再饮服;饮服后注意用水冲洗水杯,并将杯中残留物服下,以免给药量不足。

3. 在轻度或中度肝功能受损患者(Child - Pugh A 或 B 级)中,不需要对本品进行剂量调整。尚未在重度肝功能受损患者(Child - Pugh C 级)中对本品的药代动力学进行研究。肾功能受损患者不需要对本品进行剂量调整。

4. 如果患者漏服本品,并且与常规服药时间相距6小时以内,则必须尽快在餐后服用本品,之后在预定时间接受本品下一次治疗。相距6小时以上,则不得补服本品,仅需按照既定的给药方案进行治疗。

5. 在轻度或中度肝功能受损患者(Child - Pugh A 或 B 级)中,不需要对本品进行剂量调整。尚未在重度肝功能受损患者(Child - Pugh C 级)中对本品的药代动力学进行研究。肾功能受损患者不需要对本品进行剂量调整。由于依曲韦林与血浆蛋白高度结合,因此不能通过血液透析或腹膜透析被显著清除。

利匹韦林(Rilppivrine,RPV)

【适应证】 与其他抗逆转录病毒药物联合治疗 HIV - 1 感染的成人患者。

【注意事项】

1. 情绪低落、抑郁、烦躁、消极、企图自杀的发生率为8%,多为轻度或中度,因抑郁症停药患者约占1%,有严重抑郁症状的患者应立即就医,确定症状与服用药物的相关性,再决定是否继续治疗。

2. 接受利匹韦林的患者脂肪合成和分化受抑制,可能出现面部消瘦、向心性肥胖、乳房增大以及库欣综合征外观等变化。

3. 免疫重建炎症综合征。

4. 利匹韦林单次服用的剂量是75 mg,每天不超过300 mg,否则会引起 Q - T 间期延长。与已知具有尖端扭转型心动过速风险的药物合用时,应谨慎使用利匹韦林。

5. 目前没有特异性药物对抗利匹韦林过量,纠正方法主要是洗胃和服用活性炭,监测生命体征和 Q - T 间期。利匹韦林和血浆蛋白高度结合,透析不能显著清除本品。

6. 轻中度肝功能受损(Child-Pugh A 及 B 级)患者无需调整剂量。轻中度肾功能不全无需调整剂量,严重肾功能不全和晚期肾病患者,必须谨慎使用利匹韦林,加强监测。

7. 利匹韦林可用于妊娠期女性。使用时每日最大剂量不超过 25 mg。正在接受利匹韦林治疗的母亲不能哺乳。老年人治疗过程中需严密监测。

8. 利匹韦林经过 CYP3A 代谢,诱导或抑制 CYP3A 的药物可能会影响利匹韦林的清除。

【禁忌证】　对本品成分过敏者禁用。对可明显降低利匹韦林血药浓度的药物禁止联用。

【不良反应】　初次服用该药物的患者,至少 2% 有轻中度不良反应,如恶心、呕吐、腹痛、皮疹、头痛、头晕、抑郁、失眠、谵妄、疲劳。其他常见不良反应还有肌酐、ALT、总胆红素、总胆固醇和低密度脂蛋白升高,以及攻击性增加。不到 2% 的患者出现中等强度及以上的不良反应,包括腹泻、胆囊炎、胆石症、食欲降低、嗜睡、睡眠障碍、焦虑、系膜增生性肾小球肾炎。约 2% 的患者由于不良反应停止治疗。最常见的原因是精神障碍。

【用法与用量】　本品的推荐剂量是 25 mg,每日 1 次,一次一粒,随餐口服。与利福布汀合用的患者应将本品剂量提高至每日 1 次,每次 50 mg(2 粒),随餐服用。停用利福布汀后可改回原剂量。

三、蛋白酶抑制剂(PIs)

HIV 蛋白酶是一种天冬氨酸蛋白酶,它的底物是肽。在体内抑制这种酶的活性,其子代病毒仍会产生,但是已经不具传染性。抑制 HIV 蛋白酶,可阻止病毒进一步感染。另一方面,蛋白酶抑制剂不良反应明显,更由于 HIV 快速地进行变异,耐药性也成为一个严重的问题。

阿扎那韦(Atazanavir,ATV)

【适应证】　与其他抗逆转录病毒药物联合使用治疗 HIV-1 感染。既往接受过抗逆转录病毒治疗的患者如先前的病毒学治疗无效,则推荐阿扎那韦/利托那韦联合用药。

【注意事项】

1. 研究发现阿扎那韦可能使某些患者的心电图 P-R 间期延长,对有传导系统病变(如:明显的 I 度传导阻滞或 II 度至 III 度传导阻滞)的患者使用阿扎那韦时需慎重。

2. 高胆红素血症:大多数服用阿扎那韦的患者都由于 UDP-葡糖醛酸基转移酶(UGT)被抑制而出现过无症状的间接(非结合)胆红素水平升高。在停用阿扎那韦之后,高胆红素血症可逆。如果由于胆红素升高出现黄疸或巩膜黄染而导致患者对外表的关注,可以考虑换用其他药物,不推荐减少剂量使用。

3. 皮疹:临床试验中,阿扎那韦治疗的患者 21% 出现皮疹(所有级别,不论因果关系)。出现皮疹的中位时间为 8 周,皮疹持续时间中位数为 1.3 周。皮疹通常表现为轻至中度斑丘疹。出现皮疹患者阿扎那韦的给药常常不受影响。临床试验中因皮疹而中止治疗者占 0.4%。如果出现严重皮疹应该中止阿扎那韦治疗。

4. 肝脏损害和毒性:阿扎那韦主要经肝脏代谢;肝脏损害可以导致阿扎那韦浓度升高,所以有肝脏损害的患者应用阿扎那韦时需慎重。

5. 耐药性：已经发现病毒对各种蛋白酶抑制剂有不同程度的交叉耐药。对阿扎那韦耐药不妨碍使用其他蛋白酶抑制剂。

6. 血友病：已有报道接受蛋白酶抑制剂治疗的 A 型和 B 型血友病患者自发性皮肤血肿和关节积血等出血情况增加。有些患者需要增加使用凝血Ⅷ因子。这些事件的因果关系尚不明确。

7. 脂肪重新分布。

8. 免疫重建炎症综合征。

9. 糖尿病和高血糖症：在接受蛋白酶抑制剂治疗的 HIV 感染患者中出现了新患糖尿病的患者,原有糖尿病患者病情恶化和高血糖症。有些患者需要开始注射胰岛素或口服降糖药物治疗或调整剂量。部分病例还可出现糖尿病酮症酸中毒。部分患者中断蛋白酶抑制剂治疗后高血糖症仍持续存在。蛋白酶抑制剂治疗与这些事件之间的因果关系目前还未确定。

10. 本品属于妊娠 B 类药。尚不清楚母代在妊娠期间服用阿扎那韦是否可能引起新生儿、婴儿加重生理性高胆红素血症并导致核黄疸。在产前应该加强监测并考虑用其他药物替代阿扎那韦治疗。有报道阿扎那韦与核苷类似物合用的患者(包括妊娠期妇女)发生乳酸性酸中毒综合征(有时为致死性)和有症状的高乳酸血症,已知核苷类似物与乳酸性酸中毒综合征危险性的增高有关。只有对胎儿利大于弊的情况下才可以考虑给妊娠期妇女使用阿扎那韦。由于存在发生核黄疸的危险,阿扎那韦不能用于 3 个月以下的婴儿患者。

【禁忌证】 本品禁用于对阿扎那韦和其他任何配方成分过敏的患者。阿扎那韦禁止与高度依赖 CYP3A 清除的药物和由于联合用药而使血浆浓度升高可能引起严重的和/或威胁生命的不良事件的药物合用(表 2 - 1 - 5)。

表 2 - 1 - 5　可能引起 CYP 450 介导的药物相互作用而禁止与阿扎那韦合用的药物

药 物 分 类	药物分类中与阿扎那韦治疗冲突的药
苯二氮䓬类	咪达唑仑,三唑仑
麦角碱类药物	双氢麦角胺,麦角胺,麦角新碱,甲基麦角新碱
胃肠道动力药	西沙比利
神经镇静药	匹莫齐特

【不良反应】 参见【注意事项】。

【用法与用量】

1. 硫酸阿扎那韦胶囊必须进食时服用。

2. 本品口服推荐剂量为：初治患者(既往未接受过治疗的患者)阿扎那韦 400 mg(2 粒 200 mg 胶囊)每日 1 次,进食时服用。尚无阿扎那韦/利托那韦在初治患者中使用的资料。经治患者(既往接受过治疗的患者)阿扎那韦 300 mg(2 粒 150 mg 胶囊)每日 1 次,与利托那韦 100 mg 每日 1 次合用,进食时服用。

3. 阿扎那韦与利托那韦剂量超过 100 mg 合用的疗效及安全性尚未得到证实。使用更高剂量的利托那韦可能改变阿扎那韦的安全性(心脏影响、高胆红素血症),因此并不推荐如此用法。

4. 依非韦仑:与依非韦仑同时服用治疗初治患者时,推荐剂量为阿扎那韦 300 mg 与利托那韦 100 mg、依非韦仑 600 mg 同时服用(均为每日 1 次给药)。依非韦仑和阿扎那韦合用于治疗经治患者的剂量建议尚未确立。

5. 去羟肌苷:当与去羟肌苷分散片同时服用时,应该在去羟肌苷服用前 2 小时或服用后 1 小时再服用阿扎那韦(进餐时服)。

6. 替诺福韦富马酸盐:与替诺福韦合用时,推荐阿扎那韦 300 mg 与利托那韦 100 mg、替诺福韦 300 mg 合用(均为每日 1 次,进餐时服用)。无利托那韦时,阿扎那韦不可与替诺福韦同时服用。

7. 目前尚无充分资料可作为肾功能损害患者调整剂量的依据。中度肝功能不全(Child - Pugh B 级)患者应该考虑将用药剂量减少到 300 mg 每日 1 次。阿扎那韦主要在肝脏代谢和清除,血浆蛋白结合率高(86%),不应用于重症肝功能不全的患者(Child - Pugh C 级)。

达芦那韦(Darunavir)

【适应证】　本品与 100 mg 利托那韦或 150 mg 考比司他合用,和其他抗逆转录病毒药物联合用于曾使用过 ART 治疗但效果不佳的 HIV - 1 感染的成人。对于初治患者或儿童患者,达芦那韦/利托那韦的风险和受益缺乏相关资料。

【注意事项】

1. 应告知患者 ART 治疗不能治愈 HIV,还没有证实能够预防 HIV 传播。应继续使用预防措施。本品/利托那韦不能用于 3 岁以下儿童。

2. 在已接受过抗逆转录病毒治疗的 3~6 岁儿童和未接受过抗逆转录病毒治疗的儿童,本品/利托那韦的安全性和有效性尚未确定。

3. 65 岁以上老年人需慎用,有肝功能降低及伴随疾病加重的可能性。

4. 皮疹的发生率约为 10.3%,大部分为轻至中度,常发生在治疗的前四周,不停药的情况下都可以治愈。严重的皮疹(可能伴有发热和/或转氨酶升高)发生率为 0.4%,多形性渗出性红斑罕见。

5. 本品含有磺胺,在已知对磺胺过敏的患者中慎用本品。

6. 严重肝功能损害的患者慎用本品/利托那韦,无具体推荐剂量。轻中度肝损者无需调整剂量。

7. 达芦那韦肾脏清除较少,肾损害患者无需调整。本品与血浆蛋白结合度高,无法通过血液或腹膜透析而大量清除。

8. 在使用 PIs 治疗的 A 型和 B 型血友病患者中,已有出血增加的报道,包括自发的皮肤血肿和关节血肿,应使血友病患者意识到出血增加的可能性。

9. 高血糖症:接受 ART 治疗的患者可能出现新发糖尿病、高糖尿病或糖尿病恶化的报道。

【禁忌证】　对任何一种成分过敏者。达芦那韦和利托那韦都是 CYP3A4 的抑制剂,不应与高度依赖 CYP3A4 清除的药物同时服用,包括阿司咪唑(息斯敏)、特非那定、咪达唑仑、三唑仑、西沙比利、哌迷清和麦角生物碱(如麦角胺、双氢麦角胺、麦角新碱和甲基麦角新碱)。这些药物血浆浓度升高与严重和/或危及生命的事件相关。

【不良反应】

1. 大部分不良反应均为轻度。最常见(>5%)的中重度(2~4 级)ADR 包括腹泻、头痛、腹痛、恶心和呕吐。最常见的 3 级或 4 级 ADR 包括肝酶及胰酶升高、高甘油三酯血症、腹泻、高胆固醇血症、头痛、腹痛和呕吐。其他所有 3 或 4 级不良反应发生率均低于 1%。1% 的患者因不良反应终止治疗。

2. 脂肪重新分布,包括外周和面部皮下脂肪丢失,腹腔和内脏脂肪增多,乳房增大以及颈背部脂肪堆积。

3. 代谢异常,如高甘油三酯血症、高胆固醇血症、胰岛素抵抗、高血糖征及高乳糖血征。

4. 免疫重建炎症综合征。

5. 在接受 PIs 治疗血友病的患者中有自发性出血增多的报告。

6. 在 PIs 与 NRTIs 联合使用时,已有肌酸激酶升高、肌痛、肌炎的报道,极少数患者可出现横纹肌溶解。

7. 在 HBV/HCV 共感染并接受本品/利托那韦的患者中,除肝酶升高外,不良反应和生化检查异常发生率不高于无共感染的患者。

【用法与用量】　使用达芦那韦时,必须联合利托那韦或考比司他作为增效剂。推荐剂量是 600 mg 达芦那韦/100 mg 利托那韦,每天两次,与食物同服;或 800 mg 达芦那韦/150 mg 考比司他,每天一次,与食物同服。食物可增加达芦那韦的血药浓度。

洛匹那韦/利托那韦片(Lopinavir and Ritonavir, LPV/r,克力芝)

【适应证】　与其他抗逆转录病毒药物联合用药,治疗成人和 2 岁以上儿童的 HIV-1 感染。已接受过蛋白酶抑制剂治疗的 HIV-1 感染者是否选择本品治疗主要取决于两个因素,即患者个体的病毒耐药检测结果及其治疗史。

【注意事项】

1. 重度肝功能不全者禁用。原有肝功能损害(包括慢性肝炎)者发生肝功能异常的危险性升高,应根据经验对肝功能进行监测,若肝功能恶化,应考虑中断治疗。肾功能不全不需调整用量。本品血浆蛋白结合率极高,血液或腹膜透析不会影响其清除。

2. 脂质升高:可引起胆固醇和甘油三酯浓度大幅度升高,对血脂基础水平较高的患者应特别谨慎,可通过适当的临床措施对血脂异常进行处理。

3. 胰腺炎:甘油三酯显著升高是发生胰腺炎的一个危险因素。中晚期艾滋病患者可能会有甘油三酯升高而发生胰腺炎的危险。

4. 高血糖:有新发糖尿病、高血糖或原有糖尿病加重的报道。高血糖严重的患者甚至会发生酮症酸中毒。

5. 脂肪再分布和代谢紊乱。

6. 免疫重建炎症综合征。

7. 骨坏死：虽然骨坏死的病因有多种因素（包括使用皮质醇、饮酒、严重的免疫抑制反应、体重指数较高等），但中晚期艾滋病患者和/或长期接受 CART 的患者中发生骨坏死的病例尤其多见。如出现关节疼痛、关节僵硬或行动困难时，应去医生处诊治。

8. P-R 间期延长：对于存在结构性心脏疾病和原有传导系统异常，或同时服用可引起 PR 间期延长的药物（如维拉帕米或阿扎那韦），在接受本品后有报道发生罕见 Ⅱ 度或 Ⅲ 度房室传导阻滞，需慎用。

9. 本品并不能治愈 HIV 感染或 AIDS。本品不能降低 HIV 通过性接触或血液传染给他人的危险性。接受本品治疗的患者仍可能被感染或者出现与 HIV 和 AIDS 有关的其他疾病。

10. 本品药物相互作用复杂。

【禁忌证】　禁用于已知对洛匹那韦、利托那韦或任何辅料过敏的患者。禁用于重度肝功能不全的患者。本品为 CYP3A 的抑制剂，不能与依赖 CYP3A 进行清除且血药浓度升高会引起严重和/或致命不良事件的药物同时服用。包括：阿夫唑嗪，胺碘酮，夫西地酸，阿司咪唑，特非那定，麦角生物碱类，西沙比利，西地那非，伐地那非，口服咪达唑仑，三唑仑，圣约翰草（贯叶连翘提取物）。

【不良反应】

1. 本品治疗最常见的不良反应为腹泻、恶心、呕吐、高甘油三酯血症和高胆固醇血症。

2. 其他不良反应如下。① 感染和传染病：极常见上呼吸道感染。② 血液和淋巴系统：常见贫血、白细胞减少。③ 免疫系统：常见超敏反应。④ 内分泌系统：常见性腺功能减退。⑤ 代谢和营养：常见血糖异常、体重下降、食欲减退。⑥ 精神异常：常见焦虑。⑦ 神经系统：常见头痛、神经病变、头晕、失眠。⑧ 血管系统：常见高血压。⑨ 胃肠道：常见胰腺炎、胃食管反流、肠胃炎、腹痛、腹胀、消化不良、痔疮、肠胃气胀。⑩ 肝胆系统：常见肝炎、AST/ALT/GGT 升高。⑪ 皮肤系统：常见包括面部损毁在内的获得性脂肪代谢障碍、包括斑丘疹在内的皮疹、包括湿疹和皮脂溢在内的皮炎/皮疹、盗汗、瘙痒。⑫ 骨骼肌肉和结缔组织：常见肌痛、包括关节痛和背部痛在内的骨骼肌肉痛、肌肉异常。⑬ 生殖系统：常见勃起功能障碍、月经紊乱-闭经、月经过多。⑭ 全身系统：常见疲乏、无力。

3. 在应用蛋白酶抑制剂，特别是和核苷逆转录酶抑制剂联合用药时会有肌酸磷酸激酶升高，肌痛、肌炎和横纹肌溶解（罕见）的报告。

4. 曾报告有骨坏死病例，特别是存在有公认风险因素的患者、晚期艾滋病患者或长期接受联合抗逆转录病毒药物治疗的患者。

【用法用量】

1. 本品应整片吞服，不能咀嚼、掰开或压碎。成人和青少年：推荐剂量为 400/100 mg（2 片），每日两次，可以与食物同服或不与食物同服。也可以为 800/200 mg（4 片），每日一次，可以或不与食物同服。但是每日一次的用法对病毒的持续抑制作用较弱，发生腹泻的风险会增加。

2. 体重大于 40 kg 或体表面积大于 1.4 m^2 的儿童可使用成人剂量。不推荐 2 岁以下的儿童使用本品。

3. 轻中度肝功能不全的患者，洛匹那韦的暴露剂量增加 30%，但增加的剂量与临床治疗无明确相关性。重度肝功能不全患者不应使用本品。

4. 本品不经肾脏清除,肾功能不全患者本品血药浓度不会升高。本品有很强的蛋白结合能力,血液透析对其没有影响。

【制剂与规格】 每片含洛匹那韦 200 mg 和利托那韦 50 mg。

四、整合酶抑制剂(INSTIs)

整合酶(Integrase)是 HIV 复制过程中必需酶之一,在 HIV 中特别存在,在人体细胞中不存在,是药物设计的理想靶点。它是一种全新作用机制的抗 HIV/AIDS 药物,可与其他抗逆转录病毒药物联合用药以有效治疗 HIV 感染,且临床不易产生耐药性。报道的整合酶抑制剂可归纳为五大类:DNA 结合物、核苷类化合物、肽类化合物、多羟基芳环化合物、二酮酸类化合物。这些化合物,大多数只在细胞外的酶实验中表现活性,只有二酮酸类化合物展示出有效的细胞内抗病毒活性。

整合酶抑制剂是治疗 AIDS 的"新宠",越来越多地被用于艾滋病的治疗中。

拉替拉韦钾(Raltegravir,RAL)

【适应证】 与其他抗逆转录病毒联合使用,用于治疗 HIV 感染。在儿童中尚无本品的安全性和有效性数据。

【注意事项】

1. 严重皮肤和过敏反应:在本品与其他药物(与这些不良反应有关)伴随使用的患者中报告了重度、潜在威胁生命和致死性皮肤反应,包括史-约综合征和中毒性表皮坏死松解症。也报告了以皮疹和全身性症状为特征的过敏反应以及少数器官功能障碍,包括肝衰竭。一旦发生严重皮肤反应或过敏反应体征和症状,应立刻停用本品和其他可疑药物,监测患者临床状态,包括转氨酶,并给予适当治疗。

2. 免疫重建炎症综合征:治疗初期,抗逆转录病毒治疗疗效较好的患者可能对潜伏或残余的机会感染发生炎症反应(如非结核分枝杆菌、巨细胞病毒、PCP、结核或水痘带状疱疹病毒的再激活)。有报告显示自身免疫性疾病(如甲状腺功能亢进)也发生在免疫重建中,发病时间更多变,可能在数月后。

【禁忌证】 禁用于对本品任何成分过敏的患者。

【不良反应】

1. 常见的不良反应,如胃肠道:腹泻、恶心;神经系统:头痛;全身性不适:衰弱、疲乏。

2. 在临床试验中接受本品+恩曲他滨+替诺福韦治疗的既往未治疗患者,曾报告下列药物相关的严重不良事件:贫血、恶心、免疫重建炎症综合征、精神障碍、自杀倾向、抑郁。

【用法与用量】 用于治疗 HIV - 1 感染患者时,口服本品 400 mg,每日两次,餐前和餐后服用均可。轻中度肝功能不全、重度肾功能不全的患者无需调整剂量。避免在透析前服用本品。

多替拉韦钠(Dolutegravir,DTG)

【适应证】 与其他抗逆转录病毒药物联合用药,治疗成人和 12 岁以上儿童的 HIV - 1

感染。

【注意事项】

1. 特别关注整合酶类耐药。病毒株中突变的 G140A/C/S、E138A/K/T、L74I 发生 Q148+>2 种继发突变时,多替拉韦的活性大幅度下降。

2. 超敏反应:使用整合酶抑制剂,包括多替拉韦,曾报道超敏反应,特别是皮疹、全身性表现,有时存在器官功能障碍,包括肝损伤。如出现超敏反应体征或症状,应停止使用本品或其他可疑药物。

3. 免疫重建炎症综合征:参见"拉米夫定"(本书 13 页)及"替诺福韦"(本书 16 页)。

4. 接受本品或其他抗逆转录病毒治疗的患者中,HIV 感染无法治愈。尚未证实本品可阻止通过性接触或血液污染将 HIV 传播给他人的风险。

5. 骨坏死:如出现关节痛或疼痛、关节僵直或行动困难,患者必须就诊。

6. 脂肪重新分布:参见"拉米夫定"(本书 13 页)。

【禁忌证】　禁止与多非利特或吡西卡尼联合使用。对多替拉韦或本品任何辅料过敏者禁用。

【不良反应】

1. 精神病症:常见失眠、异梦、抑郁;不常见有自杀想法或自杀企图。

2. 神经系统:极常见头痛;常见头晕。

3. 胃肠道系统:极常见恶心、腹泻;常见呕吐、肠胃胀气、腹痛、腹部不适。

4. 皮肤和皮下组织:常见皮疹、瘙痒。

5. 全身性疾病:常见疲乏。

6. 实验室检查:常见 ALT、AST、肌酸磷酸激酶升高。

【用法用量】

1. 成人:感染 HIV-1 未被确诊或临床疑似对整合酶类抑制剂耐药的患者,推荐剂量为 50 mg,每日一次;与依非韦伦、奈韦拉平、替拉那韦/利托那韦或利福平联用时,按每日两次给药。感染 HIV-1 被确诊或临床疑似对整合酶类抑制剂耐药的患者,推荐剂量为 50 mg,每日两次;且避免与上述药品联用。

2. 漏服:距离下一次服药时间在 4 小时后,可补服本品。距下一次服药在 4 小时内,不得服用漏服剂量,按照常规给药方案服药即可。

3. 12 岁和 12 岁以上青少年:12~17 岁体重不低于 40 kg、对整合酶类药物不耐药者,服用 50 mg,每日一次。

4. 特殊人群:65 岁以上老年人用药数据有限。肾功能损害患者不需调整剂量。轻中度肝损害(Child-Pugh A 或 B 级)不需调整剂量,重度肝功能损害(Child-Pugh C 级)慎用本品。12 岁以下或体重低于 40 kg 儿童数据有限。

5. 饭前或饭后服用均可。存在整合酶耐药的情况下,首选餐后服用,以增强暴露。

多替阿巴拉米片(多替拉韦 50 mg+阿巴卡韦 600 mg+ 拉米夫定 300 mg,绥美凯)

【适应证】　本品适用于治疗感染 HIV 的成人和 12 岁以上青少年(体重至少为 40 kg)。

在 HIV 感染者中,无论患者人种如何,开始使用含阿巴卡韦的产品治疗前,应当筛查是否携带 *HLA - B* 5701 等位基因。如果已知患者携带 *RLA - B* 5701 等位基因,不应当服用含有阿巴卡韦成分的产品。

【注意事项】 参见"多替拉韦钠""阿巴卡韦"及"拉米夫定"【注意事项】(分别参见本书第 29、14~15、13 页)。

【禁忌证】 禁用于已知对多替拉韦、阿巴卡韦和拉米夫定或任何辅料有超敏反应的患者。禁止与多非利特和吡西卡尼联用。

【不良反应】 参见"多替拉韦钠""阿巴卡韦"及"拉米夫定"【不良反应】(分别参见本书第 29、15、13 页)。

【用法与用量】 成人和青少年(体重至少 40 kg)每天一次,每次一片。体重低于 40 kg 不应当给予本品。本品为复方制剂,不可减少剂量使用。

艾考恩丙替片(艾维雷韦 150 mg+考比司他 150 mg+ 恩曲他滨 200 mg+丙酚替诺福韦 10 mg,捷扶康)

【适应证】 本品适用于治疗感染 HIV - 1 且无任何与整合酶抑制剂类药物、恩曲他滨或替诺福韦耐药性相关的已知突变的成人和青少年(年龄 12 岁及以上且体重至少为 35 kg)。

【注意事项】 参见"多替拉韦钠"(本书 29 页)、"阿巴卡韦"(本书 14~15 页)及"拉米夫定"(本书 13 页)【注意事项】。

【禁忌证】 禁用于已知对多替拉韦、阿巴卡韦和拉米夫定或任何辅料有超敏反应的患者。禁止与多非利特和吡西卡尼联用。

【不良反应】 参见"多替拉韦钠"(本书 29 页)、"阿巴卡韦"(本书 15 页)及"拉米夫定"(本书 13 页)【不良反应】。

【用法与用量】

1. 成人和年龄为 12 岁及以上且体重至少为 35 kg 的青少年每日一次,每次一片,随食物服用。如果患者在正常服药时间的 18 小时内漏服一剂艾考恩丙替片,则患者应尽快随食物补服一剂,并恢复正常服药时间。如果患者漏服一剂艾考恩丙替片超过 18 小时,则患者不应服用漏服的剂量,仅恢复正常服药时间即可。

2. 对于老年患者,无需调整艾考恩丙替片的剂量。

3. 对于肌酐清除率(CCr) >30 mL/min 的成人或青少年(年龄至少为 12 岁且体重至少为 35 kg),无需调整本品剂量。对于 CCr<30 mL/min 的患者,不应使用本品进行治疗。对于在治疗期间 CCr 估值下降至低于 30 mL/min 的患者,应停用本品。

4. 轻度(Child - Pugh A 级)或中度(Child - Pugh B 级)肝功能损害患者无需调整本品剂量。尚未在重度肝功能损害(Child - Pugh C 级)患者中进行本品研究,不推荐本品用于重度肝功能损害患者。

五、融合抑制剂(FIs)

融合抑制剂是继逆转录酶和蛋白酶抑制剂后新一类抗 HIV 感染药物,通过与 HIV 包膜糖蛋白 gp41 结合,抑制病毒进入靶细胞,在感染的初始阶段切断 HIV - 1 的传播。2003 年,多肽类融合抑制剂恩夫韦地(enfuvirtide,又称 T - 20,商品名 Fuzeon)在美国批准上市,标志着 HIV - 1 跨膜蛋白 gp41 作为药物有效靶点的确认。在强效口服药物如达芦那韦和利托那韦出现之前,恩夫韦肽用于经验性治疗几乎没有其他治疗方案可选的患者,但如今已很少使用。该药为针剂,需一天 2 次皮下注射,且注射部位不良反应较多。我国目前尚无该药上市。艾博韦泰为我国自主研发的全球第一种长效注射 FIs,已于 2018 年 5 月获批上市。

恩夫韦肽(Enfuvirtide,ENF)

【用法用量】 皮下注射,一日 2 次,每次 90 mg。

【不良反应】

1. 临床观察中,93%的患者在随访期间出现至少一个注射部位反应,如硬结(89%)、结节(86%)、疼痛(73%)等。

2. 乏力是常见的不良反应。

艾博韦泰(Albuvirtide,ABT,艾可宁)

【适应证】 与其他抗逆转录病毒药物联合使用,治疗经其他多种抗逆转录病毒药物治疗仍有 HIV - 1 复制的 HIV - 1 感染患者。

【注意事项】

1. 本品溶解后应为澄清透明溶液,如有混浊、沉淀、异物,均不可使用。配置后的溶液应一次滴注完毕,不得分次使用。

2. 艾博韦泰不是 CYP450 酶抑制剂,对人肝微粒体酶 CYP1A2、2C8、2C9、2C19、2D6 和 3A4 活性没有明显的抑制作用。

3. 在体外联合用药抗 HIV - 1 试验中,本品与齐多夫定(AZT)和沙奎那韦(SQV)具有协同作用,与依非韦仑(EFV)和恩夫韦肽(T20)表现为相加作用。

4. 艾博韦泰与洛匹那韦/利托那韦(Lopinavir/Ritonavir,LPV/r)联合用药没有改变艾博韦泰的药代动力学特征,LPV/r 体内暴露量降低但不需要调整剂量。

【禁忌证】 对本品过敏者禁用。

【不良反应】临床试验中常见的不良反应为腹泻、头痛、头晕、皮疹,常见的实验室异常值包括高脂血症、高甘油三酯血症、ALT 升高、AST 升高、GGT 升高、高胆红素血症和血尿酸升高等。

【用法用量】

1. 给药方案:成人及 16 岁以上青少年患者,本品配制后静脉滴注,320 mg/次,第 1、2、3、8 天每天一次,此后每周一次。

2. 配制方法:① 取 100 mL 0.9%氯化钠注射液 1 瓶(袋),用一次性注射器抽取 12 mL 氯化钠注射液弃去,其余备用。② 取本品 2 瓶,用 2 mL(或 2.5 mL)一次性注射器分别抽取 5%碳酸氢钠注射液加入注射用艾博韦泰瓶中,每瓶 1.2 mL,立即轻轻振摇直到溶解。溶解过程约需要几分钟。如果振摇过程中发生固体黏附瓶壁现象,则需要倾斜瓶子振摇,让溶液充分与附壁固体接触,如 20 分钟后仍有不溶颗粒物,则弃去该瓶药物,另取一瓶配制。③ 药品完全溶解后,向每瓶注射用艾博韦泰瓶中加入约 6 mL 备用的 0.9%氯化钠注射液,摇匀。然后抽出该溶液加入备用的 0.9%氯化钠注射液瓶(袋)中,混合均匀即可。④ 配制的注射用艾博韦泰溶液需立即静脉滴注,不得冷藏、冷冻,如果配制完成后 30 分钟内未开始使用,应丢弃不用。

3. 静脉滴注给药速度及注意事项:① 配制的注射用艾博韦泰溶液总量约 90 mL,以约 2 mL/min 的速度静脉滴注,45±8 分钟内完成给药。② 配制的注射用艾博韦泰溶液应该是无色或淡黄色、澄清、透明、无颗粒物。如果在给药前或给药过程中观察到有颗粒物析出,应丢弃不用。

六、CCR-5 抑制剂

CCR-5(趋化因子受体-5),是 G 蛋白耦联因子(GPCR)超家族成员的细胞膜蛋白。HIV 入侵机体过程中,除了所必需的 $CD4^+T$ 受体外,重要的辅助受体如 CCR-5 或 CXCR4,在 gp120 与 $CD4^+T$ 识别后发生的构象改变中也起到了至关重要的作用。CCR-5 作为一个新的靶点,受到了研究者的注意。针对 CCR-5 的拮抗剂又可分为趋化因子衍生物、非肽类小分子化合物、单克隆抗体、肽类化合物 4 类。马拉韦罗(Maraviroc)是目前唯一被批准的一个 CCR-5 阻断药,也是唯一一种宿主受体靶向抗 HIV 感染药物,2007 年在美国批准上市,我国已有进口此产品。马拉韦罗阻止 HIV 与 CCR-5 结合,从而阻断病毒进入细胞。临床试验表明,马拉韦罗具有良好的耐受性,长期应用未发现严重不良反应。

马拉韦罗(Maraviroc,MVC)

【适应证】 联合其他抗逆转录病毒药物用以治疗曾接受过治疗的成人 R5 型 HIV-1 感染者。

【注意事项】

1. 马拉韦罗主要由 CYP3A4 代谢。体内存在 CYP3A4 抑制剂时,70%的马拉韦罗经肾脏排泄。当体内存在 CYP3A4 抑制剂同时伴有肾脏损害时,本品的血药浓度增加。

2. 马拉韦罗对 X4 和 R5X4 型 HIV-1 无抗病毒活性,在进行马拉韦罗治疗前需进行患者体内 HIV-1 亲嗜性测定,选择合适的人群。

3. 肝脏损害将对其代谢产生影响,轻度(Child-Pugh A 级)和中度(Child-Pugh B 级)肝功能损伤能使本品的 C_{max} 分别增加 11%和 32%,药时曲线下面积(AUC)增加 25%和 46%。

【禁忌证】 对本品过敏者。

【不良反应】

1. 常见的不良反应为腹泻、恶心和头痛,但发生率与安慰剂组无明显差异。

2. 其他较常见的(>1%)的不良反应有:肝毒性、腹痛、腹胀、皮疹、皮肤瘙痒、头晕、嗜睡、失眠、感觉异常、味觉障碍、咳嗽、体重下降、乏力、肌肉痉挛等。

3. 少见严重不良反应有心梗、全血细胞减少、昏迷、癫痫、面瘫、多发性神经病、呼吸窘迫、支气管痉挛、胰腺炎、直肠出血、肾衰、肌炎、肺炎、肝硬化等。

【用法用量】 每次 150 mg、300 mg 或 600 mg,一天两次。

(陈 蓉 孟现民)

参考文献

［1］吴英萍,吴文言.CCR5 及其拮抗剂的研究进展[J].中国生物工程杂志,2008,28(11):89－96.

［2］Cooper DA, Heera J, Ive P, et al. Efficacy and safety of maraviroc vs. efavirenz in treatment-naive patients with HIV－1: 5-year findings [J]. *AIDS*, 2014, 28(5): 717－725.

［3］史卫国,贾启燕,刘克良.HIV－1 融合抑制剂研究现状及发展趋势[J].药学学报,2010.45(2): 184－193.

［4］Jean-Luc Meynard, Laurence Morand-Joubert, Geneviève Chêne, et al. Two-Year Observational Study in Patients Infected with Drug-Resistant HIV－1 and Treated with the Fusion Inhibitor Enfuvirtide: The ZOOM Cohort [J]. *J AIDS Clinic Res*, 2011, 2(1): 114.

［5］封宇飞,傅得兴.CCR5 阻滞剂马拉韦罗的药理和临床评价[J].中国新药杂志,2008,17(17): 1544－1547.

［6］王珍燕,卢洪洲.抗 HIV 新药——CCR5 拮抗剂马拉韦罗[J].中国艾滋病性病,2008,14(4): 431－434.

［7］中华医学会感染病学分会艾滋病学组.艾滋病诊疗指南第三版(2015 版)[J].中华临床感染病杂志, 2015,8(5): 385－400.

［8］Stephen C, Piscitelli, Keith A. Rodvold, Manjunath P. Pai. 感染性疾病治疗中的药物相互作用[M].第 3 版. 北京: 北京大学医学出版社,2013: 312－313.

第二节 抗细菌药物

一、β-内酰胺类

注射用青霉素钠(Penicillin)

【适应证】 适用于敏感细菌所致各种感染,如脓肿、菌血症、肺炎和心内膜炎等。其中, 青霉素为以下感染的首选治疗药物。

1. 溶血性链球菌感染,如咽炎、扁桃体炎、猩红热、丹毒、蜂窝织炎和产褥热等。

2. 肺炎链球菌感染,如肺炎、中耳炎、脑膜炎和菌血症等。

3. 不产青霉素酶葡萄球菌感染。

4. 炭疽。

5. 破伤风、气性坏疽等梭状芽孢杆菌感染。

6. 梅毒(包括先天性梅毒)。

7. 钩端螺旋体病。

8. 回归热。

9. 白喉。

10. 青霉素与氨基糖苷类药物联合用于治疗草绿色链球菌心内膜炎。

青霉素亦可用于治疗:流行性脑脊髓膜炎、放线菌病、淋病、樊尚咽峡炎、莱姆病、鼠咬热、 李斯特菌病、除脆弱拟杆菌以外的许多厌氧菌感染。风湿性心脏病或先天性心脏病患者进行 口腔、牙科、胃肠道或泌尿生殖道手术前,可用青霉素预防感染性心内膜炎发生。

【注意事项】

1. 应用本品前需详细询问药物过敏史并进行青霉素皮肤试验,皮试液为每 1 mL 含 500

单位青霉素,皮内注射 0.05~0.1 mL,经 20 分钟后,观察皮试结果,呈阳性反应者禁用。必须使用者待脱敏后应用,应随时做好过敏反应的急救准备。

2. 对一种青霉素过敏者,可能对其他青霉素类药物、青霉胺过敏,有哮喘、湿疹、枯草热、荨麻疹等过敏性疾病患者应慎用本品。

3. 青霉素水溶液在室温下不稳定,20 单位/mL 青霉素溶液 30℃ 放置 24 小时效价下降 56%,青霉烯酸含量增加 200 倍,因此应用本品须新鲜配制。

4. 大剂量使用本品时应定期检测电解质。

5. 对诊断的干扰:① 应用青霉素期间,以硫酸铜法测定尿糖时可能出现假阳性,而用葡萄糖酶法则不受影响。② 静脉滴注本品可出现血钠测定值增高。③ 本品可使血清丙氨酸氨基转移酶或门冬氨酸氨基转移酶升高。

【禁忌证】 有青霉素类药物过敏史或青霉素皮肤试验阳性患者禁用。

【不良反应】

1. 过敏反应:青霉素过敏反应较常见,包括荨麻疹等各类皮疹、白细胞减少、间质性肾炎、哮喘发作等和血清病型反应;过敏性休克偶见,一旦发生,必须就地抢救,予以保持气道畅通、吸氧及使用肾上腺素、糖皮质激素等治疗措施。

2. 毒性反应:少见,但静脉滴注大剂量本品或鞘内给药时,可因脑脊液药物浓度过高导致抽搐、肌肉阵挛、昏迷及严重精神症状等(青霉素脑病)。此种反应多见于婴儿、老年人和肾功能不全患者。

3. 赫氏反应和治疗矛盾:用青霉素治疗梅毒、钩端螺旋体病等疾病时,可由于病原体死亡致症状加剧,称为赫氏反应;治疗矛盾也见于梅毒患者,系治疗后梅毒病灶消失过快,而组织修补相对较慢或病灶部位纤维组织收缩,妨碍器官功能所致。

4. 二重感染:可出现耐青霉素金葡菌、革兰阴性杆菌或念珠菌等二重感染。

5. 应用大剂量青霉素钠可因摄入大量钠盐而导致心力衰竭。

【用法用量】 青霉素由肌内注射或静脉滴注给药。

1. 成人:肌内注射,每日 80 万~200 万单位,分 3~4 次给药;静脉滴注:每日 200 万~2 000 万单位,分 2~4 次给药。

2. 小儿:肌内注射,按体重 2.5 万单位/kg,每 12 小时给药 1 次;静脉滴注:每日按体重 5 万~20 万/kg,分 2~4 次给药。

3. 新生儿(足月产):每次按体重 5 万单位/kg,肌内注射或静脉滴注给药;出生第一周每 12 小时 1 次,一周以上者每 8 小时 1 次,严重感染每 6 小时 1 次。

4. 早产儿:每次按体重 3 万单位/kg,出生第一周每 12 小时 1 次,2~4 周者每 8 小时 1 次;以后每 6 小时 1 次。

5. 肾功能减退者:轻、中度肾功能损害者使用常规剂量不需减量,严重肾功能损害者应延长给药间隔或调整剂量。当内生肌酐清除率为 10~50 mL/min 时,给药间隔自 8 小时延长至 8~12 小时或给药间隔不变、剂量减少 25%;内生肌酐清除率小于 10 mL/min 时,给药间隔延长至 12~18 小时或每次剂量减至正常剂量的 25%~50% 而给药间隔不变。

6. 肌内注射时,每 50 万单位青霉素钠溶解于 1 mL 灭菌注射用水,超过 50 万单位则需加灭菌注射用水 2 mL,不应以氯化钠注射液为溶剂;静脉滴注时给药速度不能超过每分钟

50 万单位,以免发生中枢神经系统毒性反应。

苄星青霉素(Benzathine Benzylpenicillin)

【适应证】　主要用于预防风湿热复发,也可用于控制链球菌感染的流行。

【注意事项】

1. 应用本品前需详细询问药物过敏史并进行青霉素皮肤试验。

2. 对一种青霉素过敏者可能对其他青霉素类药物、青霉胺过敏,有青霉素过敏史者有 5%～7% 的患者可能存在对头孢菌素类药物交叉过敏。

3. 有哮喘、湿疹、枯草热、荨麻疹等过敏性疾病患者应慎用本品。

4. 应用本品须新鲜配制。

5. 应用青霉素期间,以硫酸铜法测定尿糖可能出现假阳性,而用葡萄糖酶法则不受影响。

【禁忌证】　有青霉素类药物过敏史者或青霉素皮肤试验阳性者禁用。

【不良反应】

1. 过敏反应:青霉素所致的过敏反应在应用本品时均可能发生,其中以皮疹等过敏反应为多见,白细胞减少、间质性肾炎、哮喘发作和血清病型反应等少见,严重者如过敏性休克偶见;过敏性休克一旦发生,必须就地抢救,予以保持气道畅通、吸氧及使用肾上腺素、糖皮质激素等治疗措施。

2. 二重感染:可出现耐青霉素金葡菌、革兰阴性杆菌或念珠菌二重感染。

【用法用量】　临用前加适量灭菌注射用水使成混悬液。肌内注射,成人一次 60 万～120 万单位,2～4 周 1 次;小儿一次 30 万～60 万单位,2～4 周 1 次。

阿莫西林(Amoxicillin)

【适应证】

1. 溶血链球菌、肺炎链球菌、葡萄球菌或流感嗜血杆菌所致中耳炎、鼻窦炎、咽炎、扁桃体炎等上呼吸道感染。

2. 大肠埃希菌、奇异变形杆菌或粪肠球菌所致的泌尿生殖道感染。

3. 溶血链球菌、葡萄球菌或大肠埃希菌所致的皮肤软组织感染。

4. 溶血链球菌、肺炎链球菌、葡萄球菌或流感嗜血杆菌所致急性支气管炎、肺炎等下呼吸道感染。

5. 急性单纯性淋病。

6. 本品尚可用于治疗伤寒、伤寒带菌者及钩端螺旋体病;阿莫西林亦可与克拉霉素、兰索拉唑三联用药根除胃、十二指肠幽门螺杆菌,降低消化道溃疡复发率。

【注意事项】

1. 用药前必须详细询问药物过敏史并做青霉素皮肤试验。

2. 青霉素类口服药物偶可引起过敏性休克,尤多见于有青霉素或头孢菌素过敏史的患者。如发生过敏性休克,应就地抢救,予以保持气道畅通、吸氧及应用肾上腺素、糖皮质激素等治疗措施。

3. 传染性单核细胞增多症患者应用本品易发生皮疹,应避免使用。

4. 疗程较长患者应检查肝、肾功能和血常规。

5. 阿莫西林可导致采用 Benedit 或 Fehling 试剂的尿糖试验出现假阳性。

【禁忌证】 青霉素过敏及青霉素皮肤试验阳性患者禁用。

【不良反应】

1. 恶心、呕吐、腹泻及假膜性肠炎等胃肠道反应。

2. 皮疹、药物热和哮喘等过敏反应。

3. 贫血、血小板减少、嗜酸性粒细胞增多等。

4. 血清氨基转移酶可轻度增高。

5. 由念珠菌或耐药菌引起的二重感染。

6. 偶见兴奋、焦虑、失眠、头晕以及行为异常等中枢神经系统症状。

【用法用量】 口服。成人一次 0.5 g,每 6~8 小时 1 次,一日剂量不超过 4 g。小儿一日剂量 20~40 mg/kg,每 8 小时 1 次;3 个月以下婴儿一日剂量 30 mg/kg,每 12 小时 1 次。肾功能严重损害患者需调整给药剂量,其中内生肌酐清除率为 10~30 mL/min 的患者每 12 小时 0.25~0.5 g;内生肌酐清除率小于 10 mL/min 的患者每 24 小时 0.25~0.5 g。

哌拉西林（Piperacillin）

【适应证】 适用于敏感肠杆菌科细菌、铜绿假单胞菌、不动杆菌属所致的败血症、上尿路及复杂性尿路感染、呼吸道感染、胆道感染、腹腔感染、盆腔感染以及皮肤、软组织感染等。哌拉西林与氨基糖苷类联合应用,亦可用于有粒细胞减少症免疫缺陷患者的感染。

【注意事项】

1. 使用本品前需详细询问药物过敏史并进行青霉素皮肤试验,呈阳性反应者禁用。

2. 对一种青霉素过敏者可能对其他青霉素类药物均过敏;对头孢菌素类、头霉素类、灰黄霉素或青霉胺过敏者,对本品也可能过敏。

3. 本品用于少数患者尤其是肾功能不全患者可导致出血,发生后应及时停药并予适当治疗;肾功能减退者应适当减量。

4. 对诊断的干扰:应用本品可引起直接抗球蛋白(Coombs)试验呈阳性,也可出现血尿素氮和血清肌酐升高、高钠血症、低钾血症、血清氨基转移酶和血清乳酸脱氢酶升高、血清胆红素增多。

5. 有过敏史、出血史、溃疡性结肠炎、克罗恩病或抗生素相关肠炎者皆应慎用。

6. 本品不可加入碳酸氢钠溶液中静滴。

【禁忌证】 有青霉素类药物过敏史或青霉素皮肤试验阳性患者禁用。

【不良反应】

1. 过敏反应:青霉素类药物过敏反应较常见,包括荨麻疹等各类皮疹、白细胞减少、间质性肾炎、哮喘发作和血清病型反应,严重者如过敏性休克偶见;过敏性休克一旦发生,必须就地抢救,予以保持气道畅通、吸氧及应用肾上腺素、糖皮质激素等治疗措施。

2. 局部症状:注射部位疼痛、血栓性静脉炎等。

3. 消化道症状:腹泻、稀便、恶心、呕吐等;假膜性肠炎罕见。

4. 个别患者可出现胆汁淤积性黄疸。

5. 中枢神经系统症状：头痛、头晕和疲倦等。

6. 肾功能减退者应用大剂量时，因脑脊液浓度增高，出现青霉素脑病，此时应按肾功能进行剂量调整。

7. 其他：念珠菌二重感染、出血等。

【用法用量】 成人中度感染一日 8 g，分 2 次静脉滴注；严重感染一次 3~4 g，每 4~6 小时静脉滴注或注射。一日总剂量不超过 24 g。婴幼儿和 12 岁以下儿童的剂量为每日 100~200 mg/kg。新生儿体重低于 2 kg 者，出生后第 1 周每 12 小时 50 mg/kg，静脉滴注；第 2 周起 50 mg/kg，每 8 小时 1 次。新生儿体重 2 kg 以上者出生后第 1 周每 8 小时 50 mg/kg，静脉滴注；1 周以上者每 6 小时 50 mg/kg。

头孢呋辛(Cefuroxim)

【适应证】 适用于对该品敏感的，产或不产内酰氨酶的病原菌所致的中重度感染。呼吸道感染：肺炎慢性支气管炎急性发作，急性支气管炎，肺脓肿和其他肺部感染；泌尿系统感染：急性肾盂肾炎，慢性肾盂肾炎急性发作，复杂性尿路感染；腹腔感染：腹膜炎，胆囊炎，胆管炎和其他腹腔内感染；盆腔感染：盆腔炎等；其他感染：败血症，脑膜炎，皮肤和软组织感染。

【注意事项】

1. 对青霉素类有过敏反应的患者应慎用。

2. 使用期间或停药后如发生严重腹泻，要警惕是否出现伪膜性肠炎，特别是溃疡性结肠炎、局限性结肠炎或抗生素相关性结肠炎患者。

3. 片剂不宜压碎后使用，应整片吞服，因此不适合年幼儿童服用。口服剂型应餐后服用以增加吸收，提高血药浓度，减少胃肠道反应。

4. 有报道少数患儿使用本品注射剂时出现轻、中度听力受损。

5. 肌内注射：用灭菌注射用水配制时，本品混悬液在室温 24 小时、冰箱 5℃ 保存 48 小时可保持活性。静脉注射：用灭菌注射用水配制时，配制后的溶液在室温 24 小时、冰箱 5℃ 保存 48 小时可保持活性。过了这个期限，任何未用的溶液都应丢弃。

6. 对实验室检查指标的干扰：抗球蛋白(Coombs)试验可出现阳性；硫酸铜尿糖试验可呈假阳性，但葡萄糖酶试验法不受影响；高铁氰化物血糖试验可呈假阴性，但葡萄糖酶试验法和抗坏血酸氧化酶试验法不受影响；血清丙氨酸氨基转移酶、门冬氨酸氨基转移酶、碱性磷酸酶和血尿素氮可升高；采用 Jaffe 反应进行血清和尿肌酐值测定时可有假性增高。

【禁忌证】 对头孢菌素类或头霉素类药物过敏者禁用本品。

【不良反应】

1. 局部反应：如肌内注射部位疼痛、血栓性静脉炎等。

2. 胃肠道反应：如腹泻、恶心、假膜性结肠炎等。

3. 过敏反应：常见为皮疹、瘙痒、荨麻疹等。偶见过敏症、药物热、多形红斑、间质性肾炎、中毒性表皮剥脱性皮炎、史-约综合征。

4. 血液：可见血红蛋白和血细胞比容减少、短暂性嗜酸粒细胞增多症，短暂性的中性粒细胞减少症及白细胞减少症等，偶见血小板减少症。

5. 肝功能：可见 ALT、AST、碱性磷酸酶、乳酸脱氢酶及血清胆红素一过性升高。

6. 其他：尚见呕吐、腹痛、结膜炎、阴道炎(包括阴道念珠菌病)，肝功能异常(包括胆汁淤积)，再生障碍性贫血，溶血性贫血，出血，引发癫痫，凝血酶原时间延长，各类血细胞减少，粒细胞缺乏症等。

【用法用量】

1. 口服：成人一般每日 0.5 g；下呼吸道感染患者：每日 1 g；单纯性下尿路感染患者：每日 0.25 g。均分 2 次服用。单纯性淋球菌尿道炎单剂疗法剂量为 1 g。5~12 岁小儿急性咽炎或急性扁桃体炎：每日 20 mg/kg，分 2 次服用，一日不超过 0.5 g；急性中耳炎、脓疱病：每日 30 mg/kg，分 2 次服用，每日不超过 1 g。

2. 注射剂：本品成人常用量为每次 0.75 g，每 8 小时给药一次，疗程 5~10 天，对于生命受到威胁的严重感染或罕见敏感菌所引起的感染，可增加至每次 1.5 g，每日 3 次；如果需要，间隔时间可增至每 6 小时一次，每日总量达 3~6 g。对于细菌性脑膜炎，使用剂量应每 8 小时不超过 3.0 g。对于单纯性淋病应肌注单剂量 1.5 g，可分注于两侧臀部。制备方法：① 肌内注射，每 0.25 g 用 1.0 mL 无菌注射用水溶解或 0.75 g 用 3 mL 无菌注射用水溶解，缓慢摇匀得混悬液后，方可深部肌内注射。② 静脉注射：0.25 g 至少用 2.0 mL 无菌注射用水溶解，0.75 g 至少用 6.0 mL 无菌注射用水溶解，1.5 g 至少用 15 mL 无菌注射用水溶解，摇匀后再缓慢静脉注射，也可加入静脉输注管内滴注。③ 静脉滴注：可将 1.5 g 头孢呋辛加入到至少 50 mL 常用静脉注射液中使用，不可与氨基糖苷类抗生素配伍使用。

3. 肾功能不全者按肌酐清除率调整用量：eGFR>20 mL/min，0.75~1.5 g q8h；10<eGFR<20 mL/min，0.75 g q12h；eGFR<10 mL/min，0.75 g，qd。透析的患者透析结束时，应再给予单剂量 0.75 g。

头孢哌酮(Cefoperazone)

【适应证】 适用于敏感菌所致的各种感染，如肺炎及其他下呼吸道感染、尿路感染、胆道感染、皮肤软组织感染、败血症、腹膜炎、盆腔感染等，后两者宜与抗厌氧菌药联合应用。

【注意事项】

1. 本品治疗婴儿感染也获较好疗效，但对早产儿和新生儿的研究尚缺乏资料。

2. 对诊断的干扰：用硫酸铜法进行尿糖测定时可出现假阳性反应，直接抗球蛋白(Coombs)试验呈阳性反应。产妇临产前应用本品，新生儿此试验亦可为阳性。偶有碱性磷酸酶、血清 ALT、血清 AST、血清肌酐和血尿素氮增高。

3. 肝病和/或胆道梗阻患者，半衰期延长(病情严重者延长 2~4 倍)，尿中头孢哌酮排泄量增多；但肝病、胆道梗阻严重或同时有肾功能减退者，胆汁中仍可获得有效治疗浓度；给药剂量需适当调整，且应进行血药浓度监测。如不能进行血药浓度监测时，每天给药剂量不应超过 2 g。

4. 部分患者用本品治疗可引起维生素 K 缺乏和低凝血酶原血症，用药期间应进行出血时间、凝血酶原时间监测。同时应用维生素 K₁ 可防止出血现象的发生。

5. 长期应用头孢哌酮可引起二重感染。

6. 交叉过敏：对任何一种头孢菌素过敏者对本品也可能过敏。

【禁忌证】 对头孢菌素类过敏及有青霉素过敏性休克或即刻反应史者禁用本品。

【不良反应】

1. 皮疹较为多见（达 2.3% 或以上）。

2. 少数患者尚可发生腹泻、腹痛、嗜酸粒细胞增多，轻度中性粒细胞减少。

3. 暂时性血清氨基转移酶、碱性磷酸酶、尿素氮或血肌酐升高。

4. 血小板减少、凝血酶原时间延长等可见于个别病例。偶有出血者，可用维生素 K 预防或控制。

5. 菌群失调可在少数患者中出现。

6. 应用本品期间饮酒或接受含酒精药物或饮料者可出现双硫仑（disulfiram）样反应。

【用法用量】 可供肌内注射、静脉注射或静脉滴注。成人常用量：一般感染，一次 1~2 g，每 12 小时 1 次；严重感染，一次 2~3 g，每 8 小时 1 次。接受血液透析者，透析后应补给 1 次剂量。成人一日剂量不超过 9 g，但在免疫缺陷患者有严重感染时，剂量可加大至每日 12 g。小儿常用量：每日 50~200 mg/kg，分 2~3 次静脉滴注。

制备肌内注射液，每 1 g 药物加灭菌注射用水 2.8 mL 及 2% 利多卡因注射液 1 mL，其浓度为 250 mg/mL。静脉徐缓注射者，每 1 g 药物加葡萄糖氯化钠注射液 40 mL 溶解；供静脉滴注者，取 1~2 g 头孢哌酮溶解于 100~200 mL 葡萄糖氯化钠注射液或其他稀释液中，最后药物浓度为 5~25 mg/mL，每 1 g 头孢哌酮的钠含量为 1.5 mmol（34 mg）。

头孢曲松（Ceftriaxone）

【适应证】 适用于对头孢曲松敏感的致病菌引起的感染，如：脓毒血症，脑膜炎，播散性莱姆病（早、晚期），腹部感染（腹膜炎、胆道及胃肠道感染），骨、关节、软组织、皮肤及伤口感染，免疫机制低下患者之感染，肾脏及泌尿道感染，呼吸道感染，尤其是肺炎、耳鼻喉感染，生殖系统感染包括淋病，术前预防感染。

【注意事项】

1. 警惕：与其他头孢类抗生素一样，尽管已获得患者的全部病史，但亦不排除过敏性休克之可能性，过敏性休克需要紧急处理。

2. 包括头孢曲松在内的几乎所有的抗生素都曾有发生伪膜性肠炎的报道。

3. 研究表明，如同其他头孢类抗生素一样，头孢曲松也会从血浆白蛋白中置换出胆红素。头孢曲松慎用于治疗患有高胆红素血症的新生儿。头孢曲松不应用于可能发展为黄疸的新生儿（尤其是早产儿）。

4. 用头孢曲松进行治疗时，可能对诊断性试验有影响，库姆斯试验极少会呈假阳性表现；也可能使血半乳糖试验出现假阳性结果；无酶法测定尿糖也可能出现假阳性结果。因此，在使用头孢曲松期间，应以酶法测定尿糖。

5. 不相容性：头孢曲松不能加入哈特曼液以及林格液等含有钙的溶液中使用。据论著报道，头孢曲松与氨苯蝶啶、万古霉素、氟康唑以及氨基糖苷类抗菌药物具有不相容性。

6. 稳定性：配制的头孢曲松溶液，可在室温下保持其理化稳定性 6 小时，或在 2~8℃ 条件下保持 24 小时。

【禁忌证】 已知对头孢菌素类抗生素过敏者禁用。

【不良反应】

1. 全身性不良反应：消化道反应,可出现稀便或腹泻、恶心、呕吐、腹痛、结肠炎、黄疸、胀气、味觉障碍、消化不良、口腔炎和舌炎等。

2. 实验室检查异常：如嗜酸细胞增多、白细胞减少、粒细胞减少、血小板减少、溶血性贫血等。

3. 皮肤反应：皮疹、过敏性皮炎、瘙痒、荨麻疹、水肿等,曾有报道严重皮肤反应(多形性红斑或 Lyell 综合征/中毒性表皮坏死松解症)。

4. 其他罕见不良反应：头痛或头晕,静脉炎,症状性头孢曲松钙盐之胆囊沉积,肝脏转氨酶增高,少尿,血肌酐增高,生殖道霉菌病,发热,寒战以及过敏性或过敏样反应(支气管痉挛和血清病等过敏反应)。

5. 与钙的相互作用：成人血浆中钙浓度升高时可能存在头孢曲松-钙沉淀物。在一些病例的输液管中同时输注头孢曲松和含钙输液,观察到了沉淀物。

6. 伪膜性肠炎及凝血障碍是极其罕见的不良反应。肾脏沉积病例也极为罕见。

7. 在极少情况下静脉用药后发生静脉炎。

【用法用量】

1. 成人及 12 岁以上儿童：1~2 g,每日 1 次。危重病例或由中度敏感菌引起的感染,剂量可增加至 4 g,每日 1 次。

2. 新生儿、婴儿及 12 岁以下儿童：新生儿(14 天以下)每日剂量为 20~50 mg/kg。出生体重<2 kg 者用药安全性尚未确定。有黄疸的新生儿或有黄疸严重倾向的新生儿应慎用或避免使用本品。婴儿及儿童(15 天~12 岁)每日剂量为 20~80 mg/kg。体重≥50 kg 的儿童使用成人剂量。

3. 老年人一般不需调整剂量。

4. 肾功能不全患者,如其肝功能未受损则无需减少用量。肌酐清除率<10 mL/min 的患者每日用量不超过 2 g。肝功能受损患者若肾功能正常无需减少剂量,有严重肝肾损害或者肝硬化者应调整剂量。

头孢噻肟(Cefotaxime)

【适应证】 适用于敏感细菌所致的肺炎及其他下呼吸道感染、尿路感染、脑膜炎、败血症、腹腔感染、盆腔感染、皮肤软组织感染、生殖道感染、骨和关节感染等。头孢噻肟可以作为小儿脑膜炎的选用药物。

【注意事项】

1. 用药前需进行过敏试验。注意交叉过敏反应：对一种头孢菌素或头霉素过敏者对其他头孢菌素类或头霉素也可能过敏。对青霉素或青霉胺过敏者也可能对本品过敏。

2. 对诊断的干扰：应用本品的患者抗球蛋白(Coombs)试验可出现阳性;孕妇产前应用本品,此反应可出现于新生儿。用硫酸铜法测定尿糖可呈假阳性。血清碱性磷酸酶、血尿素氮、ALT、AST 或血清乳酸脱氢酶值可增高。

3. 头孢噻肟钠 1.05 g 约相当于 1 g 头孢噻肟,每 1 g 头孢噻肟钠含钠量约为 2.2 mmol(51 mg)。1 g 头孢噻肟溶于 14 mL 灭菌注射用水形成等渗溶液。

4. 配制肌内注射液时,0.5 g、1.0 g 或 2.0 g 的头孢噻肟分别加入 2 mL、3 mL 或 5 mL 灭菌注射用水。供静脉注射的溶液,加至少 10~20 mL 灭菌注射用水于上述不同量的头孢噻肟内,于 5~10 分钟内徐缓注入。静脉滴注时,将静脉注射液再用适当溶剂稀释至 100~500 mL。肌内注射剂量超过 2 g 时,应分不同部位注射。

5. 肾功能减退者应在减少剂量情况下慎用;有胃肠道疾病或肾功能减退者慎用。

6. 本品与氨基糖苷类药不可同瓶滴注。

【禁忌证】 对头孢菌素过敏者及有青霉素过敏性休克或即刻反应史者禁用本品。

【不良反应】 不良反应发生率低,为 3%~5%。

1. 有皮疹和药物热、静脉炎、腹泻、恶心、呕吐、食欲不振等。

2. 碱性磷酸酶或血清氨基转移酶轻度升高、暂时性血尿素氮和肌酐升高等。

3. 白细胞减少、嗜酸性粒细胞增多或血小板减少等少见。

4. 偶见头痛、麻木、呼吸困难和面部潮红。

5. 极少数患者可发生黏膜念珠菌病。

【用法用量】

1. 成人每日 2~6 g,分 2~3 次静脉注射或静脉滴注;严重感染者每 6~8 小时 2~3 g,每日最高剂量不超过 12 g。治疗无并发症的肺炎链球菌肺炎或急性尿路感染,每 12 小时 1 g。

2. 新生儿日龄 ≤7 日者每 12 小时 50 mg/kg;出生 >7 日者,每 8 小时 50 mg/kg。治疗脑膜炎患者剂量可增至每 6 小时 75 mg/kg,均以静脉给药。

3. 严重肾功能减退患者应用本品时须适当减量。血清肌酐值超过 424 μmol/L(4.8 mg)或肌酐清除率低于 20 mL/min 时,本品的维持量应减半;血清肌酐超过 751 μmol/L(8.5 mg)时,维持量为正常量的 1/4。需血液透析者每日 0.5~2 g,但在透析后应加用 1 次剂量。

头孢他啶(Ceftazidime)

【适应证】 本品可用于敏感革兰阴性杆菌所致败血症、下呼吸道感染、腹腔胆系感染、复杂性尿路感染和严重皮肤软组织感染等。对于由多种耐药革兰阴性杆菌引起的免疫缺陷者感染、医院内感染以及革兰阴性杆菌或铜绿假单胞菌所致中枢神经系统感染尤为适用。

【注意事项】

1. 拟用本品前必须详细询问患者先前有否对本品、其他头孢菌素类、青霉素类等药物的过敏史。本品慎用于有青霉素类过敏的患者,因可能发生交叉过敏。应用本品发生过敏性休克时,需予以肾上腺素、保持呼吸道通畅、吸氧、糖皮质激素及抗组胺药等紧急措施。

2. 有胃肠道疾病史者,特别是溃疡性结肠炎、局限性肠炎或抗生素相关性结肠炎者应慎用(头孢菌素类很少产生伪膜性结肠炎)。

3. 肾功能不全患者应用常规剂量时,可发生药物浓度增高,半衰期延长,因此肾功能不全患者需减量应用。血药浓度升高可导致惊厥、脑病、扑翼样震颤、神经肌肉兴奋和肌阵挛。

4. 对重症革兰阳性菌感染,本品为非首选品种。

5. 在不同存放条件下,本品粉末的颜色可变暗,但不影响其活性。

6. 对诊断的干扰:应用本品的患者直接抗球蛋白(Coombs)试验可出现阳性;本品可使硫酸铜尿糖试验呈假阳性;血清丙氨酸氨基转移酶(ALT)、门冬氨酸氨基转移酶(AST)、碱性磷酸酶、血尿素氮和血清肌酐皆可升高。

7. 以生理盐水、5%葡萄糖注射液或乳酸钠稀释成的静脉注射液（20 mg/mL）在室温存放不宜超过 24 小时。

8. 长期应用本品可能导致不敏感或耐药菌的过度繁殖，需要严密观察，一旦治疗过程中发生二重感染，需采取相应措施。

9. 本品可诱导肠杆菌属、假单胞菌属和沙雷菌属产 I 型 β-内酰胺酶，治疗过程中病原菌可产生耐药性，导致治疗失败。

10. 本品可导致铜测定法尿糖检验假阳性。推荐应用酶葡萄糖氧化反应测定法。

【禁忌证】 禁用于对本品或对头孢菌素类抗生素有过敏反应史者。有青霉素过敏性休克史患者则应避免使用本品。

【不良反应】 本品的不良反应少见而轻微，发生率约为 2.5%。少数患者发生皮疹（0.5%~2%）、皮肤瘙痒、药物热；恶心、腹泻、腹痛；注射部位轻度静脉炎；偶可发生一过性血清转氨酶、血尿素氮、血肌酐值的轻度升高；白细胞、血小板减少及嗜酸性粒细胞增多等。疗程中发生轻或中度可逆性肾小球滤过率降低的情况也有报告。Coombs 试验阳性者发生于 5%的患者，溶血性贫血和血小板增多偶见，可逆性中性粒细胞减少见于个别患者。二重感染发生率为 2.5%，常见病原菌有肠球菌属、念珠菌属等。

【用法用量】 静脉注射或静脉滴注。

1. 败血症、下呼吸道感染、胆道感染等，每日 4~6 g，分 2~3 次静脉滴注或静脉注射，疗程 10~14 日。

2. 泌尿系统感染和重度皮肤软组织感染等，每日 2~4 g，分 2 次静脉滴注或静脉注射，疗程 7~14 日。对于轻度尿路感染，每 12 小时 0.5~1 g 即已足够。

3. 对于某些危及生命的感染、严重铜绿假单胞菌感染和中枢神经系统感染，可酌情增量至每日 0.15~0.2 g/kg，分 3 次静脉滴注或静脉注射。

4. 2 个月以上婴幼儿常用剂量为每日 30~100 mg/kg，分 2~3 次静脉滴注。

5. 肾功能损害患者应根据肌酐清除率减量使用。

头孢吡肟（Cefepime）

【适应证】 头孢吡肟是革兰阳性菌和革兰阴性菌的广谱杀菌剂，可用于治疗成人、2月龄至 16 岁儿童上述敏感细菌引起的中、重度感染，包括下呼吸道感染（肺炎和支气管炎），单纯性下尿路感染和复杂性尿路感染（包括肾盂肾炎），非复杂性皮肤和皮肤软组织感染，复杂性腹腔内感染（包括腹膜炎和胆道感染），妇产科感染、败血症以及中性粒细胞减少伴发热患者的治疗。也可用于儿童细菌性脑脊髓膜炎。

【注意事项】

1. 使用本品前，应该确定患者是否有头孢吡肟、其他头孢菌素类药物，青霉素或其他 β-内酰胺类抗菌素过敏史。对于任何有过敏，特别是药物过敏史的患者应谨慎。广谱抗菌药可诱发伪膜性肠炎。在用本品治疗期间患者出现腹泻时应考虑伪膜性肠炎发生的可能性。对轻度肠炎病例，仅停用药物即可；中、重度病例需进行特殊治疗。有胃肠道疾患，尤其是肠炎患者应谨慎处方头孢吡肟。

2. 与其他头孢菌素类抗生素类似，头孢吡肟可能会引起凝血酶原活性下降。对于存在引起凝血酶原活性下降危险因素的患者，如肝、肾功能不全，营养不良以及延长抗菌治疗的患者应监测凝血酶原时间，必要时给予外源性维生素 K。

3. 本品所含精氨酸在所用剂量为最大推荐剂量的 33 倍时，会引起葡萄糖代谢紊乱和一过性血钾升高。较低剂量时精氨酸的影响尚不明确。

4. 对肾功能不全（肌酐清除率≤60 mL/min）的患者，应根据肾功能调整本品剂量或给药间隔。

5. 本品与氨基糖苷类药物或强效利尿剂合用时，应加强临床观察，并监测肾功能，避免引发氨基糖苷类药物的肾毒性或耳毒性作用。

【禁忌证】　本品禁用于对头孢吡肟或 L-精氨酸、头孢菌素类药物、青霉素或其他 β-内酰胺类抗生素有即刻过敏反应的患者。

【不良反应】

1. 常见的、与本品可能有关的不良反应主要是腹泻、皮疹和注射局部反应，如静脉炎、注射部位疼痛和炎症。其他不良反应包括恶心、呕吐、过敏、瘙痒、发热、感觉异常和头痛。肾功能不全患者而未相应调整头孢吡肟剂量时，可引起脑病、肌痉挛、癫痫。如发生与治疗有关的癫痫，应停止用药，必要时应进行抗惊厥治疗。本品治疗儿童脑膜炎患者时，患者偶有惊厥、嗜睡、神经紧张和头痛等主要是脑膜炎引起，与本品无明显关系。

2. 偶有肠炎（包括伪膜性肠炎）、口腔念珠菌感染报告。

3. 与本品有关的实验室检查异常多为一过性，停药即可恢复，包括血清磷升高或减少，转氨酶（ALT 和/或 AST）升高，嗜酸性粒细胞增多，部分凝血酶原时间延长。碱性磷酸酶、血尿素氮、肌酐、血钾、总胆红素升高，血钙降低，血细胞比容减少。与其他头孢菌素类抗生素类似，也有白细胞减少、粒细胞减少、血小板减少的报道。

4. 头孢菌素类抗生素还可引起史-约综合征，多形性红斑，中毒性表皮坏死松解症，肾功能紊乱，毒性肾病，再生障碍性贫血，溶血性贫血，出血，肝功能紊乱（胆汁淤积）和血细胞减少。

【用法用量】　本品可用静脉滴注或深部肌内注射给药。

1. 成人和 16 岁以上儿童，或体重为 40 kg 及 40 kg 以上的儿童患者，可根据病情，每次 1~2 g，每 12 小时一次，静脉滴注，疗程 7~10 天；轻中度尿路感染，每次 0.5~1 g，静脉滴注或深部肌内注射，疗程 7~10 天；重度尿路感染，每次 2 g，每 12 小时一次，静脉滴注，疗程 10 天；对于严重感染并危及生命时，可以每 8 小时 2 g 静脉滴注；用于中性粒细胞减少伴发热的经验治疗，每次 2 g，每 8 小时一次静脉滴注，疗程 7~10 天或至中性粒细胞减少缓解。如发热缓解但中性粒细胞仍处于异常低水平，应重新评价有无继续使用抗生素治疗的必要。

2. 2 月龄至 12 岁儿童，最大剂量不可超过成人剂量（即每次 2 g 剂量）。体重超过 40 kg 的儿童，可使用成人剂量。一般可 40 mg/kg，每 12 小时静脉滴注，疗程 7~14 天；对细菌性脑脊髓膜炎儿童患者，可 50 mg/kg，每 8 小时一次，静脉滴注。对儿童中性粒细胞减少伴发热经验治疗的常用剂量为 50 mg/kg，每 12 小时一次（中性粒细胞减少伴发热的治疗为每 8 小时一次），疗程与成人相同。

3. 2月龄以下儿童经验有限。可使用 50 mg/kg 剂量。然而2月龄以上儿童患者的资料表明,30 mg/kg,每8或12小时一次,对于1~2月龄儿童患者已经足够。对2月龄以下儿童使用本品应谨慎。

4. 肝功能不全的患者不需要调整剂量。肾功能不全的患者,如肌酐清除率≤60 mL/min,则需调整用量(表2-2-1)。

表2-2-1　肾功能不全患者调整剂量表

肌酐清除率(mL/min)	推荐维持给药方案			
>60,正常给药	0.5 g, q12h	1 g, q12h	2 g, q12h	2 g, q8h
30~60	0.5 g, q24h	1 g, q24h	2 g, q24h	2 g, q24h
11~29	0.5 g, q24h	0.5 g, q24h	1 g, q24h	2 g, q24h
<11	0.25 g, q24h	0.25 g, q24h	0.5 g, q24h	1 g, q24h
血液透析	0.5 g, q24h	0.5 g, q24h	0.5 g, q24h	0.5 g, q24h

头孢西丁(Cefoxitin)

【适应证】　适用于对本品敏感的细菌引起的下列感染:上下呼吸道感染;泌尿道感染包括无并发症的淋病;腹膜炎及其他腹腔内、盆腔内感染;败血症(包括伤寒);妇科感染;骨关节软组织感染;心内膜炎;由于本品对厌氧菌有效及对β-内酰胺酶稳定,故特别适用于需氧菌及厌氧菌混合感染,以及对于由产β-内酰胺酶而对本品敏感细菌引起的感染。

【注意事项】

1. 青霉素过敏者慎用。

2. 肾功能损害者及有胃肠疾病史(特别是结肠炎)者慎用。

3. 本品与氨基糖苷类抗生素配伍时,会增加肾毒性。

4. 高浓度头孢西丁可使血及尿肌酐、尿17-羟皮质类固醇出现假性升高,铜还原法尿糖检测出现假阳性。

【禁忌证】　对本品及头孢菌素类抗生素过敏者禁用。避免用于有青霉素过敏性休克病史者。

【不良反应】　头孢西丁钠不良反应一般均呈暂时性及可逆性,主要的不良反应有以下几种。

1. 偶见恶心、呕吐、食欲下降、腹痛、腹泻、便秘等胃肠道反应。

2. 偶见皮疹、荨麻疹、红斑、药物热等过敏反应;罕见过敏性休克症状。

3. 少数患者用药后可出现肝、肾功能异常。

4. 长期大剂量使用本品可致菌群失调,发生二重感染。还可能引起维生素K、维生素B缺乏。

5. 肌内注射部位可能引起硬结、疼痛;静脉注射剂量过大或过快时可产生灼热感、血管疼痛,严重者可致血栓性静脉炎。

【用法用量】

1. 成人1~2 g/次,3~4次/日,重症1日量可达12 g;儿童(2岁以上)每日80~160 mg/kg,分3~4次。肌注可用0.5%利多卡因注射液作溶剂。静注可将该品1 g用10 mL注射用水或生理盐水溶解,缓慢推注。如需静滴,可用生理盐水、葡萄糖注射液或0.167 mol/L乳酸钠注射液溶解。

2. 肾功能不全时剂量:肾功能不全者按其肌酐清除率制订给药方案。肌酐清除率为30~50 mL/min者每8~12小时用1~2 g;肌酐清除率为10~29 mL/min者每12~24小时用1~2 g;肌酐清除率为5~9 mL/min者每12~24小时用0.5~1 g;肌酐清除率小于5 mL/min者每24~48小时用0.5~1 g。

头孢美唑(Cefmetazole)

【适应证】　适用于治疗敏感菌所致的下列感染:呼吸道感染(如支气管炎、支气管扩张伴感染、肺炎、慢性呼吸道疾患继发感染、肺脓肿、脓胸);尿路感染(如肾盂肾炎、膀胱炎);胆管炎、胆囊炎;腹膜炎;女性生殖系统感染(如前庭大腺炎、宫内感染、子宫附件炎、盆腔炎、子宫旁组织炎);败血症;颌骨周围蜂窝织炎、颌炎。

【注意事项】

1. 慎重用药(下述患者应慎重用药):① 对青霉素类抗生素有过敏既往史患者。② 本人或双亲、弟兄有易引起支气管哮喘、皮疹、荨麻疹等过敏症状体质患者。③ 严重肾功能损害患者。④ 经口摄食不足患者或非经口维持营养患者,全身状态不良患者,通过摄食不能补充维生素K的患者,会出现维生素K缺乏症状。⑤ 高龄者。

2. 重要注意事项:① 因为没有确切的方法预知本品引起的休克、过敏样反应,应充分询问过敏史并在给药中和给药后密切观察。② 给药期间及给药后至少1周避免饮酒。

3. 对临床检验结果的影响:① 除试纸反应外,用本尼迪克特试剂、费林试剂及Clinitest进行的尿糖检查有时呈假阳性。用Jaffe法进行肌酐检查时,表观肌酐值有可能示高值。② 直接库姆斯试验,有时呈阳性。

【禁忌证】　对本品成分有过敏性休克史的患者禁用。对本品所含成分或头孢烯类抗生素有过敏史的患者原则上不给药,不得不用药时慎用。

【不良反应】

1. 罕见引起休克(0.01%以下)、过敏反应症状(不适感、口腔异常感、喘鸣、眩晕、便意、耳鸣、发汗等)。

2. 有可能出现皮肤黏膜眼综合征(史-约综合征)、中毒性表皮坏死松解症(Lyell综合征)。

3. 有可能出现急性肾功能衰竭等严重肾功能损害,故应仔细观察,定期检查肾功能,若出现尿素氮(BUN)及血肌酐升高等,应立即停药并作适当处理。

4. 肝炎、肝功能障碍、黄疸:因为有AST、ALT显著升高等肝炎、肝功能障碍表现。

5. 有可能出现粒细胞缺乏症、溶血性贫血、血小板减少。

6. 罕见(低于0.01%)出现伴有便血的伪膜性肠炎(初期症状:腹痛、腹泻频繁)。

7. 有可能出现伴有发热、咳嗽、呼吸困难、胸部X线检查异常、嗜酸性细胞增多等症状的间质性肺炎、伴有嗜酸性细胞增多肺浸润(PIE)综合征。

【用法用量】

1. 成人,每日 1~2 g(效价),分 2 次静脉注射或静脉滴注。

2. 小儿,每日 25~100 mg(效价)/kg,分 2~4 次静脉注射或静脉滴注。

3. 难治性或严重感染症,可随症状将每日量成人增至 4 g(效价)/kg、小儿增至 150 mg(效价)/kg,分 2~4 次给药。

4. 静脉注射时,本品 1 g(效价)溶于注射用蒸馏水、生理盐水或葡萄糖注射液 10 mL 中,缓慢注入。另外,本品还可加入补液中静脉滴注。此时不得用注射用蒸馏水溶解,因溶液不呈等张。

5. 肾功能损害时剂量调整如表 2-2-2。

表 2-2-2 肾功能受损时剂量调整表

Ccr(mL/min)	调整给药间隔		调节用量	
	用量(mg)	给药间隔(小时)	用量(mg)	给药间隔(小时)
>60	1 000	12	1 000	12
60~30	1 000	24	500	12
30~10	1 000	48	250	12
10	1 000	120	100	12

头孢米诺(Cefminox)

【适应证】 本品可用于治疗敏感细菌引起的下列感染。

1. 呼吸系统感染:扁桃体炎、扁桃体周围脓肿、支气管炎、细支气管炎、支气管扩张症(感染时)、慢性呼吸道疾患继发感染、肺炎、肺化脓症。

2. 泌尿系统感染:肾盂肾炎、膀胱炎。

3. 腹腔感染:胆囊炎、胆管炎、腹膜炎。

4. 盆腔感染:盆腔腹膜炎、子宫附件炎、子宫内感染、盆腔死腔炎、子宫旁组织炎。

5. 败血症。

【注意事项】

1. 本品可能引起休克,使用前应仔细问诊,如欲使用应进行皮试。做好休克急救准备,给药后注意观察。

2. 对 β-内酰胺类抗生素有过敏史的患者慎用。本人或双亲、兄弟有支气管哮喘、皮疹、荨麻疹等过敏体质者慎用。

3. 严重肾功能损害患者慎用。

4. 老年患者生理功能降低,有可能出现维生素 K 缺乏引起的出血,故需慎重。

5. 肾功能不全者可调整剂量使用。

6. 经口摄食不足患者或非经口维持营养患者、全身状态不良患者(有可能出现维生素 K 缺乏症状)慎用。

7. 饮酒可能引起颜面潮红、心悸、眩晕、头痛、恶心等,故用药期间及用药后至少 1 周避免饮酒。

【禁忌证】　禁用于对头孢米诺或头孢烯类抗生素有过敏反应的患者。

【不良反应】

1. 严重不良反应:休克、全血细胞减少症、假膜性大肠炎。

2. 同类药观察到的严重不良反应:① 皮肤黏膜眼综合征(史-约综合征),中毒性表皮坏死松解症(Lyell 综合征);② 急性肾功能衰竭;③ 溶血性贫血;④ 间质性肺炎:其他头孢烯类抗生素偶有出现伴有发热、咳嗽、呼吸困难、胸部 X 线异常,嗜酸性粒细胞增多等的间质性肺炎、PIE 综合征等的报告,若出现此类症状,应停药并给予肾上腺皮质激素制剂等适当处置。

3. 其他不良反应:① 过敏症:有时出现皮疹,偶尔出现皮肤发红、瘙痒、发热等。② 肾脏:偶出现 BUN 上升,血中肌酐上升、少尿、蛋白尿等肾损害。③ 血液:有时出现粒细胞减少,嗜酸性粒细胞增多,偶出现红细胞减少、血细胞比容值降低、血红蛋白减少、血小板减少、凝血酶原时间延长等。④ 肝脏:有时出现 COT、GPT、ALP 上升,偶出现 γ-GTP、LAP、LDN,胆红素上升等及黄疸。⑤ 消化道:有时出现腹泻,偶出现恶心、呕吐、食欲不振等。⑥ 菌群交替症:偶出现口内炎、念珠菌病。⑦ 维生素缺乏症:偶出现维生素 K 缺乏症状(低凝血酶原血症、出血倾向等),维生素 B 群缺乏症状(舌炎、口内炎、食欲不振、神经炎等)。⑧ 其他:偶出现全身乏力感。

【用法用量】　本品仅用于静脉注射或静脉滴注给药。

1. 静脉注射:在静脉注射时,每 1 g(效价)药物可用 20 mL 注射用水、5%~10%葡萄糖注射液或 0.9%氯化钠注射液溶解。

2. 静脉滴注:在静脉滴注时,每 1 g(效价)药物可用 100~500 mL 5%~10%葡萄糖注射液或 0.9%氯化钠注液注射溶解。滴注 1~2 小时。

3. 推荐常用剂量为:成人每次 1 g(效价),每日 2 次,可随年龄及症状适宜增减,对于败血症、难治性或重症感染症,每日可增至 6 g(效价),分 3~4 次给药,儿童按每次 20 mg(效价)/kg,每日 3~4 次。

4. 本品应临用时配制,溶解后尽快使用。

亚胺培南西司他丁钠(Imipenem and Cilastatin Sodium)

【适应证】　适用于多种病原体所致和需氧/厌氧菌引起的混合感染,以及在病原菌未确定前的早期治疗。本品不适用于脑膜炎的治疗。对于那些已经感染或行具有潜在感染性外科手术的患者或术后感染一旦发生将会特别严重的手术操作,本品适用于预防这样的术后感染。嗜麦芽寡养单胞菌(以前称嗜麦芽窄食单胞菌、嗜麦芽假单胞菌)和一些洋葱伯克霍尔德菌(以前称洋葱假单胞菌)一般对本品不敏感。

【注意事项】

1. 本品与其他 β-内酰胺类抗生素、青霉素类和头孢菌素类抗生素有部分交叉过敏反应。使用前应详细询问过敏史,若出现过敏反应,应立即停药并做处理。

2. 合并碳青霉烯类用药,包括亚胺培南,患者接受丙戊酸钠或双丙戊酸钠会导致丙戊酸浓度降低。因为药物相互作用,丙戊酸浓度会低于治疗范围,因此癫痫发作的风险增加。增加丙戊酸钠或双丙戊酸钠的剂量并不足以克服该类相互作用。不推荐亚胺培南与丙戊酸钠/双丙戊酸钠同时给药。

3. 已有报告几乎所有抗生素都可引起伪膜性结肠炎,对曾患过胃肠道疾病尤其是结肠炎的患者,均需小心使用抗生素。对在使用抗生素过程中出现腹泻的患者,应考虑诊断为伪膜性结肠炎的可能。

4. 可产生中枢神经系统的不良反应,如肌肉阵挛、精神错乱或癫痫发作,尤其当使用剂量超过了根据体重和肾功能状态所推荐的剂量时。但这些不良反应大多发生于已有中枢神经系统疾患的患者(如脑损害或有癫痫病史)和/或肾功能损害者,因为这些患者会发生药物蓄积。

5. 肌酐清除率≤5 mL/min 的患者不应使用本品,除非在 48 小时内进行血液透析。

【禁忌证】 禁用于对本品过敏的任何成人患者。

【不良反应】 本品耐受性良好,不良反应轻微而短暂,很少需要停药,极少出现严重不良反应。最常见的不良反应为一些局部反应。

1. 局部反应:红斑、局部疼痛和硬结,血栓性静脉炎。

2. 过敏反应、皮肤:皮疹、瘙痒、荨麻疹、多形性红斑等,发热包括药物热及过敏反应。

3. 胃肠道反应:恶心、呕吐、腹泻、牙齿和/或舌色斑。

4. 血液:嗜酸性细胞增多症、白细胞减少症、中性白细胞减少症,包括粒细胞缺乏症、血小板减少症、血小板增多症、血红蛋白降低和全血细胞减少症,以及凝血酶原时间延长均有报道。

5. 肝功能:血清转氨酶、胆红素和/或血清碱性磷酸酶升高;肝衰竭(罕见)、肝炎(罕见)和暴发性肝炎(极罕见)。

6. 肾功能:少尿/无尿、多尿、急性肾功能衰竭(罕见)。已观察到本品可引起血清肌酐和血尿素氮升高的现象;尿液变色的情况是无害的,不应与血尿混淆。

7. 神经系统/精神疾病:已有报道本品可引起中枢神经系统的不良反应,如肌阵挛、精神障碍,包括幻觉、错乱状态或癫痫发作,感觉异常和脑病亦有报道。

8. 特殊感觉:听力丧失、味觉异常。

【用法用量】 本品的推荐剂量以亚胺培南的使用量表示,也表示同等剂量的西司他丁。对大多数感染,推荐治疗剂量为每天 1~2 g,分 3~4 次滴注。对中度感染也可用每次 1 g、每天 2 次的方案。每日最大剂量为 4 g 或每天 50 mg/kg,两者中选较低剂量使用。剂量大于500 mg 时,静滴时间不应少于 40~60 分钟。对体重<70 kg 的患者,给药剂量需按比例降低。肾功能损害时需调整用量。70 kg 以上的患者按表 2-2-3 调整。

表 2-2-3　70 kg 以上患者剂量调整表

每日总剂量	肌酐清除率 mL/min		
	41~70	21~40	6~20
1.0 g	250 mg q8h	250 mg q12h	250 mg q12h
1.5 g	250 mg q6h	250 mg q8h	250 mg q12h

（续表）

每日总剂量	肌酐清除率 mL/min		
	41~70	21~40	6~20
2.0 g	500 mg q8h	250 mg q6h	250 mg q12h
3.0 g	500 mg q6h	500 mg q8h	500 mg q12h
4.0 g	750 mg q8h	500 mg q6h	500 mg q12h

对体重<70 kg的患者，给药剂量须进一步按比例降低。

若患者的肌酐清除率<5 mL/min，除非患者在48 h内进行血液透析，否则不应给予本品静脉滴注。

美罗培南（Meropenem）

【适应证】 美罗培南适用于成人和儿童由单一或多种对美罗培南敏感的细菌引起的感染：肺炎（包括院内获得性肺炎）、尿路感染、妇科感染（如子宫内膜炎和盆腔炎）、皮肤软组织感染、脑膜炎、败血症。对于成人粒细胞减少症伴发热患者，可单独应用本品或联合抗病毒药或抗真菌药使用。

【注意事项】

1. 对碳青霉烯类、青霉素类或其他 β-内酰胺类抗生素具有过敏史的患者可能也对美罗培南出现过敏反应。

2. 有严重肾脏疾病的患者需根据肾功能调整用量，有严重肝脏疾病的患者使用本品有可能加重肝脏疾病。

3. 进食不良的患者或非经口营养的患者，全身状况不良的患者，有可能引起维生素 K 缺乏症状。

4. 有癫痫史或中枢神经系统功能障碍的患者，发生惊厥、意识水平下降等中枢神经系统症状的可能性增加。

5. 有时会出现 AST、ALT 升高，连续给药一周以上时，应进行肝功能检查。对有肝脏疾病的患者，应注意监测转氨酶和胆红素水平。

6. 药物相互作用：本品与丙磺舒合用时，可竞争性激活肾小管分泌，抑制肾脏排泄，导致本品半衰期延长，血药浓度增加。本品与丙戊酸钠合用时，可使丙戊酸钠的血药浓度降低，导致癫痫再次发作。

【禁忌证】 对本品及其他碳青霉烯类抗生素过敏者禁用，使用丙戊酸的患者禁用。

【不良反应】 严重不良反应包括以下几种。

1. 休克（<0.1%），速发过敏反应（<0.1%）。

2. 急性肾衰竭等严重的肾脏疾病（<0.1%）。

3. 暴发性肝炎（频率不明），肝功能异常（0.1%~<0.5%），黄疸（<0.1%）。

4. 伴有血便的重症结肠炎例如假膜性肠炎等。

5. 间质性肺炎、PIE 综合征。

6. 惊厥、意识水平下降等中枢神经系统症状（<0.1%）。

7. 中毒性表皮坏死松解症(TEN)(<0.1%),皮肤黏膜眼综合征(频率不明)。

8. 全血细胞减少症、粒细胞缺乏症、溶血性贫血(频率不明)、白细胞减少、血小板减少。

9. 血栓性静脉炎(频率不明)。

【用法用量】

1. 静脉推注:美罗培南静脉推注的时间应大于 5 分钟。应使用无菌注射用水配制(每 5 mL 含 250 mg 本品),浓度约 50 mg/mL。

2. 静脉滴注:可用下列溶液溶解:0.9%氯化钠注射液、5%或者 10%葡萄糖注射液、葡萄糖氯化钠注射液。推荐日剂量:① 肺炎、尿路感染、妇科感染、皮肤或软组织感染,每 8 小时给药一次,每次 500 mg,静脉滴注。② 医院获得性肺炎、腹膜炎、中性粒细胞减少患者的合并感染、败血症的治疗,每 8 小时给药一次,每次 1 g,静脉滴注。③ 脑膜炎患者,推荐每 8 小时给药一次,每次 2 g,静脉滴注或推注。

3. 配制好静脉点滴注射液后应立即使用,建议在 15~30 分钟内完成给药。使用前,先将溶液振荡摇匀。如有特殊情况需放置,仅能用生理盐水溶解,室温下 6 小时内使用。

4. 肾功能不全成人剂量调整见表 2-2-4。

表 2-2-4 肾功能不全成人剂量调整表

肌酐清除率(mL/min)	剂量(根据不同感染类型)	时 间 间 隔
26~50	1 个推荐剂量	每 12 小时
10~25	1/2 个推荐剂量	每 12 小时
10	1/2 个推荐剂量	每 12 小时

帕尼培南倍他米隆(Panipenem/Betamipron)

【适应证】 本品适用于敏感菌引起的各类严重感染。

【注意事项】

1. 慎重给药:① 本人或家属过敏体质,或本人对碳青霉烯类、青霉素类或头孢类抗生素有过敏史的患者;② 具有严重肾功能障碍者(易引起痉挛、意识障碍);③ 肝功能障碍者(有肝功能恶化的危险);④ 口服摄入不良或经非口服途径摄取营养的患者,全身状态很差的患者(可能患有维生素 K 缺乏症);⑤ 老年患者。

2. 本品配制成药液后尽快使用,最迟不得超过室温下 6 小时。

3. 除了试纸反应之外,用本尼迪克特试剂、费林试剂和 Clinitest 进行的尿糖检验结果有可能呈假阳性。直接库姆斯试验的结果有可能呈阳性。进行尿胆原测定时,必须在采尿后 3 小时之内进行测定,因本品在尿随着时间的推移颜色加深,从而影响测定结果。

4. 与丙戊酸钠合用时,血液中丙戊酸钠的血药浓度下降,可能会引起癫痫病再发作。

【禁忌证】 对本品所含成分过敏的患者,正在使用丙戊酸钠的患者。

【不良反应】

1. 主要不良反应:ALT、AST 升高,嗜酸性粒细胞增多,ALP 升高,GGT 升高,LDH 升高等。

2. 严重不良反应(罕见)：休克,过敏反应,史-约综合征,Lyell 综合征,急性肾功能衰竭,中枢神经系统症状,伪膜性肠炎,肝功能障碍,粒细胞缺乏,全血细胞减少,溶血性贫血,间质性肺炎,PIE 综合征。

3. 其他不良反应：皮疹、发热等过敏反应,转氨酶、血清肌酐、尿素值异常,腹泻、恶心,维生素 K 缺乏、维生素 B 缺乏等。

【用法用量】

1. 成人：通常每日 1 g(效价,按帕尼培南计),分 2 次给药,每次静脉滴注 30 分钟以上。对于重症或难治愈的感染症患者,可增至每日 2 g(效价),分 2 次用药。每次给药 1 g(效价)时,滴注时间应在 60 分钟以上。

2. 儿童：通常每日 30~60 mg(效价)/kg,分 3 次给药,每次静脉滴注 30 分钟以上。

3. 通常将 0.25 g 及 0.5 g 的滴注剂量,用克倍宁溶解在 100 mL 以上的生理盐水或 5%的葡萄糖注射液中。不能使用注射用蒸馏水。

厄他培南(Ertapenem)

【适应证】　适用于治疗成人由敏感菌引起的下列中度至重度感染：继发性腹腔感染、复杂性皮肤及附属器感染、社区获得性肺炎、复杂性尿道感染、急性盆腔感染、菌血症。

【注意事项】

1. 在接受 β-内酰胺类抗生素治疗的患者中,已有严重的偶发致死性过敏反应的报道。有对多种过敏原过敏既往史的患者发生这些反应的可能性比较大。

2. 有文献报道,合并碳青霉烯类用药,包括厄他培南,患者接受丙戊酸钠或双丙戊酸钠会导致丙戊酸钠浓度降低。因为药物相互作用,丙戊酸钠浓度会低于治疗范围,因此癫痫发作的风险增加。增加丙戊酸钠或双丙戊酸钠的剂量并不足以克服该类相互作用。不推荐厄他培南与丙戊酸钠/双丙戊酸钠同时给药。

3. 延长本品的使用时间可能会导致非敏感细菌的过量生长。

4. 包括厄他培南在内的几乎所有抗菌药物都有引发伪膜性结肠炎的报道。

5. 肌内注射本品时应谨慎,以避免误将药物注射到血管中。

6. 不考虑与药物相关性的前提下,临床研究中接受厄他培南治疗(1 g,每日一次)的成人患者中有 0.2%出现了癫痫发作。这种现象在患有神经系统疾患(如脑部病变或有癫痫发作史)和/或肾功能受到损害的患者中最常发生。

【禁忌证】

1. 对厄他培南或其他碳青霉烯类过敏者禁用。

2. 厄他培南肌注由利多卡因溶液稀释,不得改用于静脉给药,也不得用于利多卡因过敏者或合并严重休克、房室传导阻滞等其他利多卡因禁忌证患者。

【不良反应】

1. 厄他培南经肠外给药对患者进行治疗期间,最常见的与药物有关的不良事件为腹泻(4.3%)、输药静脉的并发症(3.9%)、恶心(2.9%)和头痛(2.1%)。

2. 其他不良反应如下。免疫系统：过敏反应。精神紊乱：精神状态改变(包括激动、攻击性、谵妄、定向障碍、精神状态改变)。神经系统紊乱:意识水平下降、运动障碍、幻觉、肌振挛、震颤。皮肤和皮下组织紊乱:荨麻疹,伴随红细胞增多的全身症状的药物皮疹(DRESS 综合征)。

【用法用量】

1. 本品可通过静脉输注给药,每次 1 g,每日 1 次,最长可使用 14 天。每 1 g 应溶解于 50 mL 以上生理盐水中,静脉滴注时间应大于 30 min。

2. 肌注可用于静脉用药的序贯治疗,每 1 g 应溶解于 1% 利多卡因溶液做深部肌内注射。最长可使用 7 天。

3. 肌酐清除率 >30 mL/min 的患者无需调整剂量。肌酐清除率 ≤30 mL/min 的患者剂量调整为每次 0.5 g,每日 1 次;对接受血液透析的患者,若在血液透析前 6 小时内按推荐剂量 500 mg/日给予本品时,建议血液透析结束后补充输注本品 150 mg。如果给予本品至少 6 小时后才开始接受血液透析,则无需调整剂量。

氨曲南(Aztreonam)

【适应证】 适用于治疗敏感需氧革兰阴性菌所致的各种感染,如尿路感染、下呼吸道感染、败血症、腹腔内感染、妇科感染、术后伤口及烧伤溃疡等皮肤软组织感染等,亦用于治疗院内感染中的上述类型感染。

【注意事项】

1. 对青霉素过敏或过敏体质者慎用。

2. 与氨基糖苷类药物(庆大霉素、妥布霉素及阿米卡星)联合用药具有协同抗菌作用。

3. 该品不可与头孢西丁配伍合用,因可引起拮抗作用。

4. 对肾功能损害的患者,应酌情调整剂量。

5. 过敏体质及对其他 β-内酰胺类抗生素(如青霉素、头孢菌素)有过敏反应者慎用。

6. 可与氯霉素磷酸酯、硫酸庆大霉素、硫酸妥布霉素、头孢唑啉钠、氨苄青霉素钠联合使用,但和萘夫西林、头孢拉定、甲硝唑有配伍禁忌。

【禁忌证】 对氨曲南有过敏史者禁用。

【不良反应】 不良反应较少见,全身性不良反应发生率略低。消化道常见反应为恶心、呕吐、腹泻及皮肤过敏反应。白血球计数降低、血小板减少、难辨梭菌腹泻、胃肠出血、剥脱性皮炎、低血压、一过性心电图变化、肝胆系统损害、中枢神经系统反应及肌肉疼痛等罕见。

【用法用量】

1. 静脉滴注:每 1 g 氨曲南至少用注射用水 3 mL 溶解,再用适当输液(0.9% 氯化钠注射液 5% 或 10% 葡萄糖注射液或林格注射液)稀释,氨曲南浓度不得超过 2%、滴注时间 20~60 分钟。

2. 静脉推注:每瓶用注射用水 6~10 mL 溶解,于 3~5 分钟内缓慢注入静脉。

3. 肌内注射:成人每 1 g 氨曲南至少用注射用水或 0.9% 氯化钠注射液 3 mL 溶解,深部肌内注射。

4. 用量如下页表 2-2-5。

表 2-2-5 氨曲南剂量表

感 染 类 型	剂量(g)	间隔时间(h)
尿路感染	0.5~1	8 或 12
中重度感染	1 或 2	8 或 12
危及生命或铜绿假单胞菌严重感染	2	6 或 8

5. 肾功能不全的患者需酌情减量:肌酐清除率 10~30 mL/min 者,首次用量 1 g 或 2 g,以后用量减半。肌酐清除率<10 mL/min 的透析患者,首次用量 0.5 g、1 g 或 2 g,维持量为首次剂量的 1/4。严重感染者可在每次透析后加用首次用量的 1/8。

哌拉西林他唑巴坦(Piperacillin/Tazobactam)

【适应证】 本品适用于治疗下列已检出或疑为敏感细菌所致的全身和/或局部细菌感染:上呼吸道感染;泌尿道感染(混合感染或单一细菌感染);腹腔内感染;皮肤或软组织感染;细菌性败血症;妇科感染;与氨基糖苷类药物联合应用于患中性粒细胞减少症患者的细菌感染;骨与关节感染;多种细菌混合感染。本品与氨基糖苷类抗生素联合治疗铜绿假单胞菌等某些菌株的感染有协同作用。一旦细菌培养和药敏结果出来,应调整抗生素的治疗。

【注意事项】

1. 治疗之前,应仔细询问既往对青霉素、头孢菌素或其他过敏原引起的过敏反应。接受青霉素类治疗者可发生严重、偶可致死的过敏反应。

2. 几乎所有抗菌药物都有发生伪膜性肠炎的报告。可在治疗期间或治疗之后出现。

3. 使用 β-内酰胺类抗生素(包括哌拉西林)治疗的部分患者可有出血表现。这些反应常与凝血试验(如凝血时间、血小板聚集和凝血酶原时间)异常有关,并多见于肾功能衰竭患者。

4. 与其他青霉素类一样,给予高剂量本品时,患者可能会出现惊厥形式的神经系统并发症,特别是肾功能损害的患者。

5. 使用本品可能会导致非敏感微生物过度生长,包括真菌。

6. 本品哌拉西林总共含有 64 mg 的钠,可引起患者钠总摄入量的增加。钾储备低或者合并应用可降低血钾水平药物的患者可发生低钾血症。

7. 哌拉西林的使用可使囊性纤维化患者发热和皮疹发生率升高。

8. 肌酐清除率≤40 mL/min 的患者和透析患者,需根据肾功能损害的程度调整静脉给药剂量。

9. 治疗过程中可能出现白细胞减少和中性粒细胞减少,尤其是疗程延长者。长期治疗(>21 天)的患者需定期检查造血功能。

【禁忌证】 禁用于对任何 β-内酰胺类抗生素(包括青霉素类和头孢菌素类)或 β-内酰胺酶抑制剂过敏的患者。

【不良反应】 念珠菌二重感染;白细胞减少、中性粒细胞减少、血小板减少;贫血;出血表现;嗜酸性粒细胞增多;溶血性贫血;粒细胞缺乏症;Coombs 直接试验阳性;全血细胞减少症;过敏;白蛋白减少;头痛、失眠;低血压、静脉炎;腹泻、恶心、呕吐;便秘、消化不良;ALT、AST升高;皮疹、瘙痒、荨麻疹、大疱性皮炎、多形性红斑;史-约综合征;中毒性表皮坏死松解症;关节痛;血肌酐水平升高;注射部位反应;发热、寒战等。

【用法用量】

1. 成人与12岁以上的青少年:肾功能正常者常用剂量为4.5 g(含4 g哌拉西林和0.5 g他唑巴坦),每8小时一次。每日用药总剂量根据感染的严重程度和部位增减,剂量范围可每6小时、每8小时或每12小时一次,从一次2.25 g至4.5 g。

2. 本品不能与氨基糖苷类药物同时给药。β-内酰胺类在体外可导致氨基糖苷类药物大量失活,若需联用应分别配制,分别给药。

3. 肌酐清除率>40 mL/min的患者无需调整剂量。肌酐清除率≤40 mL/min或血液透析患者的剂量调整如表2-2-6。

表2-2-6 剂量调整表

肌酐清除率(mL/min)	推荐使用剂量
20~40 mL/min	13.5 g/d 分次用药,4.5 g q8h
<20	9 g/d 分次用药,4.5 g q12h
血液透析	最大剂量2.25 g q12h;医院获得性肺炎最大剂量2.25 g q8h。血液透析后需增加本品0.75 g

4. 对于9月龄以上、体重不超过40 kg、肾功能正常的患阑尾炎或/和腹膜炎的儿童,推荐剂量为哌拉西林100 mg/kg+他唑巴坦12.5 mg/kg,每8小时一次。对于2~9月龄的儿童,推荐剂量为哌拉西林80 mg/kg+他唑巴坦10 mg/kg,每8小时一次。

头孢哌酮舒巴坦(Cefoperazone/sulbactam)

【适应证】 用于治疗由敏感菌引起的下列感染:上/下呼吸道感染;上/下泌尿道感染;腹膜炎、胆囊炎、胆管炎和其他腹腔内感染;败血症;脑膜炎;皮肤和软组织感染;骨骼和关节感染;盆腔炎、子宫内膜炎、淋病和其他生殖道感染。

【注意事项】

1. 过敏反应:同其他β-内酰胺类药物。

2. 肝功能障碍患者的用药:头孢哌酮主要经胆汁排泄,当患者有肝脏疾病和/或胆道梗阻时,头孢哌酮的血清半衰期延长并且由尿中排出的药量会增加,即使患者有严重肝功能障碍时,头孢哌酮在胆汁中仍能达到治疗浓度并且其半衰期延长2~4倍。遇到严重胆道梗阻、严重肝脏疾病或同时合并肾功能障碍时,可能需要调整用药剂量。

3. 肝肾功能同时存在障碍的患者,可能需要调整用药剂量。头孢哌酮每日剂量不应超过2 g。

4. 少数患者使用头孢哌酮治疗后出现了维生素K缺乏,其机制可能与合成维生素的肠道菌群受到抑制有关,包括营养不良、吸收不良(如肺囊性纤维化患者)和长期静脉输注高营养制剂在内的患者存在上述危险。应注意监测以上患者的凝血功能,必要时补充维生素K。

5. 长期使用本品可能引起不敏感菌过度生长。

6. 有报道,患者在使用头孢哌酮期间及停药 5 天内饮酒可引起面部潮红、出汗、头痛和心动过速等特征性反应。使用头孢类药物期间及用药后,应避免饮酒,肠内外营养时应避免给予含酒精成分的液体。

【禁忌证】 已知对青霉素类、舒巴坦、头孢哌酮及其他头孢菌素类抗生素过敏者禁用。

【不良反应】 头孢哌酮/舒巴坦通常耐受良好,大多数不良反应为轻度或中度,不影响继续治疗。

1. 胃肠道反应:与其他抗生素一样,头孢哌酮/舒巴坦最常见的不良反应为胃肠道反应。腹泻/稀便最为常见(3.9%),其次为恶心和呕吐(0.6%)。

2. 皮肤反应:有报道与所有青霉素和头孢菌素类合用时有皮肤反应。

【用法用量】

1. 成人用药:本品成人每日推荐剂量为按头孢哌酮计 1~2 g,分为等量,每 12 小时一次。严重或难治性感染,每日剂量可增至 8 g,分为等量,每 12 小时注射一次,但舒巴坦的总量每日不宜超过 4 g。

2. 肾功能障碍患者的用药(肌酐清除率<30 mL/min),舒巴坦清除减少,应调整头孢哌酮/舒巴坦的用药方案。肌酐清除率为 15~30 mL/min 的患者,每日舒巴坦的最高剂量为 2 g,分等量,每 12 小时注射一次。肌酐清除率<15 mL/min 的患者,每日舒巴坦的最高剂量为 1 g,分等量,每 12 小时注射一次。遇严重感染,必要时可单独增加头孢哌酮的用量。血液透析的患者,由于舒巴坦的药物动力学特征有改变,血液透析后应给与一剂头孢哌酮/舒巴坦。

3. 静脉注射或滴注:先将本品 0.75 g、1.5 g 规格用 5 mL 或 2.25 g、3.0 g 规格用 10 mL 灭菌注射用水或 0.9%氯化钠注射液溶解,然后将此溶液加入至适宜的输液中,供静脉注射或滴注。可用于稀释本品的常用输液有:0.9%氯化钠注射液、5%葡萄糖注射液、葡萄糖氯化钠注射液、10%葡萄糖注射液。如用林格液稀释,必须先用灭菌注射用水将本品溶解后再缓缓加入至林格液中,否则将产生乳白色沉淀。

4. 肌内注射:本品每 1.5 g 用 4 mL(0.75 g 规格用 3 mL)灭菌注射用水直接溶解后,深部肌内注射。如需添加利多卡因,应在灭菌注射用水溶解后加入,不可直接用利多卡因注射液溶解本品,否则会发生混浊或沉淀。

氨苄西林舒巴坦(Ampicillin/sulbactam)

【适应证】 本品适用于治疗由敏感细菌所引起的感染。典型的适应证包括:鼻窦炎、中耳炎、会厌炎、细菌性肺炎等上/下呼吸道感染;尿路感染、肾盂肾炎;腹膜炎、胆囊炎、子宫内膜炎、盆腔蜂窝织炎等腹腔内感染;细菌性菌血症;皮肤、软组织、骨关节感染;淋球菌感染。在围手术期,也可注射本品以降低腹部和盆腔手术后患者伤口感染的发生率,伤口感染可继发腹膜感染。在终止妊娠或行剖宫产手术时,注射用舒巴坦钠氨苄西林钠可作为预防用药以减少手术后发生脓毒血症的风险。

【注意事项】

1. 有报道,接受青霉素类抗生素,包括注射用舒巴坦钠氨苄西林钠治疗的患者可发生严重的或偶发致死过敏反应。一旦发生过敏反应,应停药并给予妥善处理。用前需做青霉素钠皮内敏感试验,阳性反应者禁用。

2. 同任何抗生素一样,应持续观察患者是否存在不敏感微生物,包括真菌过度生长的征象。一旦发生二重感染,应停药并给予妥善处理。

3. 建议在延长治疗期间,应定期检查患者是否存在器官、系统的功能障碍,包括肾脏、肝脏和造血系统。这点对于新生儿,特别是早产儿和其他婴儿尤其重要。

4. 传染性单核细胞增多症是由病毒感染所致,因此不应使用注射用舒巴坦钠氨苄西林钠治疗。传染性单核细胞增多症患者接受氨苄西林治疗后可使皮疹的发生率升高。

5. 配伍禁忌:由于在体外任何氨基青霉素均可使氨基糖苷类抗生素灭活,因此注射用舒巴坦钠氨苄西林钠应与氨基糖苷类抗生素分开配制和注射。

6. 使用说明:注射用舒巴坦钠氨苄西林钠在弱酸性葡萄糖或其他含糖溶液中的稳定性较差,且不应与血液制品或蛋白质的水解产物混合。肌内注射液应在配制后 1 小时内使用。

【禁忌证】 本复方制剂禁用于对任何青霉素类抗生素有过敏反应史的患者。

【不良反应】

1. 观察到的不良反应主要为注射部位疼痛,尤其是肌内注射部位的疼痛。少数患者静脉注射后可发生静脉炎或注射部位反应。

2. 免疫系统:过敏反应和过敏性休克。

3. 神经系统:罕有报道发生惊厥。

4. 胃肠道:恶心、呕吐、腹泻、小肠结肠炎和伪膜性肠炎。

5. 血液和淋巴系统:有报道可出现贫血、溶血性贫血、血小板减小、嗜酸细胞增多和白细胞减少。停药后可恢复正常,已证实上述情况为过敏反应所致。

6. 实验室检查:一过性 ALT 和 AST 升高。

7. 肝胆系统:胆红素血症,肝功能异常和黄疸。

8. 皮肤和皮下组织:皮疹、瘙痒和其他皮肤反应,罕有报告发生史-约综合征、表皮坏死和多形性红斑。

9. 肾脏和泌尿道:罕有报道发生间质性肾炎。

10. 单用氨苄西林时出现的不良反应也可在注射用舒巴坦钠氨苄西林钠给药时观察到。

【用法用量】

1. 本品为复方制剂,一般组成比例为氨苄西林:舒巴坦=2:1。0.75 g 本品含氨苄西林 0.5 g 与舒巴坦 0.25 g。可用于肌内或静脉注射。

2. 成人:每日常用剂量为 1.5~12 g,分等量每 6 小时或 8 小时注射一次,每日舒巴坦的最大剂量为 4 g。治疗轻、中度感染时,可每 12 小时注射一次。轻度感染每日剂量 1.5~3 g,中度感染最大剂量每日 6 g,重度感染最大剂量每日 12 g。可根据感染的严重程度和肾功能情况增加或减少给药次数。肌内注射:每 6 小时 1 次,每次 1.5 g。如注射部位出现疼痛,药粉可用 0.5% 无水盐酸利多卡因灭菌注射用水进行配制。

3. 肾功能受损的患者(肌酐清除率<30 mL/min),其舒巴坦和氨苄西林的药物清除动力学均受到影响,需调整给药间隔。肌酐清除率为 15~29 mL/min,给药间隔调整为每 12 小时一次。肌酐清除率为 5~14 mL/min,给药间隔调整为每 24 小时一次。

阿莫西林克拉维酸（Amoxicillin clavulanic acid）

【适应证】　本品可用于治疗如下条件中指明的敏感菌株引起的感染。

1. 下呼吸系统感染：由 β-内酰胺酶产生菌嗜血杆菌或摩拉克菌引起。

2. 中耳炎：由 β-内酰胺酶产生菌嗜血杆菌或摩拉克菌引起。

3. 窦炎：由 β-内酰胺酶产生菌嗜血杆菌或摩拉克菌引起。

4. 皮肤及皮肤软组织感染：由葡萄球菌、大肠杆菌或克雷伯菌引起。

5. 尿路感染：由大肠杆菌、克雷伯菌或肠杆菌引起。

【注意事项】

1. 青霉素类药物在治疗中可发生过敏，治疗前需仔细询问过敏史，密切观察，积极处理。

2. 单核细胞增多症的患者服用氨苄青霉素后，较多患者会出现红斑疹。因此，单核细胞增多症的患者应禁用氨苄青霉素类抗生素。

3. 治疗期间有出现真菌或细菌引起双重感染的可能。

4. 用餐时服用本品，可减轻胃肠道不良反应。

5. 抗生素的使用中都有假膜性肠炎报道，对于服药过程中发生的腹泻需谨慎处理。

6. 长期使用本品需定期监测肝肾功能或造血功能。

【禁忌证】　对本品过敏者，有青霉素类药物和/或克拉维酸过敏史者、传染性单核细胞增多症患者。

【不良反应】

1. 常见胃肠道反应如腹泻、恶心、呕吐等。

2. 皮疹：尤其易发生于传染性单核细胞增多症者。

3. 可见过敏性休克、药物热和哮喘等。

4. 偶见血清转氨酶升高、嗜酸性粒细胞增多、白细胞降低及念珠菌或耐药菌引起的二重感染。

【用法用量】

1. 口服：可直接口服，或置于温开水、牛奶、果汁中搅拌溶解后服用。体重大于 40 kg 或年龄>12 岁的儿童，每次服用阿莫西林 400~800 mg，每 12 小时一次。体重<40 kg 的儿童，建议使用混悬剂。7~12 岁儿童每次服用阿莫西林 300 mg，2~7 岁儿童每次服用阿莫西林 200 mg，9 个月~2 岁儿童每次服用阿莫西林 100 mg。均为每 12 小时一次。

2. 静脉注射：成人及 12 岁以上儿童，每 8 小时一次，每次 1.2 g（含阿莫西林 1.0 g 与克拉维酸 0.2 g），严重感染者，可增加至每 6 小时一次，每次 1.2 g。3 个月~12 岁儿童，每 8 小时一次，每次 30 mg/kg，严重感染者可增加至每 6 小时一次。围生期的早产儿及足月新生儿，每 12 小时一次，每次 30 mg/kg，严重者增加至每 8 小时一次。

3. 肾功能不全的患者，肌酐清除率>30 mL/min 时，用量不变。10~30 mL/min 时，给药间隔为 12 小时，每次阿莫西林 250~500 mg。肌酐清除率<10 mL/min 时，给药间隔为 24 小时，每次阿莫西林 250~500 mg。

4. 本品有多重规格，阿莫西林与克拉维酸的配比不尽相同，有 2：1、4：1、7：1、14：1、16：1 等，主要是因为成人 125 mg、儿童 3.2 mg/kg 的克拉维酸对抑制 β-内酰胺酶活性已经足够,不需要与阿莫西林等比例增加。但由于对抗菌活性的要求增加,需不断增加阿莫西林的剂量。使用时需仔细观察药品说明书中的成分配比,不可随意增减或更换药物。

二、喹诺酮类

左氧氟沙星(Levofloxacin)

【适应证】 本品适用于敏感细菌引起的下列轻、中度感染。

1. 呼吸系统:急性窦炎、慢性支气管炎急性发作、社区获得性肺炎。

2. 泌尿系统感染:肾盂肾炎、复杂性尿路感染等。

3. 生殖系统感染:前列腺炎、附睾炎、宫腔感染、子宫附件炎、盆腔炎(疑有厌氧菌感染时可合用甲硝唑)。

4. 皮肤软组织感染:传染性脓疱病、蜂窝织炎、淋巴管(结)炎、皮下脓肿、肛周脓肿等。

5. 肠道感染:细菌性痢疾、感染性肠炎、沙门菌属肠炎、伤寒及副伤寒。

6. 其他感染:外伤、烧伤及手术后切口感染、腹腔感染(必要时合用甲硝唑)、乳腺炎、胆囊炎、胆管炎、骨及关节感染以及五官科感染等。

【注意事项】

1. 肌腱炎和肌腱断裂:所有年龄组患者,使用包括左氧氟沙星在内的氟喹诺酮类抗生素进行治疗的患者可能发生肌腱炎和肌腱断裂的危险性增加。最常见的不良反应包括 Achilles 跟腱,并且 Achilles 跟腱需要手术修补。已有报道发生肌腱炎和肌腱破裂的部位包括肩部、手、二头肌、拇指和其他部位的肌腱。60 岁以上者,或同时使用糖皮质激素,或接受肾脏、心脏和肺脏移植者,发生氟喹诺酮相关的肌腱炎和肌腱断裂的危险性进一步增加。其他危险因素还包括剧烈的体力活动、肾衰竭和以往已有类风湿关节炎等肌腱损害。肌腱断裂可发生在用药过程中、结束后或结束后数月。一旦发生有肌腱炎或肌腱断裂的症状应立即停药。

2. 重症肌无力恶化:包括左氧氟沙星在内的氟喹诺酮类抗生素会引起神经肌肉阻断,可能使重症肌无力患者的肌无力恶化。包括死亡和需要通气支持在内的上市后严重不良事件,与重症肌无力患者使用氟喹诺酮类有关。避免有重症肌无力史的患者使用左氧氟沙星。

3. 超敏反应:使用包括左氧氟沙星在内的氟喹诺酮类抗生素进行治疗的患者偶尔会发生严重的、有时甚至是致命性的超敏和/或过敏反应,这些反应多发生在第一次用药后。在首次出现皮疹或超敏反应任何其他症状时应立即停止使用左氧氟沙星。严重的急性超敏反应需使用肾上腺素予以治疗,同时根据临床需要采取其他复苏措施。

4. 其他严重、有时致命的不良反应:① 发热、皮疹或严重的皮肤反应(例如中毒性表皮坏死松解症、多形性红斑);② 血管炎、关节痛、肌痛、血清病;③ 过敏性肺炎;间质性肾炎、急性肾功能不全或肾衰竭;④ 肝炎、黄疸、急性肝坏死或肝衰竭;⑤ 贫血,包括溶血性贫血和再生障碍性贫血;⑥ 血小板减少症,包括血栓性血小板减少性紫癜、白细胞减少症、粒细胞缺乏症、全血细胞减少症和/或其他血液病。

5. 肝毒性:已收到接受左氧氟沙星治疗的患者出现严重肝毒性(包括急性肝炎和致命事件)的上市后报告。严重肝毒性通常在开始治疗后 14 天内出现,在大多数病例中,出现在开始治疗 6 天内。多数严重肝毒性病例与过敏无关。大多数致命性的肝毒性报告见于年

第二章　艾滋病及相关疾病的治疗药物 · 59

龄≥65 岁的患者,如果患者出现肝炎的体征和症状,应当立即停止使用左氧氟沙星。

6. 中枢神经系统影响:曾有使用包括左氧氟沙星在内的氟喹诺酮类抗生素的患者出现惊厥和中毒性精神病的报道。喹诺酮类抗生素也可以导致颅内压升高和中枢神经系统刺激症状。上述反应可能会在第一次用药后出现。如果使用左氧氟沙星的患者出现这些反应,应立即停药,并采取适当的治疗措施。如已知或怀疑患者患有容易发生癫痫或癫痫发作阈值降低的疾病或危险因素,需慎用左氧氟沙星。

7. 难辨梭菌相关性腹泻:据报告,几乎所有的抗生素(包括左氧氟沙星)均有可能引起难辨梭菌相关性腹泻(CDAD),严重程度可由轻度腹泻到致命性肠炎。

8. 外周神经病变:使用包括左氧氟沙星在内的氟喹诺酮类抗生素进行治疗的患者罕有出现感觉神经或感觉运动神经轴突的多神经元病,病变可累及细小轴突和/或大型轴突,导致感觉错乱、感觉迟钝、触物痛感和无力。患者出现神经元病的症状应立即停止使用本品以免发生不可逆损伤。

9. Q-T 间期延长:包括左氧氟沙星在内的某些氟喹诺酮类抗生素可以使心电图的 Q-T 间期延长,少数患者可以出现心律失常。未纠正的低血钾患者及使用 IA 类(奎尼丁、普鲁卡因胺)和Ⅲ类(胺碘酮、索他洛尔)抗心律失常药物的患者应避免使用左氧氟沙星。老年患者更容易引起药物相关的 Q-T 间期的影响。

10. 儿科患者中的肌肉骨骼疾病和动物中的关节病效应:在儿科患者(≥6 个月)中,左氧氟沙星仅适用于炭疽吸入(暴露后)的保护。和对照组相比,在接受左氧氟沙星的儿科患者中观察到肌肉骨骼疾病(关节痛、关节炎、肌腱病症和步态异常)发病率增加。

11. 血糖紊乱:与其他氟喹诺酮类抗生素相同,曾有关于血糖紊乱如症状性高血糖和低血糖的报道,这种情况多发生于同时口服降糖药(如优降糖/格列本脲)或使用胰岛素的糖尿病患者。对于此类患者应密切监测其血糖变化情况,出现低血糖时立即停止使用左氧氟沙星并采取适当的治疗措施。

12. 光敏感性/光毒性:使用氟喹诺酮类药物可能导致日光或紫外光暴露后中度至重度的光敏感性/光毒性反应,后者可能表现为暴露于光照部位(典型者包括面部,颈部 V 区,前臂伸侧,手背)的过度日晒反应(例如晒伤、红斑、渗出、水疱、大疱、水肿)。因此,应当避免过度暴露于上述光源。如果发生光敏感性/光毒性则应停药。

13. 耐药菌的产生:在尚未确诊或高度怀疑细菌感染以及不符合预防适应证的情况下开左氧氟沙星处方并不会为患者带来益处,并可增加产生耐药菌的风险。

【禁忌证】　对喹诺酮药物过敏者、孕妇及哺乳期妇女禁用。18 岁以下儿童仅在治疗吸入性炭疽时使用。

【不良反应】

1. 严重的和其他重要的不良反应:下述严重和其他重要的不良反应已在【注意事项】中详细说明:肌腱炎和肌腱断裂、重症肌无力恶化、超敏反应、其他严重和有时致命的反应、肝毒性、中枢神经系统效应、难辨梭菌相关性腹泻、周围神经病、Q-T 间期延长、儿科患者中的肌肉骨骼疾病、血糖紊乱、光敏感性/光毒性和耐药细菌产生。左氧氟沙星快速静脉滴注或者推注可能导致低血压。应根据剂量,静脉滴注不少于 60~90 分钟。据报告,使用喹诺酮类药物(包括左氧氟沙星)可能导致结晶尿和管型尿。因此,对于接受左氧氟沙星治疗的患者,应当维持适当的水化,以防止形成高度浓缩尿。

2. 临床试验经验:常见胃肠道反应如恶心、呕吐。头晕和头痛。临床试验中注意到接受喹诺酮治疗的患者中,出现眼科异常,包括白内障和晶状体多发点状斑片。目前尚未建立药物和这些事件的联系。

【用法用量】 左氧氟沙星口服制剂和注射剂用于上文【适应证】所述感染性疾病的治疗,通用的用法用量如下所示,但必须结合疾病严重程度由临床医生最终确定。

1. 肾功能正常患者中的剂量:左氧氟沙星口服制剂的常用剂量为 250 mg、500 mg 或 750 mg,每 24 小时口服一次。左氧氟沙星注射剂的常用剂量为 250 mg 或 500 mg,缓慢滴注,滴注时间不少于 60 分钟,每 24 小时静滴一次;或 750 mg,缓慢滴注,时间不少于 90 分钟,每 24 小时静滴一次。

2. 肾功能不全患者:肌酐清除率≥50 mL/min 时不需调整用量。肌酐清除率<50 mL/min 时,由于左氧氟沙星清除率可能下降,需调整用量。具体见表 2-2-7。

表 2-2-7 剂 量 调 整 表

肾功能正常者 每 24 小时剂量	肌酐清除率 20~49 mL/min	肌酐清除率 10~19 mL/min	血液透析或持续性 非卧床腹膜透析(CAPD)
750 mg	每 48 小时 750 mg	第一次给药 750 mg,此后每 48 小时 500 mg	第一次给药 750 mg,此后每 48 小时 500 mg
500 mg	首剂 500 mg,此后每 24 小时 250 mg	第一次给药 500 mg,此后每 48 小时 250 mg	第一次给药 500 mg,此后每 48 小时 250 mg
250 mg	剂量无需调整	每 48 小时 250 mg,对于单纯性尿路感染治疗,无需调整剂量	无剂量调整信息

3. 左氧氟沙星口服制剂应当在使用下述药物前后 2 小时服用:含镁抗酸剂、铝、硫糖铝、金属阳离子如铁离子、含锌的多种维生素制剂、去羟肌苷咀嚼片/分散片或儿科冲剂。

4. 左氧氟沙星注射剂不能与任何含有多价阳离子(如镁离子)的溶液通过同一静脉通路同时给药。左氧氟沙星注射剂仅可经静脉滴注给药,不可用于肌内、鞘内、腹膜内或皮下给药。左氧氟沙星注射剂迅速静脉给药或推注可能导致低血压。

5. 左氧氟沙星口服制剂的服用可以不考虑进食的影响。建议至少在进食前 1 小时或进食后 2 小时服用盐酸左氧氟沙星口服制剂。口服或静脉滴注本品的患者应补充足够的水分,以阻止尿中药物浓度过高。

莫西沙星(Moxifloxacin,拜复乐)

【适应证】 治疗患有上呼吸道和下呼吸道感染的成人(≥18 岁),如:急性鼻窦炎、慢性支气管炎急性发作、社区获得性肺炎,以及皮肤和软组织感染。

【注意事项】

1. 过敏反应。

2. 延长 Q-T 间期,可以导致室性心律失常包括尖端扭转型室速的发生危险增高。在已知有 Q-T 间期延长的患者、无法纠正的低钾血症的患者、接受 IA 类(如奎尼丁、普鲁卡因胺)或Ⅲ类(如胺碘酮、索他洛尔)抗心律失常药物,应避免使用此类药物。

3. 曾报道拜复乐可能引起爆发性肝炎,并可能因此导致肝衰竭(包括死亡病例),如果发生肝衰竭相关症状,建议患者立即联系医生。

4. 使用喹诺酮可诱发癫痫的发作,对于已知或怀疑有能导致癫痫发作或降低癫痫发作阈值的中枢神经系统疾病的患者,在使用拜复乐时要注意。

5. 抗生素相关性肠炎。

6. 重症肌无力患者慎用,可加重症状。

7. 在使用包括莫西沙星的喹诺酮类治疗中有可能出现肌腱炎和肌腱断裂,特别是在老年患者和同时使用皮质激素治疗的患者中;曾经有治疗完成数月后发生的报道案例。一旦出现疼痛或炎症的症状,患者需要停止服药并休息患肢。

8. 喹诺酮类药物能够导致患者出现光敏反应。建议患者避免在紫外线及日光下过度暴露。

9. 不推荐莫西沙星用于耐甲氧西林金黄色葡萄球菌(MRSA)感染的治疗。

10. 莫西沙星的体外活性可能会通过抑制分枝杆菌的生长来干扰分枝杆菌培养试验,因此对于正在使用拜复乐的患者来说,样本结果可能会出现假阴性。

11. 即使是第一次使用氟喹诺酮类药物也可能会发生精神病样反应,包括莫西沙星。在罕见病例中出现发展为自杀意念和自我伤害行为的抑郁或精神病样反应。

12. 因为对氟喹诺酮耐药的奈瑟淋球菌广泛传播并且患病率升高,所以盆腔感染性疾病患者应该避免使用莫西沙星单药治疗,除非可以排除为对氟喹诺酮耐药的奈瑟淋球菌。

【禁忌证】 对本品或其他任何喹诺酮类或任何辅料过敏者。妊娠和哺乳期妇女。肝功能严重损伤(Child-Pugh C 级)和转氨酶升高>5 倍正常值上限的患者禁用。

【不良反应】

1. 常见:霉菌性二重感染,头痛,头晕,低钾血症患者 Q-T 间期延长,恶心、呕吐、胃肠和腹部疼痛、腹泻,转氨酶升高,注射和输液部位反应。

2. 少见:贫血,白细胞减少症,中性粒细胞减少症,血小板减少症,血小板增多症,凝血酶原时间延长,变态反应,瘙痒,皮疹,荨麻疹,血液嗜酸性粒细胞增多,高脂血症,焦虑反应,精神运动功能亢进/激动,双侧/单侧感觉减退,味觉错乱(包括非常罕见的味觉丧失),定向紊乱和障碍,睡眠失调,震颤,眩晕,嗜睡。视觉障碍(尤其中枢神经系统反应),Q-T 间期延长,肝损伤,便秘,消化不良,胃肠炎,淀粉酶升高,关节肌肉痛,非特异性疼痛,多汗,输液部位血栓性静脉炎。

【用法用量】

1. 口服:任何适应证均推荐口服莫西沙星一天一次,一次 0.4 g。肝功能损伤患者不必调整莫西沙星的剂量。任何程度的肾功能受损患者和慢性透析者,均无需调整莫西沙星的剂量。

2. 静脉滴注:推荐本品的输液时间为 90 分钟。可以单独给药,也可以与一些相容的溶液一同滴注。包括 0.9%氯化钠注射液、5%葡萄糖注射液、10%葡萄糖注射液、40%葡萄糖注射液、20%木糖醇注射液、林格液、乳酸林格液。

3. 本品口服吸收良好,绝对生物利用度 90%以上,可静脉与口服序贯给药。

环丙沙星(Ciprofloxacin)

【适应证】 用于敏感菌引起的：① 泌尿生殖系统感染,包括单纯性、复杂性尿路感染、细菌性前列腺炎、淋病奈瑟菌尿道炎或宫颈炎(包括产酶株所致者)。② 呼吸道感染,包括敏感革兰阴性杆菌所致支气管感染急性发作及肺部感染。③ 胃肠道感染,由志贺菌属、沙门菌属、产肠毒素大肠埃希菌、亲水气单胞菌、副溶血弧菌等所致。④ 伤寒。⑤ 骨关节感染。⑥ 皮肤软组织感染。⑦ 败血症等全身感染。

【注意事项】

1. 大肠埃希菌对氟喹诺酮类药物耐药者多见,需根据药敏结果调整用药。

2. 口服剂型空腹或餐后给药均可。服用时宜同时饮水 250 mL。本品大剂量应用或尿 pH 在 7 以上时可发生结晶尿,为避免结晶尿,宜多饮水,保持 24 小时排尿量在 1 200 mL 以上。

3. 肾功能减退者,需根据肾功能调整给药剂量。

4. 使用本品时应避免过度暴露于阳光,如发生光敏反应需停药。

5. 重度肝功能减退可减少药物清除,血药浓度增高,肝、肾功能均减退者尤为明显。

6. 原有中枢神经系统患者,例如癫痫及癫痫病史者均应避免应用。有指征时需权衡利弊后应用。

【禁忌证】 对本品及喹诺酮类药过敏的患者禁用。

【不良反应】

1. 胃肠道反应较为常见,可表现为腹部不适或疼痛、腹泻、恶心或呕吐。

2. 中枢神经系统反应可有头昏、头痛、嗜睡或失眠。

3. 过敏反应：皮疹、皮肤瘙痒,偶可发生渗出性多形性红斑及血管神经性水肿。少数患者有光敏反应。

4. 偶可发生：① 癫痫发作、精神异常、烦躁不安、意识混乱、幻觉、震颤。② 血尿、发热、皮疹等间质性肾炎表现。③ 结晶尿,多见于高剂量应用时。④ 关节疼痛。

5. 少数患者可发生血清氨基转移酶升高、血尿素氮增高及周围血象白细胞降低,多属轻度,并呈一过性。

【用法用量】

1. 口服：成人常用量,一次 0.25~0.5 g,一日 2~3 次。

2. 静脉注射：0.2~0.4 g,q12h,严重感染可增加至 q8h。片剂与注射剂的剂量可按表 2-2-8 换算。

表 2-2-8 剂量换算表

口 服 剂 量	静脉滴注剂量
0.25 g q12h	0.2 g q12h
0.5 g q12h	0.4 g q12h
0.75 g q12h	0.4 g q8h

3. 肾功能受损患者：环丙沙星主要通过肾脏清除，药物同时还可以通过肝脏中的胆道系统以及肠道代谢部分清除。在重度肾功能受损患者（肌酐清除率 5~29 mL/min），建议剂量调整为 0.2~0.4 g q18~24 h。

4. 怀疑或确诊吸入性炭疽的儿童可以给予本品，静脉滴注剂量 10 mg/kg（每次最大剂量 0.4 g），每 12 小时一次；口服剂量 15 mg/kg（每次最大剂量 0.5 g），每 12 小时一次。总疗程 60 天。

5. 本品溶液对光敏感，与碱性溶液有配伍禁忌。

诺氟沙星（Norfloxacin）

【适应证】 适用于敏感菌所致的尿路感染、淋病、前列腺炎、肠道感染和伤寒及其他沙门菌感染。

【注意事项】

1. 本品宜空腹服用，并同时饮水 250 mL。本品大剂量应用或尿 pH 在 7 以上时可发生结晶尿，为避免结晶尿，宜多饮水，保持 24 小时排尿量在 1 200 mL 以上。

2. 大肠埃希菌对氟喹诺酮类药物耐药者多见，需根据药敏结果调整用药。

3. 肾功能减退者，需根据肾功能调整给药剂量。

4. 使用本品时应避免过度暴露于阳光，如发生光敏反应需停药。

5. 葡萄糖-6-磷酸脱氢酶缺乏患者服用本品，极个别可能发生溶血反应。

6. 喹诺酮类包括本品可致重症肌无力症状加重，呼吸肌无力而危及生命。重症肌无力患者应用喹诺酮类类包括本品应特别谨慎。

7. 肝功能减退时，重度（肝硬化腹水）可减少药物清除，血药浓度增高，肝肾功能均减退者尤为明显，需权衡利弊后应用。

8. 原有中枢神经系统疾病患者，例如癫痫及癫痫病史者均应避免应用，有指征时需仔细权衡利弊后应用。

【禁忌证】 对本品及氟喹诺酮类药过敏的患者禁用。

【不良反应】 同"环丙沙星"（见本书第 62 页）。

【用法用量】 口服，一次 0.4 g，每日 2~3 次，病情不同则疗程不同。单纯性淋菌性尿道炎为单次 0.8~1.2 g。

三、氨基糖苷类

庆大霉素（Gentamicin）

【适应证】 口服药适用于治疗细菌性痢疾或其他细菌性肠道感染，亦可用于结肠手术前准备。静脉制剂适用于治疗敏感菌所致的 严重感染。治疗腹腔感染及盆腔感染时应与抗厌氧菌药物合用。亦可用于治疗敏感细菌所致的中枢神经系统感染。

【注意事项】

1. 失水、第 8 对脑神经损害、重症肌无力或帕金森病、肾功能损害及溃疡性结肠炎患者慎用。

2. 对一种氨基糖苷类抗生素如链霉素、阿米卡星过敏的患者,对本品也可能过敏。

3. 长期口服本品的慢性肠道感染的患者仍应注意出现肾毒性或耳毒性症状的可能。

4. 用药过程中仍宜定期检查尿常规和肾功能,并进行听力检查。

【禁忌证】 对本品或其他氨基糖苷类药物过敏者禁用。幼儿、婴儿、新生儿、孕妇及哺乳期妇女禁用。

【不良反应】

1. 用药过程中可能引起听力减退、耳鸣或耳部饱满感等耳毒性反应,影响前庭功能时可发生步履不稳、眩晕。也可发生血尿、排尿次数显著减少或尿量减少、食欲减退、极度口渴等肾毒性反应。少数患者停药后也可发生耳毒性反应,应引起注意。

2. 发生率较低者有因神经肌肉阻滞或肾毒性引起的呼吸困难、嗜睡、软弱无力等。

3. 偶有皮疹、恶心、呕吐、肝功能减退、白细胞减少、中性粒细胞减少、贫血、低血压等。

4. 全身给药合并鞘内注射可能引起腿部抽搐、皮疹、发热和全身痉挛等。

【用法用量】

1. 口服:成人一日 240~640 mg,分 4 次服用。儿童按体重一日 5~10 mg/kg,分 4 次服用。

2. 静脉滴注:成人一次 8 万单位,每 8 小时一次,疗程 7~14 日。应在 30~60 分钟内缓慢滴入,以免发生神经肌肉阻滞作用。

3. 肾功能减退患者:肌酐清除率为 10~50 mL/min 时,每 12 小时 1 次,剂量为正常剂量的 30%~70%;肌酐清除率<10 mL/min 时,每 24~48 小时给予正常剂量的 20%~30%。

阿米卡星(Amikacin)

【适应证】 本品适用于铜绿假单胞菌及部分其他假单胞菌、大肠埃希菌、变形杆菌属、克雷伯菌属、肠杆菌属、沙雷菌属、不动杆菌属等敏感革兰阴性杆菌与葡萄球菌属(甲氧西林敏感株)所致严重感染,如菌血症或败血症、细菌性心内膜炎、下呼吸道感染、骨关节感染、胆道感染、腹腔感染、复杂性尿路感染、皮肤软组织感染等。由于本品对多数氨基糖苷类钝化酶稳定,故尤其适用于治疗革兰阴性杆菌对卡那霉素、庆大霉素或妥布霉素耐药菌株所致的严重感染。

【注意事项】

1. 交叉过敏,对一种氨基糖苷类过敏的患者可能对其他氨基糖苷类也过敏。

2. 在用药过程中应注意进行下列检查:① 尿常规和肾功能测定,以防止出现严重肾毒性反应。② 听力检查或听电图检查,尤其注意高频听力损害,这对老年患者尤为重要。

3. 疗程中有条件时应监测血药浓度,尤其新生儿、老年和肾功能减退患者。每 12 小时给药 7.5 mg/kg 者血药峰浓度(C_{max})应保持在 15~30 μg/mL,谷浓度 5~10 μg/mL;一日 1 次给药 15 mg/kg 者血药峰浓度应维持在 56~64 μg/mL,谷浓度应<1 μg/mL。

4. 下列情况应慎用本品:① 失水,可使血药浓度增高,易产生毒性反应。② 第 8 对脑神经损害,因本品可导致前庭神经和听神经损害。③ 重症肌无力或帕金森病,因本病可引起神经肌肉阻滞作用,导致骨骼肌软弱。④ 肾功能损害者,因本品具有肾毒性。

5. 对诊断的干扰:本品可使谷丙转氨酶(ALT)、谷草转氨酶(AST)、血清胆红素浓度及乳酸脱氢酶浓度的测定值增高;血钙、镁、钾、钠浓度的测定值可能降低。

6. 氨基糖苷类与β-内酰胺类(头孢菌素类与青霉素类)混合时可导致相互失活。本品与上述抗生素联合应用时必须分瓶滴注。阿米卡星亦不宜与其他药物同瓶滴注。

7. 应给予患者足够的水分,以减少肾小管损害。

8. 配制静脉用药时,每500 mg加入氯化钠注射液或5%葡萄糖注射液或其他灭菌稀释液100~200 mL。成人应在30~60分钟内缓慢滴注,婴儿患者稀释的液量相应减少。

【禁忌证】　对阿米卡星或其他氨基糖苷类过敏的患者禁用。

【不良反应】

1. 患者可发生听力减退、耳鸣或耳部饱满感;少数患者亦可发生眩晕、步履不稳等症状。听力减退一般于停药后症状不再加重,但个别在停药后可能继续发展至耳聋。

2. 本品有一定肾毒性,患者可出现血尿,排尿次数减少或尿量减少、血尿素氮、血肌酐值增高等。大多系可逆性,停药后即见减轻,但亦有个别报道出现肾功能衰竭。

3. 软弱无力、嗜睡、呼吸困难等神经肌肉阻滞作用少见。

4. 其他不良反应,有头痛、麻木、针刺感染、震颤、抽搐、关节痛、药物热、嗜酸性粒细胞增多、肝功能异常、视力模糊等。

【用法用量】

1. 成人,肌内注射或静脉滴注。单纯性尿路感染对常用抗菌药耐药者,每12小时0.2 g(1支);用于其他全身感染,每12小时7.5 mg/kg,或每24小时15 mg/kg。成人一日不超过1.5 g(7.5支),疗程不超过10天。

2. 小儿,肌内注射或静脉滴注。首剂按体重10 mg/kg,继以每12小时7.5 mg/kg,或每24小时15 mg/kg。

3. 肾功能减退患者:肌酐清除率50~90 mL/min者,每12小时给予正常剂量(7.5 mg/kg)的60%~90%;肌酐清除率10~50 mL/min者,每24~48小时用7.5 mg/kg的20%~30%。

异帕米星(Isepamicin)

【适应证】　大肠杆菌、枸橼酸杆菌属、克雷伯菌属、肠杆菌属、沙雷菌属、变形杆菌属、铜绿假单胞菌等耐庆大霉素而对硫酸异帕米星敏感的细菌引起的下述感染症:① 败血症;② 外伤、烧伤、手术创伤等的浅表性继发感染;③ 慢性支气管炎、支气管扩张症(感染时);④ 肺炎;⑤ 肾盂肾炎;⑥ 膀胱炎;⑦ 腹膜炎。

【注意事项】

1. 有时出现眩晕、耳鸣、听力减退等第8对脑神经损害,故应慎重给药。尤其肾功能损害患者、老年患者、长期用药患者及大量用药患者等的血中浓度易升高,进一步增加听力障碍的危险性,故实施听力检查为宜。

2. 肝损害患者,有可能恶化肝功能。肾损害患者,可能恶化肾功能并增加耳毒性。

3. 本品有神经肌肉阻滞作用,重症肌无力患者慎用。

4. 经口摄食不足患者或非经口维持营养患者、全身状态不良患者,有时出现维生素K缺乏症,故应注意观察。

5. 与氨苄西林、头孢替安、头孢呋辛混合,则反应形成酰胺而降低本品活性,故应分不同途径给药。与抗坏血酸注射液混合,有时会降低本品活性,故应分不同途径给药。

6. 静脉滴注不得急速给药,肌内注射避免损伤组织及神经。避免在同一部位反复注射。

7. 大量输入经枸橼酸抗凝处理血液的患者,若给予氨基糖苷类抗生素,有可能出现神经肌肉阻滞症状及呼吸麻痹,与给药途径无关。

【禁忌证】 对本品成分及其他氨基糖苷类抗生素和杆菌肽有过敏史的患者禁用。本人或其血缘者有氨基糖苷类抗生素或其他原因引起听力减退患者原则上不给药。

【不良反应】

1. 重大不良反应包括:休克、急性肾功能衰竭(<0.1%),第 8 对脑神经损害(<0.1%)。

2. 其他不良反应包括:肾损害,肝损害,四肢麻木、无力,贫血,白细胞减少,血小板减少,嗜酸性粒细胞增多,维生素 K 缺乏症状,肌内注射部位发红、溃疡等。

【用法用量】 成人以硫酸异帕米星计,1 日 400 mg,分 1~2 次肌内注射或静脉注射。一日 1 次给药时,用 1 小时注入。一日 2 次给药时,用 30 分钟~1 小时滴注。

四、大环内酯类

红霉素(Erythromycin)

【适应证】

1. 本品作为青霉素过敏患者治疗下列感染的替代用药:溶血性链球菌、肺炎链球菌等所致的急性扁桃体炎、急性咽炎、鼻窦炎;溶血性链球菌所致的猩红热、蜂窝织炎;白喉及白喉带菌者;气性坏疽、炭疽、破伤风;放线菌病、梅毒、李斯特菌病等。

2. 军团菌病。

3. 肺炎支原体肺炎,肺炎衣原体肺炎,其他衣原体属、支原体属所致泌尿生殖系感染。

4. 沙眼衣原体结膜炎。

5. 淋球菌感染。

6. 厌氧菌所致口腔感染。

7. 空肠弯曲菌肠炎。

8. 百日咳。

【注意事项】

1. 溶血性链球菌感染用本品治疗时,至少需持续 10 日,以防止急性风湿热的发生。

2. 肾功能减退患者一般无需减少用量。

3. 用药期间定期随访肝功能。肝病患者和严重肾功能损害者红霉素的剂量应适当减少。

4. 患者对一种红霉素制剂过敏或不能耐受时,对其他红霉素制剂也可过敏或不能耐受。

5. 对诊断的干扰:红霉素可干扰 Higerty 法荧光测定,使尿儿茶酚胺的测定值出现假性增高。血清碱性磷酸酶、胆红素、丙氨酸氨基转移酶和门冬氨酸氨基转移酶的测定值均可能增高。

6. 因不同细菌对红霉素的敏感性存在一定差异,故应做药敏测定。

【禁忌证】 对红霉素药物过敏者禁用。

【不良反应】

1. 胃肠道反应多见,有腹泻、恶心、呕吐、中上腹痛、口舌疼痛、胃纳减退等,其发生率与剂量大小有关。

2. 肝毒性少见,患者可有乏力、恶心、呕吐、腹痛、发热及肝功能异常,偶见黄疸等。

3. 大剂量(≥4 g/d)应用时,尤其肝、肾疾病患者或老年患者,可能引起听力减退,主要与血药浓度过高(>12 mg/L)有关,停药后大多可恢复。

4. 过敏反应表现为药物热、皮疹、嗜酸性粒细胞增多等,发生率为 0.5%~1%。

5. 其他:偶有心律失常、口腔或阴道念珠菌感染。

【用法用量】

1. 口服:① 红霉素肠溶胶囊,建议饭前 1 小时服用,成人每次 250 mg,每 6 小时一次;或每次 500 mg,每 12 小时一次。日剂量超过 1 g 时,不建议每日 2 次的服用方法。儿童每日 30~50 mg/kg,分 2 次服用。② 环酯红霉素片,成人首剂 500~700 mg,12 小时后继服 250~500 mg,严重感染者可增加至 2 倍。儿童首剂 30 mg/kg,12 小时后继服 15 mg/kg。③ 琥乙红霉素片,成人一日 1.6 g,分 2~4 次服用。成人每日用量不宜超过 4 g;小儿按一次 7.5~15 mg/kg,一日 4 次;或一次 15~25 mg/kg,一日 2 次,严重感染可加倍。

2. 静脉滴注:成人一次 0.5~1.0 g,每日 2~3 次。治疗军团菌病剂量需增加至一日 3~4 g,分 4 次。成人一日不超过 4 g。小儿每日 20~30 mg/kg,分 2~3 次。

3. 外用剂型:眼膏涂于眼睑内,一日 2~3 次,最后一次宜在睡前使用。

克拉霉素(Clarithromycin)

【适应证】

1. 上呼吸道感染:鼻咽部(扁桃体炎、咽炎)和副鼻窦的感染。

2. 下呼吸道感染:支气管炎、急性大叶性肺炎和原发性非典型病原体所致性肺炎。

3. 皮肤和软组织感染:脓疱病、丹毒、毛囊炎、疖和感染伤口。

4. 急性中耳炎、肺炎支原体肺炎、沙眼衣原体引起的尿道炎及宫颈炎等。

5. 也用于军团菌感染,或与其他药物联合用于鸟分枝杆菌感染、幽门螺杆菌感染的治疗。

【注意事项】

1. 本品与红霉素及其他大环内酯类药物之间有交叉过敏和交叉耐药性。

2. 血液透析或腹膜透析对克拉霉素的血浆浓度影响不大。

3. 由于克拉霉素主要通过肝脏进行代谢和排泄,因此肝功能不全、中度到重度肾功能衰竭的患者和老年患者(65 岁以上)慎用本品。

4. 有报告同时使用克拉霉素和西沙必利时,西沙必利的血药浓度增加。这可能引起 Q-T 间期延长和心律失常:包括室性心动过速、心室颤动和尖端扭转型室性心动过速等。也有报告同时使用克拉霉素和匹莫齐特时出现相似现象。

5. 应用抗菌药,包括大环内酯类抗生素,均可能引发不同程度的伪膜性肠炎。

6. 有联合应用克拉霉素和秋水仙碱出现秋水仙碱毒性的上市后报告,特别是老年患者及肾功能不全的患者,其中某些病例死亡。

7. 与其他抗生素相似,长期或重复使用克拉霉素可能出现耐药菌或真菌引起的二重感染,此时必须立刻停止用药并采取适当的支持疗法。

【禁忌证】 对本品或大环内酯类药物过敏者禁用。克拉霉素禁止与下列药物合用:阿司咪唑、西沙比利、匹莫齐特和特非那定。

【不良反应】

1. 主要有口腔异味(3%),腹痛、腹泻、恶心、呕吐等胃肠道反应(2%~3%),头痛(2%),血清氨基转移酶短暂升高。

2. 可能发生过敏反应,轻者为药疹、荨麻疹,重者为史-约综合征。

3. 偶见肝毒性、艰难梭菌引起的假膜性肠炎。

4. 曾有发生短暂性中枢神经系统不良反应的报告,包括焦虑、头昏、失眠、幻觉、噩梦或意识模糊,其原因和药物的关系仍不清楚。

【用法用量】

1. 成人推荐剂量为每日两次,每次 250 mg。严重感染时,剂量增加为每日两次,每次 500 mg。疗程为 5~14 天,获得性肺炎和鼻窦炎疗程为 6~14 天。

2. 肾损害患者肌酐清除率小于 30 mL/min 时,克拉霉素剂量减半,即每日一次,每次 250 mg;严重感染每日两次,每次 250 mg。且连续治疗不得超过 14 天。

3. 分枝杆菌感染患者的成人推荐剂量为每日两次,每次 500 mg。对 AIDS 患者弥散性 MAC 感染的治疗应持续至临床显效,克拉霉素应合用其他抗分枝杆菌的药物。治疗非结核分枝杆菌感染的也应连续用药。预防 MAC 的推荐剂量为成人每日两次,每次 500 mg。

4. 治疗牙源性感染的剂量为克拉霉素每日两次,每次 250 mg,服用 5 天。

5. 清除幽门螺杆菌感染:克拉霉素每日两次,每次 500 mg,联合质子泵抑制剂、另一种抗菌药物(三联疗法),加或不加铋剂(四联疗法)共同治疗。

阿奇霉素(Clarithromycin)

【适应证】

1. 敏感细菌所引起的下列感染:支气管炎、肺炎等下呼吸道感染;皮肤和软组织感染;急性中耳炎;鼻窦炎、咽炎、扁桃体炎等上呼吸道感染(青霉素是治疗化脓性链球菌咽炎的常用药,也是预防风湿热的常用药物。阿奇霉素可有效清除口咽部链球菌,但目前尚无阿奇霉素治疗和预防风湿热的资料)。

2. 可用于男女性传播疾病中由沙眼衣原体所致的单纯性生殖器感染。

3. 可用于由非多重耐药淋球菌所致的单纯性生殖器感染及由杜克嗜血杆菌引起的软下疳(需排除梅毒螺旋体的合并感染)。

【注意事项】

1. 过敏反应:罕有严重的过敏反应报告如血管性水肿和过敏性休克反应(罕见致命性),以及包括史-约综合征和中毒性表皮坏死松解症(罕见致命性)。

2. 肝毒性:肝脏是阿奇霉素代谢清除的主要途径,故阿奇霉素用于明显肝病患者时应慎重。如果出现肝炎的体征和症状,应立即停用阿奇霉素。

3. 麦角衍生物:曾有报道接受麦角衍生物治疗的患者同时服用某些大环内酯类抗生素

时会发生麦角中毒。阿奇霉素与麦角衍生物不宜同时给药。

4. 难辨梭菌相关性腹泻：几乎所有抗菌药物的应用都有难辨梭菌相关性腹泻(CDAD)的报告，其中包括阿奇霉素，其严重程度可表现为轻度腹泻至致命性肠炎。抗菌药物治疗可引起结肠正常菌群的改变，导致难辨梭菌的过度生长。

5. 肾功能不全：在严重肾功能不全的患者(肾小球滤过率<10 mL/min)中，阿奇霉素的全身暴露量增加了33%。

6. Q-T 间期延长：有报道，应用其他大环内酯类抗生素包括阿奇霉素可引起心室复极化和 Q-T 间期延长，从而有发生心律失常和尖端扭转型室性心动过速的危险。治疗以下患者时需谨慎：① 先天或已知有 Q-T 间期延长的患者。② 正在接受其他已知可延长 Q-T 间期的药物，如IA 型和Ⅲ型抗心律失常药物；抗精神病药物；抗抑郁药物；和氟喹诺酮类药物治疗的患者。③ 电解质紊乱，尤其是低钾血症和低镁血症的患者。④ 有临床表现的心动过缓、心律失常或心功能不全的患者。⑤ 老年患者：可能对药物相关的 Q-T 间期影响更为敏感。

【禁忌证】　已知对阿奇霉素、红霉素、其他大环内酯或酮内酯类药物过敏的患者禁用。以前使用阿奇霉素后有胆汁淤积性黄疸/肝功能不全病史的患者禁用。

【不良反应】

1. 与红霉素相比，阿奇霉素每日给药次数及给药剂量均明显减少，不良反应发生率明显下降。

2. 主要为胃肠道反应，偶可出现肝功能异常、外周血白细胞下降等实验室异常。

3. 某些个体对阿奇霉素可以有光敏反应。

【用法用量】

1. 成人：0.5 g 每日一次。

2. 儿童：① 治疗中耳炎、肺炎，第 1 日 10 mg/kg(每日最大量不超过 0.5 g)，第2~5 日，每日 5 mg/kg 顿服(每日最大量不超过 0.25 g)。② 小儿咽炎、扁桃体炎，每日 12 mg/kg 顿服(每日最大量不超过 0.5 g)，连用 5 日。

五、四环素类

多西环素(Doxycycline)

【适应证】

1. 本品作为选用药物之一可用于下列疾病。① 立克次体病，如流行性斑疹伤寒、地方性斑疹伤寒、落基山斑点热、恙虫病和 Q 热。② 支原体属感染。③ 衣原体属感染，包括鹦鹉热、性病、淋巴肉芽肿、非特异性尿道炎、输卵管炎、宫颈炎及沙眼。④ 回归热。⑤ 布鲁菌病。⑥ 霍乱。⑦ 兔热病。⑧ 鼠疫。⑨ 软下疳。治疗布鲁菌病和鼠疫时需与氨基糖苷类联用。

2. 由于目前常见致病菌对四环素类耐药现象严重，仅在病原菌对本品敏感时，方有应用指征。葡萄球菌属大多对本品耐药。

3. 本品可用于对青霉素类过敏患者的破伤风、气性坏疽、雅司病、梅毒、淋病和钩端螺旋体病以及放线菌属、李斯特菌感染。

4. 可用于中、重度痤疮患者作为辅助治疗。

【注意事项】

1. 应用本品时可能发生耐药菌的过度繁殖。一旦发生二重感染,即停用本品并予相应治疗。

2. 治疗性病时,如怀疑同时合并梅毒螺旋体感染,用药前须行暗视野显微镜检查及血清学检查,后者每月 1 次,至少 4 次。

3. 长期用药时应定期随访检查血常规以及肝功能。

4. 肾功能减退患者可应用本品,不必调整剂量,应用本品时通常亦不引起血尿素氮水平的升高。

5. 本品可与食品、牛奶或含碳酸盐饮料同服。

【禁忌证】 有四环素类药物过敏者禁用。8 岁以下儿童禁用。

【不良反应】

1. 在牙齿生长发育期(怀孕后期、婴儿期以及 8 岁前儿童)使用四环素类药物,会造成永久性牙齿变色(黄-灰-褐)。这种不良反应常见于长期使用本类药物的患者,但短期内多次给药的患者也发现此类不良反应。牙釉质发育不全也见报道。因此,除非其他药物无效或禁用,该年龄段患者不适宜使用四环素类药物。

2. 消化系统:本品口服可引起恶心、呕吐、腹痛、腹泻等胃肠道反应。偶有食管炎和食管溃疡的报道,多发生于服药后立即卧床的患者。

3. 肝毒性:脂肪肝变性患者和妊娠期妇女容易发生,亦可发生于并无上述情况的患者。偶可发生胰腺炎,本品所致胰腺炎也可与肝毒性同时发生,患者并不伴有原发肝病。

4. 过敏反应:多为斑丘疹和红斑,少数患者可有荨麻疹、血管神经性水肿、过敏性紫癜、心包炎以及系统性红斑狼疮皮损加重,表皮剥脱性皮炎并不常见。偶有过敏性休克和哮喘发生。某些用本品的患者日晒可有光敏现象,一旦出现皮肤红斑应立即停药。

5. 血液系统:偶可引起溶血性贫血、血小板减少、中性粒细胞减少和嗜酸性粒细胞减少。由于四环素类能降低血浆凝血酶的活性,进行抗凝治疗的患者应降低抗凝剂的用量。

6. 中枢神经系统:偶可致良性颅内压增高,可表现为头痛、呕吐、视神经乳头水肿等,停药后可缓解。

7. 二重感染:长期应用本品可发生耐药金黄色葡萄球菌、革兰阴性菌和真菌等引起的消化道、呼吸道和尿路感染,严重者可致败血症。

8. 四环素类的应用可使人体内正常菌群减少,并致维生素缺乏、真菌繁殖,出现口干、咽炎、口角炎和舌炎等。

【用法用量】

1. 口服:成人第一日 100 mg,每 12 小时 1 次,继以 100~200 mg(1~2 粒)每日 1 次,或 50~100 mg,每 12 小时 1 次。8 岁以上小儿第一日 2.2 mg/kg,每 12 小时 1 次,继以 2.2 mg/kg,每 12 小时 1 次。体重超过 45 kg 的小儿用量同成人。

2. 静脉注射:常用量,第一天给药 200 mg,一次或两次静脉滴注,以后根据感染的程度每日给药 100~200 mg,200 mg 分一次或两次静脉滴注。8 岁以上儿童,45 kg 或 45 kg 以下儿童,第一天 4 mg/kg,一次或两次静脉滴注,以后根据感染的程度每日给药 2~4 mg/kg。体重超过 45 kg 的儿童按成人剂量给药。输液时间一般是 1~2 小时。

米诺环素（Minocycline）

【适应证】　用于衣原体感染、立克次体病、支原体肺炎、回归热等及耐其他四环素类细菌所致泌尿系统、呼吸系统、皮肤软组织感染以及胆囊炎、淋病等。亦可用于类风湿关节炎。

【注意事项】

1. 肝肾功能不全、食管通过障碍者、老年人、口服吸收不良或不能进食者及全身状态恶化患者（因易引发维生素 K 缺乏症）慎用。

2. 由于具有前庭毒性，本品已不作为脑膜炎奈瑟菌带菌者和脑膜炎奈瑟菌感染的治疗药物。

3. 对本品过敏者有可能对其他四环素也过敏。

4. 在使用米诺环素治疗期间，有报道中枢神经系统的不良反应，包括头晕、头昏或眩晕。这些症状在治疗期间可能消失，通常停药后消失。服用盐酸米诺环素治疗的患者，在驾驶或操作危险机械时应格外小心。

5. 使用盐酸米诺环素期间发生的其他非常罕见的严重事件，包括（史-约综合征）和中毒性表皮坏死松解症。

6. 有报道使用四环素类药物可能引起脑假瘤（良性颅内压增高），通常临床表现有头痛和视物模糊。当四环素用于婴儿时，还有囟门凸出的报道。

7. 本品滞留于食管并崩解时，会引起食管溃疡，故应多饮水，尤其临睡前服用时。

8. 本药有肝毒性，肝功能不全患者以及其他肝毒性药物合用时需谨慎使用。

9. 四环素类药物的抗合成代谢作用可引起血尿素氮水平升高。如果存在肾功能损害，即使通常的口服剂量及注射剂量均可导致药物在人体内的过度蓄积和肝脏毒性。严重肾功能不全患者的剂量应低于常用剂量，如需长期治疗，应监测血药浓度。

10. 有可能引起光敏性皮炎，服药期间可能引起较重的晒斑反应，用药期间避免日晒。

11. 本品可与食品、牛奶或含碳酸盐饮料同服。

【禁忌证】　对任何四环素类药物或本品中的任一成分过敏者禁用。

【不良反应】

1. 血液淋巴系统：罕见嗜酸性粒细胞增多，白细胞减少，中性粒细胞减少，血小板减少。

2. 心血管系统：罕见心肌炎、心包炎。

3. 耳与迷路：罕见听力损害、耳鸣。

4. 胃肠道系统：罕见腹泻、恶心、口腔炎、牙齿变色（包括成人牙齿变色）、呕吐。

5. 肝胆系统：罕见肝酶升高，肝炎。

6. 免疫系统：罕见过敏性/过敏样反应（包括休克），包括致命性的。

7. 代谢和营养：罕见厌食。

8. 肌肉、结缔组织和骨骼系统：罕见关节痛、狼疮样综合征、肌痛。

9. 神经系统：常见头昏（头晕）。罕见头痛、感觉迟钝、感觉异常、脑假瘤、眩晕。

10. 肾及泌尿系统异常：罕见血尿素氮升高。

11. 呼吸、胸及纵隔异常：罕见咳嗽、呼吸困难。

12. 皮肤及皮下组织异常：罕见脱发、多形性红斑、结节性红斑、固定性药疹、皮肤着色过度、光敏反应、瘙痒、皮疹、荨麻疹。

【用法用量】 口服，成人首次剂量 0.2 g，以后每 12 小时或 24 小时再服用 0.1 g，或遵医嘱。寻常性痤疮每次 50 mg，每日 2 次，6 周为一疗程。肾功能损害患者 24 小时内日剂量不应超过 200 mg。

六、林可酰胺类

林可霉素（Lincomycin）

【适应证】 本品用于骨髓炎治疗，口服适用于：葡萄球菌、化脓性链球菌、肺炎球菌及厌氧菌所致的呼吸道感染、皮肤软组织感染、女性生殖道及盆腔感染和厌氧菌所致的腹腔感染等。林可霉素注射液除上述指征外，尚可用于链球菌和葡萄球菌所致的败血症、骨和关节感染的外科辅助治疗、葡萄球菌所致的急性血源性骨髓炎等。林可霉素渗入脑脊液的浓度不能到达有效水平，不适用于脑膜炎的治疗。肠球菌大多对本品耐药。

【注意事项】

1. 可引起消化道反应，如恶心、呕吐、舌炎、肛门瘙痒等。长期使用可致伪膜性肠炎，此由于艰难梭菌滋生引起，其先驱症状为腹泻。遇此症状应立即停药，必要时可用万古霉素治疗。

2. 尚可导致过敏反应，如皮疹、荨麻疹、多形性红斑以及白细胞减少、血小板减少等。

3. 可致转氨酶升高、黄疸等。肝功能不全者慎用。长期应用需定期检查血象和肝功能。

4. 不可直接静脉推注，进药速度过快可致心搏骤停和低血压。静脉给药时，每 0.6 ~ 1 g 本品需用 100 mL 以上输液稀释，滴注时间不少于 1 小时。

5. 尚有耳鸣、眩晕等不良反应。

6. 孕妇及哺乳期妇女慎用。

7. 对 1 月龄以下的新生婴儿禁用。

【禁忌证】 对林可霉素和克林霉素有过敏史的患者禁用。注射液含苯甲酸，禁止用于儿童肌内注射。

【不良反应】

1. 胃肠道反应：恶心、呕吐、腹痛、腹泻等症状，严重者有腹绞痛、腹部压痛、严重腹泻（水样或脓血样），伴发热、异常口渴和疲乏，腹泻、假膜性肠炎可发生在用药初期，也可发生在停药后数周。

2. 血药系统：偶可发生白细胞减少、中性粒细胞减低、中性粒细胞缺乏和血小板减少，再生障碍性贫血罕见。

3. 过敏反应：可见皮疹、瘙痒等。偶见荨麻疹、血管神经性水肿和血清病反应等，含有表皮脱落、大疱性皮炎、多形红斑和史-约综合征的报道。

4. 偶有应用本品引起黄疸的报道。

5. 快速滴注本品可能发生低血压、心电图变化甚至心跳、呼吸停止。静脉给药可引起血栓性静脉炎。

【用法用量】

1. 口服：本品宜空腹服用。成人每日 1.5 ~ 2 g，分 3 ~ 4 次口服。小儿每日 30 ~ 60 mg/kg，分 3 ~ 4 次口服；新生儿不宜服用。

2. 肌内注射：成人每日 0.6 ~ 1.2 g，小儿每日 10 ~ 20 mg/kg，分次注射。

3. 静脉滴注：一般成人每次 0.6 g，每 8 小时或 12 小时 1 次，每 0.6 g 溶于 100 ~ 200 mL 输液中，滴注 1 ~ 2 小时。小儿每日 10 ~ 20 mg/kg。需注意静脉滴注时每 0.6 g 溶于不少于 100 mL 的溶液中，滴注时间不少于 1 小时。新生儿忌用。

克林霉素（Clindamycin）

【适应证】 对革兰阳性菌及厌氧菌具有良好的抗菌活性，目前肺炎链球菌等细菌对其耐药性高。适用于敏感厌氧菌及需氧菌（肺炎链球菌，A 组溶血性链球菌及金黄色葡萄球菌等）所致的下列感染：① 下呼吸道感染包括肺炎、脓胸及肺脓肿；② 皮肤及软组织感染；③ 妇产科感染如子宫内膜炎、非淋球菌性卵巢-输卵管脓肿、盆腔炎、会阴侧切术后感染；④ 腹腔感染如腹膜炎、腹腔脓肿，妇产科及腹腔感染需同时与抗需氧革兰阴性菌药物联合应用；⑤ 静脉制剂可用于上述感染中的较重症患者，也可用于血流感染及骨髓炎。

【注意事项】

1. 使用本品时，应注意抗生素相关性腹泻和假膜性肠炎的发生，如有可疑应及时停药。

2. 本品偶尔会导致不敏感微生物的过度繁殖或引起二重感染，一旦发生二重感染，应立即停药并采取相应措施。

3. 本品有神经肌肉阻滞作用，应避免与其他神经阻滞剂合用。

4. 老年前列腺增生患者使用剂量较大时，偶可出现尿潴留。

5. 不推荐用于新生儿。

6. 哺乳期患者缺有效指征时慎用。哺乳期患者用药期间暂停哺乳。

7. 肝功能损害患者尽量避免使用。严重肾功能损害时本品需调整剂量。

8. 静脉制剂应缓慢滴注，不可静脉推注。

9. 本品不能透过血脑屏障，不能用于脑膜炎。

10. 有哮喘或其他过敏史者慎用。

【禁忌证】 禁用于克林霉素过敏患者。

【不良反应】

1. 胃肠道反应：常见恶心、呕吐、腹痛、腹泻（10% ~ 30%）等，可见严重腹胀；严重者可出现假膜性肠炎（1% ~ 2%），表现为腹绞痛、腹部压痛、严重腹泻（水样或脓血样），伴发热、异常口渴和疲乏。腹泻、肠炎和假膜性肠炎可发生在用药初期，也可发生在停药数周。老年人有基础疾病者发生率高，口服给药后假膜性肠炎发生率较静脉给药高 3 ~ 4 倍。

2. 肾脏：可见肾脏功能异常、血尿、急性肾衰竭。

3. 血液系统：偶可发生白细胞减少、中性粒细胞减低/缺乏和血小板减少，再生障碍性贫血罕见。

4. 静脉滴注可能引起静脉炎；肌内注射局部可能出现疼痛、硬结和无菌性脓肿。大剂量静脉注射可引起血压下降、心电图变化等,偶可引起心跳、呼吸停止。

5. 过敏反应:可见皮疹、瘙痒等,偶见荨麻疹、血管神经性水肿和血清病反应等,罕见剥脱性皮炎、大疱性皮炎、多形性红斑和史-约综合征。有哮喘或其他过敏史者慎用。

【用法用量】

1. 肌内注射或静脉滴注:① 成人常用剂量每日 0.6~1.8 g,严重感染每日 1.2~2.7 g,分 2~4 次给药。② 超过 4 周龄小儿每日 20~30 mg/kg,分 3~4 次给药。③ 新生儿每日 15~20 mg/kg,分 3~4 次给药。本品肌内注射的剂量 1 次不能超过 0.6 g,超过此剂量应改为静脉给药。静脉给药速度不宜过快,0.6 g 的本品应加入不少于 100 mL 的输液中,至少滴注 20 分钟。1 小时内输入的药量不能超过 1.2 g,或遵医嘱。

2. 口服给药:① 成人每日 0.6~1.8 g,分 3~4 次给药。② 超过 4 周龄小儿每日 8~20 mg/kg,分 3~4 次给药。口服给药时宜与食物或牛奶同服,以减少食管或胃的刺激。盐酸克林霉素棕榈酸酯分散片宜用温水送服,或用温水溶解后服用。

3. 剂量调整:① 轻中度肾功能损害患者不需调整剂量,无尿及重度肾功能损害患者的剂量应减至正常剂量的一半。② 中度以上肝功能损害患者应避免使用,如确有指征使用时应减量。

七、糖肽类

万古霉素(Vancomycin)

【适应证】 本品适用于耐甲氧西林金黄色葡萄球菌及其他细菌所致的感染:败血症、感染性心内膜炎、骨髓炎、关节炎,灼伤、手术创伤等浅表性继发感染,肺炎、肺脓肿、脓胸、腹膜炎、脑膜炎。

【注意事项】

1. 快速推注或短时内静滴本药可使组胺释放出现"红人综合征"(面部、颈躯干红斑性充血、瘙痒等)、低血压等不良反应,所以每次静滴应在 60 分钟以上。因可引起血栓性静脉炎,所以应十分注意药液的浓度和静滴的速度,再次静滴时应更换静滴部位。药液渗漏于血管外可引起坏死,所以在给药时应慎重,不要渗漏于血管外。肌内注射可伴有疼痛,不能肌注。国外有快速静滴本药引起心搏骤停的报道。

2. 肾功能损害及老年患者应调节用药量和用药间隔,监测血中药物浓度慎重给药。用药期间希望能监测血药浓度。

3. 为防止使用本药后产生耐药菌,原则上应明确细菌的敏感性,治疗时应在必要的最小期间内用药。

4. 与氨茶碱、5-氟尿嘧啶混合后可引起外观改变,时间延长其药物效价可显著降低。

【禁忌证】

1. 既往有过敏性休克史的患者禁用。

2. 下列患者原则上不予给药,若有特殊需要需慎重:① 对本品及糖肽类抗生素、氨基糖苷类抗生素有既往过敏史患者。② 因糖肽类抗生素、氨基糖苷类抗生素所致耳聋及其他耳聋患者(可使耳聋加重)。

【不良反应】

1. 休克、过敏样症状（少于 0.1%）：应留心观察，若出现此症状则停止给药，采取适当处理措施。

2. 急性肾功能不全（0.5%），间质性肾炎（频率不明）：有必要进行定期检查，若出现异常最好停止给药，若必须继续用药，则应减低药量慎重给药。

3. 多种血细胞减少（少于 0.1%）、无粒细胞血症、血小板减少（频率不明）：停止给药，采取适当处理措施。

4. 皮肤黏膜眼综合征（史-约综合征）、中毒性表皮坏死松解症（Lyell 综合征）、脱落性皮炎（频率不明）：应留心观察，若出现这些症状则停止给药，采取适当处理措施。

5. 第 8 脑神经损伤（少于 0.1%）：因可出现眩晕、耳鸣、听力低下等第 8 脑神经损伤症状，所以有必要进行听力检查，最好停止给药。若必须继续用药，则应慎重给药。

6. 伪膜性大肠炎（频率不明）：因可出现伴有血便的伪膜性大肠炎等严重的肠炎，所以在出现腹痛、腹泻症状时停止给药，采取适当处理措施。

7. 肝功能损害、黄疸（频率不明）：因可出现 AST、ALT、AFP 的上升以及黄疸，所以有必要进行定期检查，若出现异常应停止给药，采取适当处理措施。

【用法用量】

1. 通常用盐酸万古霉素每天 2 g（效价），可分为每 6 小时 500 mg 或每 12 小时 1 g，每次静滴在 60 分钟以上，可根据年龄、体重、症状适量增减。老年人每 12 小时 500 mg 或每 24 小时 1 g，每次静滴在 60 分钟以上。儿童、婴儿每天 40 mg/kg，分 2~4 次静滴，每次静滴在 60 分钟以上。新生儿每次给药量 10~15 mg/kg，出生一周内的新生儿每 12 小时给药一次，出生一周至一月的新生儿每 8 小时给药一次，每次静滴在 60 分钟以上。

2. 配制方法为在含有本品 0.5 g 的小瓶中加入 10 mL 注射用水溶解，再以至少 100 mL 的生理盐水或 5%葡萄糖注射液稀释，静滴时间在 60 分钟以上。

去甲万古霉素（Norvancomycin）

【适应证】　本品限用于耐甲氧西林的金黄色葡萄球菌（MRSA）所致的系统感染和艰难梭菌所致的肠道感染和系统感染；青霉素过敏者不能采用青霉素类或头孢菌素类，或经上述抗生素治疗无效的严重葡萄球菌感染患者，可选用去甲万古霉素。本品也用于对青霉素过敏者的肠球菌心内膜炎、棒状杆菌属（类白喉杆菌属）心内膜炎的治疗。对青霉素过敏与不过敏的血液透析患者发生葡萄球菌属所致动、静脉分流感染的治疗。

【注意事项】

1. 本品不可肌内注射，也不宜静脉推注。静脉滴注速度不宜过快，每次剂量（0.4~0.8 g）应至少用 200 mL 5%葡萄糖注射液或 0.9%氯化钠注射液溶解后缓慢滴注，滴注时间宜在1 小时以上。

2. 肾功能不全患者慎用本品，如有应用指征时需在治疗药物浓度监测（TDM）下，根据肾功能减退程度减量应用。

3. 对诊断的干扰：血尿素氮可能增高。

4. 治疗期间应定期检查听力及尿液中蛋白、管型、细胞数、尿相对密度等。

【禁忌证】 对万古霉素类抗生素过敏者禁用。

【不良反应】

1. 可出现皮疹、恶心、静脉炎等。

2. 本品也可引致耳鸣、听力减退、肾功能损害。

3. 个别患者尚可发生一过性周围血象白细胞降低、血清氨基转移酶升高等。

4. 快速注射可出现类过敏反应、血压降低甚至心搏骤停，以及喘鸣、呼吸困难、皮疹、上部躯体发红（红颈综合征）、胸背部肌肉痉挛等。

【用法用量】 临用前加注射用水适量使溶解。静脉缓慢滴注：成人每日 0.8~1.6 g（80万~160万单位），分 2~3 次静滴。小儿每日 16~24 mg/kg（1.6 万~2.4 万单位/kg），分 2 次静滴。

替考拉宁（Teicoplanin）

【适应证】 本品可用于治疗各种严重的革兰阳性菌感染，包括不能用青霉素类和头孢菌素类等其他抗生素者。本品可用于不能用青霉素类及头孢菌素类抗生素治疗或用上述抗生素治疗失败的严重葡萄球菌感染，或对其他抗生素耐药的葡萄球菌感染。已证明替考拉宁对下列感染有效：皮肤和软组织感染，泌尿道感染，呼吸道感染，骨和关节感染，败血症，心内膜炎及持续不卧床腹膜透析相关性腹膜炎。在骨科手术具有革兰阳性菌感染的高危因素时，本品也可作预防用药。

【注意事项】

1. 本品与万古霉素可能有交叉过敏反应，故对万古霉素过敏者慎用。但用万古霉素曾发生"红人综合征"者非本品禁忌证。

2. 以前曾报告过用替考拉宁引起血小板减少，特别是那些用药高于常规用药量者建议治疗期间进行血液检查两次，并进行肝功能和肾功能的检测。

3. 曾有替考拉宁关于听力、血液学、肝和肾毒性方面的报告。应当对听力、血液学、肝和肾功能进行检测，特别是肾功能不全、接受长期治疗的，以及用本品期间同时和相继使用可能有听神经毒性和/或肾毒性的其他药物，如氨基糖苷类、多黏菌素、两性霉素 B、环孢素 A、顺铂、呋塞米和依他尼酸。上述药物与本品联合应用时，并未证实有协同毒性。

4. 肾功能受损者应调整剂量。

5. 使用替考拉宁，特别是长期使用，在与其他抗生素联合使用时，可能会导致不敏感菌的过度生长。

【禁忌证】 对替考拉宁有过敏史者不可使用本品。

【不良反应】

1. 局部反应：红斑、局部疼痛、血栓性静脉炎，可能会引起肌内注射部位脓肿。

2. 变态反应：皮疹、瘙痒、发热、僵直、支气管痉挛过敏反应、过敏性休克、荨麻疹、血管神经性水肿，极少报告发生剥脱性皮炎、中毒性表皮坏死松解症、多形性红斑（包括史-约综合征）。罕有报道在先前无替考拉宁暴露史者输注时可发生输液相关事件，如红斑或上身潮红。这类事件在降低输液速率和/或降低药物浓度后，重新与药物接触时没有再出现。

3. 胃肠道症状：恶心、呕吐、腹泻。

4. 血液学：罕见可逆的粒细胞缺乏、白细胞减少、中性粒细胞减少、血小板减少、嗜酸性粒细胞增多。

5. 肝功能：血清转氨酶和/或血清碱性磷酸酶增高。

6. 肾功能：血清肌酐升高，肾衰。

7. 中枢神经系统：头晕，头痛，心室内注射时会引发癫痫发作。

8. 听觉及前庭功能：听力丧失，耳鸣和前庭功能紊乱。

9. 其他：二重感染（不敏感菌生长过度）。

【用法用量】

1. 本品既可以静脉注射也可以肌内注射。可以快速静脉注射，注射时间为 3~5 分钟，或缓慢静脉滴注，滴注时间不少于 30 分钟。一般每日给药一次，但第一天可以给药两次。对敏感菌所致感染的大多数患者，给药后 48~72 小时出现疗效反应，疗程长短则依据感染的类型、严重程度和患者的临床反应而定。心内膜炎和骨髓炎的疗程则推荐为 3 周或更长时间。

2. 肾功能正常的成人和老年人：① 骨科手术预防感染：麻醉诱导期单剂量静脉注射 400 mg。② 中度感染：皮肤和软组织感染、泌尿系统感染、呼吸道感染。负荷量为第一天静脉注射 400 mg，维持量为静脉或肌内注射 200 mg，每日一次。③ 严重感染：骨和关节感染、败血症、心内膜炎。负荷量为头三剂静脉注射 400 mg，每 12 小时给药一次，维持量：静脉或肌内注射 400 mg，每日一次。④ 某些临床情况，如严重烧伤感染或金葡菌心内膜炎患者，替考拉宁维持量可能需要达到 12 mg/kg。

3. 肾功能不全的成人和老年人：肾功能受损患者，前三天仍然按常规剂量，第四天开始根据血药浓度的测定结果调节治疗用量。① 肌酐清除率为 40~60 mL/min，本品每日剂量或频次减半。② 肌酐清除率<40 mL/min 或血液透析者，剂量为常规剂量的 1/3，或按常规剂量给药，每三天一次。

4. 本品 200 mg 及 400 mg 标准剂量分别相当于 3 mg/kg 及 6 mg/kg 平均剂量，如患者体重超过 85 kg 建议用相同治疗方案按体重给药：中度感染为 3 mg/kg，严重感染为 6 mg/kg。

八、多黏菌素类

多黏菌素 E(Polymyxin E)

【适应证】　本品适用于由敏感菌所致的败血症、尿路感染、肺部感染以及皮肤、眼、鼻旁窦、耳等局部感染。对铜绿假单胞菌感染，本品可作为首选药物。

【注意事项】　雾化吸入或气管滴入时，本品可吸收，上述药物反应也可能出现。

【禁忌证】　肾功能损害者应慎用或忌用。

【不良反应】

1. 肌内注射给药后有局部疼痛，少数患者出现红肿甚至硬块。肌内注射时用 1%普鲁卡因溶解能减轻疼痛，但必须先做普鲁卡因皮肤试验。

2. 本品应用剂量过大或疗程过长，对肾脏有一定损害，少数患者可出现尿蛋白、红白细胞及管型、血液非蛋白氮偶有轻度增高。此不良反应在一般患者并不严重，停药后可恢复正常，但肾功能损害者可加重病情，故应慎用或忌用。

3. 少数患者可能有皮肤感觉异常或麻木感,偶可发生药物热或药疹。

【用法用量】

1. 肌内注射:成人剂量每日1万~2万单位/kg(100万~150万单位),最大剂量不超过150万单位,分2~3次注射。一般疗程为一周,最长不宜超过两周。

2. 静脉滴注:每日1~2单位/kg。以注射用水2 mL溶解后加入500~1 000 mL葡萄糖输液中作缓缓滴注。以雾化吸入或气管滴入时,每日剂量50万单位(儿童适当减量),浓度为1万~5万单位/mL。应用于眼、耳等器官感染的溶液浓度为1 000~5 000单位/mL。

3. 儿童用药按每日1万~2万单位/kg,分2~3次注射。

九、噁唑烷酮类

利奈唑胺(Linezolid)

【适应证】

1. 院内获得性肺炎,由金黄色葡萄球菌(甲氧西林敏感和耐药的菌株)或肺炎链球菌引起的院内获得性肺炎。

2. 社区获得性肺炎,由肺炎链球菌引起的社区获得性肺炎,包括伴发的菌血症,或由金黄色葡萄球菌(仅为甲氧西林敏感的菌株)引起的社区获得性肺炎。

3. 复杂性皮肤和皮肤软组织感染,包括未并发骨髓炎的糖尿病足部感染,由金黄色葡萄球菌(甲氧西林敏感和耐药的菌株)、化脓性链球菌或无乳链球菌引起的复杂性皮肤和皮肤软组织感染。尚无利奈唑胺用于治疗褥疮的研究。

4. 非复杂性皮肤和皮肤软组织感染,由金黄色葡萄球菌(仅为甲氧西林敏感的菌株)或化脓性链球菌引起的非复杂性皮肤和皮肤软组织感染。

5. 万古霉素耐药的屎肠球菌感染,包括伴发的菌血症。

6. 为减少细菌耐药的发生,确保利奈唑胺及其他抗菌药物的疗效,利奈唑胺应仅用于治疗或预防确诊或高度怀疑敏感菌所致感染。在对照临床研究中,对于应用利奈唑胺制剂超过28天的安全性和有效性尚未进行评价。利奈唑胺不适用于治疗革兰阴性菌感染。如确诊或疑诊合并革兰阴性菌感染,立即开始针对性的抗革兰阴性菌治疗十分重要。

【注意事项】

1. 警告

(1)在应用利奈唑胺的患者中有出现骨髓抑制的报道(包括贫血、白细胞减少、全血细胞减少和血小板减少)。在已知转归的病例中,停用利奈唑胺后血象指标可以上升并回复到治疗前的水平。出现这些影响的风险似乎与疗程有关。使用利奈唑胺治疗的老年患者出现血恶液质的风险高于年轻患者。血小板减少在严重肾功能不全(无论是否正在接受透析)患者中更常见。

(2)对应用利奈唑胺的患者应每周进行全血细胞计数的检查,尤其是那些用药超过两周,或用药前已有贫血、粒细胞减少、血小板减少、骨髓抑制,或合并应用可降低血红蛋白水平、抑制白细胞计数、对血小板计数或功能产生不良影响、能导致骨髓抑制的其他药物,患有严重肾功能不全的患者;接受治疗10天以上的患者或患慢性感染既往或目前合并接受其他抗生素治疗的患者。只有在可以密切监测血红蛋白水平、白细胞计数和血小板计数的情况下，这些患者才能使用利奈唑胺。

（3）对发生骨髓抑制或骨髓抑制发生恶化的患者应考虑停用利奈唑胺治疗。除非绝对有必要继续治疗，在此情况下应更频繁监测血细胞计数并采取适当的处理策略。

（4）此外建议，应每周监测接受利奈唑胺治疗的患者的全血细胞计数（包括血红蛋白水平、血小板、白细胞总数和分类计数），不论其基线血细胞计数情况如何。

（5）在同情性使用研究中，利奈唑胺疗程超过最长推荐的28天时，会增高严重贫血的发生率。这些患者经常需要输血。上市后也有需要输血的贫血病例报告，更多病例出现在接受利奈唑胺治疗超过28天的患者中。

（6）上市后曾报告过铁粒幼细胞贫血病例。在已知其发病时间的患者中，大多数患者的利奈唑胺疗程超过28天。大多数患者在停用利奈唑胺后，无论是否接受贫血治疗，都可以完全或部分康复。

（7）在一项导管相关血流感染包括插管部位感染的研究中，发现死亡率的不均衡。

（8）抗生素相关性腹泻和结肠炎。

（9）低血糖。

2. 一般注意事项：

（1）乳酸性酸中毒：患者在接受利奈唑胺时，如发生反复恶心或呕吐、腹痛、有原因不明的酸中毒、低碳酸血症或换气过度，需要立即进行临床检查。

（2）线粒体功能障碍：利奈唑胺可抑制线粒体蛋白合成。该抑制作用可能导致不良事件，如乳酸性酸中毒、贫血和神经病变（视神经病变和周围神经病变）；这些事件在使用药物超过28天的情况下较常见

（3）5-羟色胺综合征：利奈唑胺合用5-羟色胺类药物，包括抗抑郁药，患者中有关于5-羟色胺综合征的自发性报告，本品禁止与5-羟色胺类药物合用。当临床上利奈唑胺需与5-羟色胺类药物合用时，应密切观察患者是否出现5-羟色胺综合征的症状和体征，如认知障碍、高热、反射亢进和共济失调。如果出现了上述体征或症状，医生应考虑停用其中1种药物或2种药物均停用。在某些情况下，已接受5-羟色胺类抗抑郁药或丁螺环酮的患者可能需要使用利奈唑胺紧急治疗。如果没有利奈唑胺替代药物可用且应用利奈唑胺的潜在益处大于5-羟色胺综合征或恶性综合征（NMS-like）反应的风险，应立即停用5-羟色胺类抗抑郁药并使用利奈唑胺。5-羟色胺综合征或NMS-like反应的症状包括高热、强直、肌阵挛、自主神经功能紊乱和精神状态改变（包括极度激越并发展为谵妄和昏迷）。应当对患者的抗抑郁药停药症状进行监测。

（4）周围神经和视神经病变：主要为治疗时间超过了28天最长推荐疗程的患者。在视神经病变进展至视力丧失的病例中，患者治疗时间超过了最长的推荐疗程。在利奈唑胺治疗少于28天的患者中，有视力模糊的报道。目前正在使用或最近使用过抗分枝杆菌药物治疗肺结核的患者，如果同时使用利奈唑胺出现神经病变的风险可能会增加。

（5）惊厥：如果患者有癫痫发作病史，应告知医生。

（6）单胺氧化酶抑制剂：利奈唑胺为可逆性非选择性单胺氧化酶抑制剂（MAOI），但是在抗菌治疗剂量下，其不会产生抗抑郁作用。不建议与MAOI有药物相互作用的药物与本

品联用,除非密切监护。

(7) 二重感染:尚未在临床试验中评估利奈唑胺治疗对正常菌群的影响。在临床试验期间,接受推荐剂量利奈唑胺的患者中,大约 3% 的患者出现了药物相关念珠菌病。在治疗中如出现二重感染,应采取适当的措施。

(8) 特殊人群:严重肾功能不全患者,仅在预期益处超过理论风险时才可使用本品,且在应用中需要对患者进行密切监测。建议严重肝功能不全患者仅在认为益处超过理论风险时使用利奈唑胺。

(9) 临床试验:使用本品超过 28 天的安全性和有效性尚未进行评价。

(10) 耐药菌产生:在没有确诊或高度怀疑细菌感染的证据或没有预防指征时,处方利奈唑胺可能不会给患者带来益处,且有增加细菌耐药产生的风险。

(11) 富含酪胺食物。应告知患者避免进食大量富含酪胺的食物。包括那些通过储存、发酵、盐渍和烟熏来矫味而引起蛋白质变性的食物,例如陈年乳酪(每盎司含 0~15 mg 酪胺,1 盎司 = 28.3 克);发酵过或风干的肉类(每盎司含 0.1~8 mg 酪胺);泡菜(每 8 盎司含 8 mg 酪胺);酱油(每一茶匙含 5 mg 酪胺);生啤(每 12 盎司含 4 mg 酪胺);红酒(每 8 盎司含 0~6 mg 酪胺)。如果长时间贮存或不适当的冷藏,任何一种富含蛋白质的食物其酪胺含量均会增加。

【禁忌证】 本品禁用于已知对利奈唑胺或本品其他成分过敏的患者。

1. 单胺氧化酶抑制剂:正在使用任何能抑制单胺氧化酶 A 或 B 的药物(如苯乙肼、异卡波肼)的患者,或两周内曾经使用过这类药物的患者不应使用利奈唑胺。

2. 引起血压升高的潜在相互作用:除非能够对于患者可能出现的血压升高进行监测,否则利奈唑胺不应用于存在以下潜在临床状况或同时使用以下类型药物的患者。① 高血压未控制的患者、嗜铬细胞瘤、类癌、甲状腺功能亢进、双相情感障碍、分裂情感性精神病或处于急性意识模糊状态的患者。② 使用以下任何药物的患者:5-羟色胺再摄取抑制剂、三环类抗抑郁药、5-羟色胺 5-HT₁ 受体激动剂(曲普坦类)、直接或间接拟交感神经药物(包括肾上腺素支气管扩张药、伪麻黄碱和去甲麻黄碱)、血管加压药物(如肾上腺素、去甲肾上腺素)、多巴胺类药物(如多巴胺、多巴酚丁胺)、哌替啶或丁螺环酮。

3. 动物数据表明,利奈唑胺及其代谢产物可进入乳汁,因此使用本品治疗之前和期间应停止哺乳。

4. 与 5-羟色胺类药物潜在的相互作用:除非密切观察患者 5-羟色胺综合征的体征和/或症状,否则利奈唑胺不应用于类癌综合征的患者和/或使用任何以下药物的患者:5-羟色胺再摄取抑制剂,三环类抗抑郁药,5-羟色胺、5-HT₁ 受体拮抗剂(阿米替林)、哌替啶或丁螺环酮。

【不良反应】

1. 临床试验中报告常见的不良事件为腹泻、头痛、恶心,呕吐。罕见严重不良反应包括局限性腹痛、短暂性脑缺血发作和高血压。

2. 上市后报告的不良反应详见注意事项。

【用法用量】

1. 小于 11 岁儿童:10 mg/kg,每 8 小时一次,静注或口服。5~11 岁的儿童在治疗非复杂性皮肤和皮肤软组织感染时可每 12 小时一次给药。

2. 12 岁以上青少年和成人：600 mg，每 12 小时，静注或口服。

3. 利奈唑胺在餐后或餐前服用均可。

4. 利奈唑胺口服生物利用度为 100%，因此当从静脉给药转换成口服给药时无需调整剂量。

十、甘氨酰环素类

替加环素（Tigecycline）

【适应证】 本品适用于 18 岁以上患者由特定细菌的敏感菌株所致感染的治疗。

【注意事项】

1. 警告：① 全因死亡率升高。② 过敏反应/类过敏反应：四环素过敏患者慎用本品。③ 肝脏效应：可观察到总胆红素浓度、凝血酶原时间及转氨酶类升高。④ 治疗呼吸机相关性肺炎时出现死亡率不平衡及低治疗率。⑤ 胰腺炎，已有替加环素给药相关的急性胰腺炎，包括致死病例的报道。⑥ 妊娠妇女应用本品时可导致胎儿受到伤害。⑦ 在牙齿发育期间（妊娠后半期、婴儿期以及 8 岁以下儿童期）使用本品可导致牙齿永久性变色（黄色-灰色-棕色）。⑧ 艰难梭菌相关性腹泻。

2. 一般注意事项：① 肠穿孔。② 四环素类药物效应，可能出现与四环素类抗生素相似的光敏感性，假性脑瘤，胰腺炎以及抑制蛋白合成作用。③ 二重感染。④ 耐药菌发展。

【禁忌证】 禁用于已知对替加环素过敏的患者。

【不良反应】 常见的不良反应为恶心、呕吐，总体而言，恶心或呕吐在早期（第 1~2 天）发生。其他常见的不良反应有活化部分凝血酶原时间延长，凝血酶原时间延长，胆红素血症，血尿素氮升高，头晕，静脉炎，腹泻，厌食，腹痛，消化不良，瘙痒，皮疹，头痛。

【用法用量】

1. 替加环素的推荐给药方案为首剂 100 mg，然后，每 12 小时 50 mg。替加环素的静脉输注时间应该每 12 小时给药一次，每次 30~60 min。

2. 本品无需根据年龄、性别或种族调整剂量，肾功能损害患者无需调整剂量。本品不推荐用于年龄低于 18 周岁的患者。

3. 轻至中度肝功能损伤（Child－Pugh A 级和 B 级）患者无需调整剂量。根据重度肝功能损伤患者（Child－Pugh C 级）的药代动力学特征，替加环素的剂量应调整为 100 mg，然后每 12 小时 25 mg 维持。重度肝功能损伤患者应慎用本品并监测治疗反应。

4. 每瓶本品应采用 5.3 mL 0.9%氯化钠注射液或 5%葡萄糖注射液溶解，溶解后的替加环素溶液浓度为 10 mg/mL。轻晃药瓶直至药物溶解。立刻从药瓶中抽取 5 mL 溶液加入含 100 mL 液体的静脉输液袋中（100 mg 剂量溶解 2 袋，50 mg 剂量溶解 1 袋）。静脉输液袋中药物的最高浓度为 1 mg/mL。本品可以在注射溶液包装袋中室温保存达 6 小时，或 2~8℃冷藏达 24 小时。

5. 如果同一输液管继续用于输注多种药物，应该在输注本品前后应用 0.9%氯化钠注射液或 5%葡萄糖注射液灌洗管。下列药物不应通过同一 Y 形管与替加环素同时给药：两性霉素 B、两性霉素 B 脂质体复合物、地西泮、艾司奥美拉唑和奥美拉唑。

十一、磺胺类

磺胺嘧啶(Sulfadiazine)

【适应证】

1. 敏感脑膜炎球菌所致的流行性脑脊髓膜炎的治疗和预防。

2. 与甲氧苄啶合用可治疗对其敏感的流感嗜血杆菌、肺炎链球菌和其他链球菌所致的中耳炎及皮肤软组织等感染。

3. 星形奴卡菌病。

4. 对氯喹耐药的恶性疟疾治疗的辅助用药。

5. 治疗由沙眼衣原体所致的宫颈炎和尿道炎的次选药物。

6. 治疗由沙眼衣原体所致的新生儿包涵体结膜炎的次选药物。

【注意事项】

1. 下列情况应慎用缺乏葡萄糖-6-磷酸脱氢酶、血卟啉症、失水、休克和老年患者。

2. 交叉过敏反应：对一种磺胺药呈现过敏的患者对其他磺胺药可能过敏。对呋塞米、砜类、噻嗪类利尿药、磺脲类、碳酸酐酶抑制药呈现过敏的患者,对磺胺药亦可过敏。

3. 每次服用本品时应饮用足量水分。服用期间也应保持充足进水量,使成人每日尿量至少维持在 1 200 mL 以上。如应用本品疗程长,剂量大时除多饮水外宜同服碳酸氢钠。

4. 治疗中须注意检查：① 全血象检查,对接受较长疗程的患者尤为重要。② 治疗中定期尿液检查(每 2~3 日查尿常规一次)以发现长疗程或高剂量治疗时可能发生的结晶尿。③ 肝、肾功能检查。

5. 严重感染者应测定血药浓度,对大多数感染性疾患游离磺胺浓度达 50~150 μg/mL(严重感染 120~150 μg/mL)可有效。总磺胺血浓度不应超过 200 μg/mL,如超过此浓度,不良反应发生率增高。

6. 由于本品在尿中溶解度低,出现结晶尿机会增多,故一般不推荐用于尿路感染的治疗。不可任意加大剂量、增加用药次数或延长疗程,以防蓄积中毒。

7. 由于本品能抑制大肠埃希菌的生长,妨碍 B 族维生素在肠内的合成,故使用本品超过一周以上者,应同时给予维生素 B 以预防其缺乏。

【禁忌证】　对磺胺类药物过敏者禁用,孕妇、哺乳期妇女禁用,小于 2 个月以下婴儿禁用,肝肾功能不良者禁用。

【不良反应】

1. 过敏反应较为常见,可表现为药疹,严重者可发生渗出性多形红斑、剥脱性皮炎和大疱表皮松解萎缩性皮炎等;也有表现为光敏反应、药物热、关节及肌肉疼痛、发热等血清病样反应。

2. 中性粒细胞减少或缺乏症、血小板减少症及再生障碍性贫血。患者可表现为咽痛、发热、面色苍白和出血倾向。

3. 溶血性贫血及血红蛋白尿：缺乏葡萄糖-6-磷酸脱氢酶患者应用磺胺药后易发生，在新生儿和小儿中较成人为多见。

4. 高胆红素血症和新生儿核黄疸：由于磺胺药与胆红素竞争蛋白结合部位，可致游离胆红素增高。新生儿肝功能不完善，故较易发生高胆红素血症和新生儿黄疸，偶可发生核黄疸。

5. 肝脏损害：可发生黄疸、肝功能减退，严重者可发生急性肝坏死。

6. 肾脏损害：可发生结晶尿、血尿和管型尿。偶有患者发生间质性肾炎或肾小管坏死等严重不良反应。

7. 恶心、呕吐、胃纳减退、腹泻、头痛、乏力等，一般症状轻微，不影响继续用药。偶有患者发生艰难梭菌肠炎，此时需停药。

8. 甲状腺肿大及功能减退偶有发生。

9. 中枢神经系统毒性反应偶可发生，表现为精神错乱、定向力障碍、幻觉、欣快感或抑郁感。一旦出现均需立即停药。

10. 本品所致的严重不良反应虽少见，但可致命，如渗出性多形红斑、剥脱性皮炎、大疱表皮松解萎缩性皮炎、暴发性肝坏死、粒细胞缺乏症、再生障碍性贫血等血液系统异常。治疗时应严密观察，当皮疹或其他反应早期征兆出现时应立即停药。

【用法用量】

1. 成人：治疗一般感染，一次 1 g，一日 2 次，首次剂量加倍。预防流行性脑脊髓膜炎：一次 1 g，一日 2 次，疗程 2 日。

2. 2 个月以上婴儿及小儿常用量：治疗一般感染，25 mg/kg，一日 2 次，首次剂量加倍（总量不超过 2 g）。预防流行性脑脊髓膜炎：每日 0.5 g，疗程 2~3 日。

复方磺胺甲噁唑（SMZco，Compound Sulfamethoxazole，又作 SMZ-TMP）

【适应证】　用于敏感菌株所致的尿路感染，小儿的急性中耳炎，成人慢性支气管炎急性发作，肠道感染、志贺菌感染以及肺孢子菌肺炎。

【注意事项】

1. 因不易清除细菌，下列疾病不宜选用该品作治疗或预防用药：① 中耳炎的预防或长程治疗。② 溶血性链球菌扁桃体和咽炎。

2. 交叉过敏反应：对一种磺胺药呈现过敏的患者对其他磺胺药也可能过敏。

3. 肝脏损害：可发生黄疸、肝功能减退，严重者可发生急性肝坏死，故有肝功能损害患者宜避免应用。

4. 肾脏损害。可发生结晶尿、血尿和管型尿，故服用该品期间应多饮水，保持高尿流量，如应用该品疗程长、剂量大时，除多饮水外，宜同服碳酸氢钠，以防止此不良反应。失水、休克和老年患者应用该品易致肾损害，应慎用或避免应用该品。肾功能减退患者不宜应用该品。

5. 对呋塞米、砜类、噻嗪类利尿药、磺脲类、碳酸酐酶抑制药呈现过敏的患者，对磺胺药亦可过敏。

6. 下列情况应慎用：缺乏葡萄糖-6-磷酸脱氢酶、血卟啉症、叶酸缺乏性血液系统疾病、失水、艾滋病、休克和老年患者。

7. 用药期间须注意检查：① 全血象检查，对疗程长、服用剂量大、老年、营养不良及服用抗癫痫药的患者尤为重要。② 治疗中应定期尿液检查（每2~3日查尿常规一次）以发现长疗程或高剂量治疗时可能发生的结晶尿。③ 肝、肾功能检查。

8. 严重感染者应测定血药浓度，对大多数感染患者游离磺胺血药浓度达50~150 mg/mL（严重感染120~150 mg/mL）可有效。总磺胺血浓度不应超过200 mg/mL，超过此浓度，不良反应发生率增高。

9. 不可任意加大剂量、增加用药次数或延长疗程，以防蓄积中毒。

10. 由于本品抑制大肠杆菌的生长，妨碍B族维生素在肠内的合成，故使用该品超过一周以上者，应同时给予维生素B以预防其缺乏。

11. 如因服用该品引起叶酸缺乏时，可同时服用叶酸制剂，后者并不干扰TMP的抗菌活性，因细菌并不能利用已合成的叶酸。如有骨髓抑制征象发生，应即停用该品，并给予叶酸3~6 mg肌注，一日1次，使用2日或根据需要用药至造血功能恢复正常，对长期、过量使用该品者可给予高剂量叶酸并延长疗程。

【禁忌证】

1. 对SMZ和TMP过敏者禁用。

2. 由于本品阻止叶酸代谢，加重巨幼红细胞性贫血患者叶酸的缺乏，该病患者禁用。

3. 孕妇及哺乳期妇女禁用。

4. 2个月以内婴儿禁用。

5. 重度肝肾功能损害者禁用。

【不良反应】

1. 过敏反应较为常见，可表现为药疹，严重者可发生渗出性多形红斑、剥脱性皮炎和大疱表皮松解萎缩性皮炎等；也有表现为光敏反应、药物热、关节及肌肉疼痛、发热等血清病样反应。偶见过敏性休克。

2. 中性粒细胞减少或缺乏症、血小板减少症及再生障碍性贫血。患者可表现为咽痛、发热、面色苍白和出血倾向。

3. 溶血性贫血及血红蛋白尿：这在缺乏葡萄糖-6-磷酸脱氢酶的患者应用磺胺药后易于发生，在新生儿和小儿中较成人为多见。

4. 高胆红素血症和新生儿核黄疸：由于该品与胆红素竞争蛋白结合部位，可致游离胆红素增高。新生儿肝功能不完善，对胆红素处理差，故较易发生高胆红素血症和新生儿黄疸，偶可发生核黄疸。

5. 肝脏损害：可发生黄疸、肝功能减退，严重者可发生急性肝坏死。

6. 肾脏损害：可发生结晶尿、血尿和管型尿；偶有患者发生间质性肾炎或肾小管坏死的严重不良反应。

7. 恶心、呕吐、胃纳减退、腹泻、头痛、乏力等，一般症状轻微。偶有患者发生艰难梭菌肠炎，此时需停药。

8. 甲状腺肿大及功能减退偶有发生。

9. 中枢神经系统毒性反应偶可发生,表现为精神错乱、定向力障碍、幻觉、欣快感或抑郁感。

10. 偶可发生无菌性脑膜炎,有头痛、颈项强直、恶心等表现。

11. 该品所致的严重不良反应虽少见,但常累及各器官并可致命,如渗出性多形红斑、剥脱性皮炎、大疱表皮松解萎缩性皮炎、暴发性肝坏死、粒细胞缺乏症、再生障碍性贫血等血液系统异常。艾滋病患者的上述不良反应较非艾滋病患者为多见。

【用法用量】

1. 肌内注射:成人常用量:一次 2 mL(2 mL/支磺胺甲噁唑 0.4 g,甲氧苄啶 80 mg),一日 1~2 次。小儿常用量:2 个月以上、体重 40 kg 以下婴幼儿一次 SMZ 8~12 mg/kg,TMP1.6~2.4 mg/kg,每 12 小时一次。体重大于 40 kg 的儿童剂量与成人相同。

2. 口服:① 成人常用量:细菌性感染 SMZco 0.96 g 每 12 小时一次。治疗肺孢子菌肺炎 1.44 g 每 8 小时一次。② 成人预防用药:初予 SMZco 0.96 g 一日两次,继以相同剂量一日一次,或一周 3 次。③ 小儿常用量:2 个月以下婴儿禁用。治疗细菌性感染,2 个月以上、体重 40 kg 以下婴幼儿口服 SMZ 20~30 mg/kg,TMP 4~6 mg/kg,每 12 小时一次。体重大于 40 kg 的儿童剂量与成人相同。肺孢子菌肺炎:口服 SMZ 18.75~25 mg/kg,TMP 3.75~5 mg/kg,每 6 小时一次。

十二、硝基咪唑类

甲硝唑(Metronidazole)

【适应证】 本品主要用于厌氧菌感染的治疗。

【注意事项】

1. 对诊断的干扰:本品的代谢产物可使尿液呈深红色。

2. 原有肝脏疾病患者,剂量应减少。出现运动失调或其他中枢神经系统症状时应停药。重复一个疗程之前,应做白细胞计数。厌氧菌感染合并肾功能衰竭者,给药间隔时间应由 8 小时延长至 12 小时。

3. 本品可抑制酒精代谢,用药期间应戒酒,饮酒后可能出现腹痛、呕吐、头痛等症状。

4. 若遇药液混浊、异物、瓶身破裂、轧口松动等,请勿使用。一次使用不完,禁止再用。

【禁忌证】 有活动性中枢神经系统疾患和血液病者禁用。

【不良反应】 15%~30%病例出现不良反应,以消化道反应最为常见,包括恶心、呕吐、食欲不振、腹部绞痛,一般不影响治疗;神经系统症状有头痛、眩晕,偶有感觉异常、肢体麻木、共济失调、多发性神经炎等,大剂量可致抽搐。少数病例发生荨麻疹、潮红、瘙痒、膀胱炎、排尿困难、口中金属味及白细胞减少等,均属可逆性,停药后自行恢复。

【用法用量】

1. 口服:成人一次 2~3 片,一日 3 次。小儿每日 20~50 mg/kg,分 3 次口服。

2. 静脉滴注:成人常用量,首次 15 mg/kg,维持量 7.5 mg/kg,每 6~8 小时静脉滴注一次。

奥硝唑（Ornidazole）

【适应证】 用于治疗由厌氧菌感染引起的多种疾病；男女泌尿生殖系统毛滴虫、贾第氏鞭毛虫感染引起的疾病；肠、肝阿米巴虫病；肠、肝变形虫感染引起的疾病；用于预防和治疗各科手术后厌氧菌感染。

【注意事项】 肝损伤患者用药每次剂量与正常用量相同，但用药间隔时间要加倍。使用过程中，如有异常神经症状反应需立即停药。妊娠早期和哺乳期妇女慎用。建议3岁以下儿童不用。

【禁忌证】

1. 禁用于对硝基咪唑类药物过敏的患者。

2. 禁用于脑和脊髓发生病变的患者、癫痫患者。

3. 禁用于器官硬化症、造血功能低下、慢性酒精中度患者。

【不良反应】

1. 消化系统：包括轻度胃部不适、恶心、口腔异味等。

2. 神经系统：包括头晕及困倦、眩晕、颤抖、四肢麻木、痉挛和神经错乱等。

3. 过敏反应：如皮疹、瘙痒等。

4. 其他：白细胞减少。

【用法用量】

1. 口服：成人0.5 g q12h，儿童10~20 mg/kg q12h。

2. 静脉滴注：每瓶静滴时间不少于30 min。成人起始剂量0.5~1 g，然后0.5 g q12h。儿童每日20~30 mg/kg q12h。

替硝唑（Tinidazole）

【适应证】 各种厌氧菌感染，用于结肠直肠手术、妇产科手术及口腔手术等的术前预防用药，用于肠道及肠道外阿米巴病、阴道滴虫病、贾第虫病、加德纳菌阴道炎等的治疗；也可作为甲硝唑的替代药用于幽门螺杆菌所致的胃窦炎及消化性溃疡的治疗。

【注意事项】

1. 如疗程中发生中枢神经系统不良反应，应及时停药。

2. 本品可干扰丙氨酸氨基转移酶、乳酸脱氢酶、三酰甘油、己糖激酶等的检验结果，使其测定值降至零。

3. 用药期间不应饮用含酒精的饮料，因可引起体内乙醛蓄积，干扰酒精的氧化过程，导致双硫仑样反应，患者可出现腹部痉挛、恶心、呕吐、头痛、面部潮红等。

4. 肝功能减退者本品代谢减慢，药物及其代谢物易在体内蓄积，应予减量，并作血药浓度监测。

5. 本品可自胃液持续清除，某些放置胃管作吸引减压者，可引起血药浓度下降。血液透析时，本品及代谢物迅速被清除，故应用本品不需减量。

6. 念珠菌感染者应用本品，其症状会加重，需同时给予抗真菌治疗。

7. 本品对阿米巴包囊作用不大，宜加用杀包囊药物。

8. 治疗阴道滴虫病时,需同时治疗其配偶。

【禁忌证】　对本品或吡咯类药物过敏患者以及有活动性中枢神经疾病和血液病者禁用。孕妇及哺乳期妇女禁用。

【不良反应】　不良反应少见而轻微,主要为恶心、呕吐、上腹痛、食欲下降及口腔金属味,可有头痛、眩晕、皮肤瘙痒、皮疹、便秘及全身不适。此外,还可有中性粒细胞减少、双硫仑样反应及黑尿。高剂量时也可引起癫痫发作和周围神经病变。

【用法用量】

1. 口服:厌氧菌感染,一次 1 g,一日 1 次,首剂量加倍。预防手术后厌氧菌感染,:手术前 12 小时 1 次顿服 2 g。肠道滴虫病、贾第虫病:单剂量 2 g 顿服。肠阿米巴病:一次 0.5 g,一日 2 次,或一次 2 g,一日 1 次。肠外阿米巴:一次 2 g,一日 1 次。

2. 静脉滴注:预防手术后厌氧菌感染:总量 1.6 g,分一次或两次静脉缓慢滴注,第一次于术前 2~4 小时,第二次于手术期间或术后 12~24 小时滴注。治疗厌氧菌感染:缓慢滴注,每天一次,每次 0.8 g。

十三、磷霉素类

磷霉素(Phosphonomycin)

【适应证】　本品用于敏感菌所致的呼吸道感染、皮肤软组织感染、肠道感染、泌尿系统感染、败血症、腹膜炎、脑膜炎、骨髓炎、子宫附件炎、子宫内感染、盆腔炎等。可与其他抗生素联合应用治疗由敏感菌所致重症感染。也可与万古霉素合用,以治疗耐甲氧西林金葡菌(MRSA)感染。

【注意事项】

1. 本品静脉滴注速度宜缓慢,每次静脉滴注时间应在 1 小时以上。

2. 肝、肾功能减退者慎用。应用较大剂量时应监测肝功能。

3. 用于严重感染时除需应用较大剂量外,尚需与其他抗生素如 β-内酰胺类或氨基糖苷类联合应用。用于金黄色葡萄球菌感染时,也宜与其他抗生素联合应用。

4. 本品在体外对二磷酸腺苷(ADP)介导的血小板凝集有抑制作用,剂量加大时更为显著,但临床应用中尚未见引起出血的报道。

【禁忌证】　对本品有过敏史的患者禁用。

【不良反应】

1. 主要为轻度为胃肠道反应,如恶心、纳差、中上腹不适、稀便或轻度腹泻。

2. 偶可发生皮疹、嗜酸性粒细胞增多,周围血象红细胞、血小板一过性降低,白细胞降低、血清氨基转移酶一过性升高,头晕、头痛等反应。

3. 注射部位静脉炎。

4. 极个别患者可能出现休克。

【用法用量】　静脉滴注。成人一日 4~12 g,严重感染可增加至一日 16 g,分 2~3 次滴注。儿童一日 0.1~0.3 g/kg,分 2~3 次滴注。

(陈　蓉　孟现民)

第三节 抗真菌药物

一、多烯类

两性霉素 B(Amphotericin B)

【适应证】 隐球菌病、芽生菌病、播散性念珠菌病、球孢子菌病、组织胞浆菌病,由毛霉属、根霉属、犁头霉属、内孢霉属和蛙粪霉属等所致的毛霉病,由申克孢子丝菌引起的孢子丝菌病,曲霉所致的曲霉病、暗色真菌病等。本药尚可作为美洲利什曼原虫病的替代治疗药物。

【注意事项】 本品毒性大,不良反应多见,但它又是治疗危重深部真菌感染的唯一有效药物,选用本品时必须权衡利弊后作出决定。

1. 下列情况应慎用:① 肾功能损害,本品主要在体内灭活,故肾功能重度减退时半衰期仅轻度延长,因此肾功能轻、中度损害的患者如病情需要仍可选用本品,重度肾功能损害者则需延长给药间隔或减量应用,应用其最小有效量;当治疗累积剂量大于 4 g 时可引起不可逆性肾功能损害。② 肝功能损害,本品可致肝毒性,肝病患者避免应用本品。

2. 治疗期间定期严密随访血、尿常规,肝、肾功能,血钾、心电图等,如血尿素氮或血肌酐明显升高时,则需减量或暂停治疗,直至肾功能恢复。

3. 为减少本品的不良反应,给药前可给解热镇痛药和抗组胺药,同时给予琥珀酸氢化可的松 25~50 mg 或地塞米松 2~5 mg 一同静脉滴注。

4. 本品治疗如中断 7 日以上者,需重新自小剂量(0.25 mg/kg)开始逐渐增加至所需量。

5. 本品宜缓慢避光滴注,每次滴注时间至少 6 小时。药液静脉滴注时应避免外漏,因本品可致局部刺激。仅 5 mg 规格用于鞘内注射。

【禁忌证】 对本品过敏及有严重肝病的患者禁用。肾功能不全者慎用。

【不良反应】

1. 静滴过程中或静滴后发生寒战、高热、严重头痛、食欲不振、恶心、呕吐,有时可出现血压下降、眩晕等。

2. 几乎所有患者在疗程中均可出现不同程度的肾功能损害,尿中可出现红细胞、白细胞、蛋白和管型、血尿素氮和肌酐增高,肌酐清除率降低,也可引起肾小管性酸中毒。

3. 低钾血症,由于尿中排出大量钾离子所致。

4. 血液系统毒性反应有正常红细胞性贫血,偶可有白细胞或血小板减少。

5. 肝毒性:较少见,可致肝细胞坏死,急性肝功能衰竭亦有发生。

6. 心血管系统反应:静滴过快时可引起室颤或心搏骤停。此外,本品所致的电解质紊乱亦可导致心律失常的发生。本品静滴时易发生血栓性静脉炎。

7. 神经系统毒性反应:鞘内注射本品可引起严重头痛、发热、呕吐、颈项强直、下肢疼痛及尿潴留等,严重者可发生下肢截瘫等。

8. 过敏性休克、皮疹等变态反应偶有发生。

【用法用量】

1. 静脉滴注：从小剂量开始，一般按 1 mg、3 mg、5 mg、10 mg 递增，逐渐增加剂量到 0.7 mg/(kg·d)。成人一日最高剂量不超过 1 mg/kg。开始剂量增加要慢，患者反应不明显时可适当加快增量速度。使用 5% 葡萄糖 500 mL 作为溶媒，6~8 h 滴完。用药过程中患者反应明显，可用小剂量糖皮质激素拮抗。为预防寒战高热，可在用药前 20~30 min 使用消炎痛栓 1/3 纳肛。本品对光不稳定，输液时需避光进行。累积总量一般在 1.5~3 g。

2. 鞘内给药：首次 0.05~0.1 mg，以后渐增至每次 0.5 mg，最大量一次不超过 1 mg，每周给药 2~3 次，总量 15 mg 左右。鞘内给药时宜与小剂量地塞米松或琥珀酸氢化可的松同时给予，并需用脑脊液反复稀释药液，边稀释边缓慢注入以减少不良反应。

3. 雾化吸入：适用于肺及支气管感染病例。一日量 5~10 mg，溶于注射用水 100~200 mL 中，分 3 次用。

两性霉素 B 脂质体（Amphotericin B Liposome）

【适应证】 ① 肾功能不全患者。② 不能耐受有效剂量的两性霉素 B，以及两性霉素 B 治疗无效的侵袭性真菌病患者。③ 两性霉素 B 脂质体还可用于中性粒细胞缺乏伴发热疑为真菌感染患者的经验治疗。

【注意事项】

1. 本品应静脉给药。与输药过程中有关的急性反应包括发热、发冷、低血压、恶心或心动过速，通常在开始输药后 1~3 小时出现，头几次给药时较为严重和频繁，以后会逐步消失。急性反应可以事先通过使用抗组胺和皮质类固醇来预防，和/或降低输注速度以及迅速使用抗组胺药和皮质类固醇来处理。应避免快速输注。

2. 按患者反应情况，应对患者进行监测，特别是对肝功能、肾功能、血清电解质、全血细胞计数及凝血酶原反应时间等进行监测。

【禁忌证】 禁用于对其中任何成分过敏的患者。

【不良反应】

1. 输注有关：急性不良反应在首次输注本品时最为常见，其频率和程度在后续给药中降低。

2. 各系统均可见不良反应发生。

【用法用量】

1. 对于成年人和儿童，根据要求可按 3.0~4.0 mg/(kg·d) 的剂量使用。若无改善或真菌感染恶化，剂量可增至 6 mg/(kg·d)。将溶解的本品用 5% 葡萄糖注射液稀释，以 1 mg/(kg·h) 的速度静脉滴注。在每一个疗程的第一次用药前建议做试验滴注，以少量药（10 mL 稀释液含有 1.6~8.3 mg）用 15~30 分钟滴注。再仔细观察 30 分钟。如果患者可以忍受并无与输注有关的反应，则输注时间可缩短至不少于 2 小时，如果患者出现急性反应或不能耐受，则输注时间要延长。

2. 本品必须用无菌注射用水溶解。溶解好的液体只能使用 5% 葡萄糖溶液稀释至终浓度约为 0.6 mg/mL。禁止与其他液体或其他药物混合，以免产生沉淀。稀释后的药液需存于 2~8℃ 环境中并于 24 h 内使用。

二、吡咯类(三唑类)

氟康唑(Fluconazole)

【适应证】

1. 念珠菌病(克柔念珠菌除外):用于治疗口咽部和食管念珠菌感染,播散性念珠菌病,念珠菌外阴阴道炎。尚可用于骨髓移植患者接受细胞毒类药物或放射治疗时,预防念珠菌感染的发生。

2. 隐球菌病:用于治疗脑膜炎以外的新型隐球菌病;治疗隐球菌脑膜炎时,本品可作为两性霉素 B 联合氟胞嘧啶初治后的维持治疗药物。

3. 球孢子菌病。

4. 用于接受化疗、放疗和免疫抑制治疗的患者预防念珠菌感染。

5. 本品亦可替代伊曲康唑用于芽生菌病和组织胞浆菌病的治疗。

【注意事项】

1. 本品经肾排出,肾功能减退者减量应用。血液透析后给予本品一日量。

2. 治疗过程中可发生轻度一过性血清转氨酶升高,偶见肝毒性症状。与肝毒性药物合用。需服用本品两周以上或接受多倍于常用剂量的本品时,可使肝毒性增加。治疗过程中需定期检测肝功能。肝功能持续异常或出现肝毒性症状时需停用本品。

【禁忌证】 对本品或其他吡咯类药物过敏者禁用。孕妇禁用。

【不良反应】

1. 常见消化道反应,表现为恶心、呕吐、腹痛或腹泻等。可见头晕头痛。

2. 过敏反应:可表现为皮疹,偶可发生严重的剥脱性皮炎(常伴随肝功能损害)、渗出性多形红斑。

3. 肝毒性:尤其易发生于有严重基础疾病(如艾滋病和癌症)的患者。

4. 肾功能异常:尤其有严重基础疾病(如艾滋病和癌症)的患者,可能出现。

5. 偶可发生周围血象一过性中性粒细胞减少和血小板减少等血液学检查指标改变,尤其易发生于有严重基础疾病(如艾滋病和癌症)的患者。

【用法用量】

1. 口服:食道及播散性念珠菌病,首次剂量 0.4 g,此后一日 1 次,一次 0.2 g,症状缓解后至少持续 2 周。口咽部念珠菌病,首次剂量 0.2 g,此后一日 1 次,一次 0.1 g,疗程至少 2 周。预防念珠菌病,一日 1 次,一次 0.2~0.4 g。肾功能不全者单次给药不需调整剂量,多次给药时第 1 日及第 2 日给予常规剂量,以后根据肌酐清除率调整:>50 mL/min,常规剂量;11~50 mL/min,常规剂量的一半,透析后给药一次。6 个月~14 岁儿童:按每日 3~6 mg/kg 剂量给药。6 个月龄以下儿童由于治疗方案未建立,不宜使用。

2. 静脉滴注:剂量同口服。最大滴注速度约 200 mg/h。

伊曲康唑(Itraconazole)

【适应证】

1. 静脉用药适用于中性粒细胞缺乏且怀疑有真菌感染患者的经验治疗,还适用于治疗肺部及肺外芽生菌病、组织胞浆菌病,以及不能耐受两性霉素 B 或两性霉素 B 治疗无效的曲霉病。

2. 胶囊剂适用于皮肤真菌所致的足趾或/和手指甲癣。因胶囊剂口服吸收差,现较少用于侵袭性真菌病的治疗。伊曲康唑注射及口服后,尿液和脑脊液中均无原形药,故不宜用于尿路感染和中枢神经系统感染的治疗。

【注意事项】

1. 心脏影响:伊曲康唑有负性肌力作用,不应用于患有充血性心力衰竭的患者。对于存在心力衰竭危险因素的患者,医生需谨慎用药并严密监护。钙通道阻滞剂具有负性激励作用,合用时心力衰竭风险升高,需加注意。

2. 肝脏影响:伊曲康唑绝大部分在肝脏代谢。报告有非常罕见包括可致命性的急性肝衰竭在内的严重肝脏毒性病例。本品治疗过程中可考虑进行肝功能监测。对于肝酶升高或肝功能损害或患有活动性肝病或受到其他药物肝毒性损伤的患者,不应使用伊曲康唑注射液,除非获益超过风险。

3. 肾损害:伊曲康唑注射液中有羟丙基-β-环糊精,静脉给药时通过肾小球滤过清除,肌酐清除率<30 mL/min 禁用伊曲康唑注射液。轻度和中度肾功能损害患者慎用,可考虑转为使用伊曲康唑胶囊。

4. 神经病变:发生可能由本品导致的神经系统症状时应终止治疗。

5. 听力丧失:接受本品治疗的患者曾有报告短暂性或永久性听力丧失。听力丧失通常在治疗停止后消失,但也会在一些患者中持续。

6. 仅在潜在益处大于风险时考虑给儿童使用。老年患者慎用。

【禁忌证】

1. 禁用于已知对伊曲康唑及本品任一辅料过敏的患者。

2. 重度肾功能衰竭(肌酐清除率<30 mL/min)患者禁用本品注射剂。

3. 除非危及生命,禁用于孕妇。育龄期妇女使用本品时应避孕。

【不良反应】　临床试验中报告概率最高的是胃肠道不良事件。其余见【注意事项】。

【用法用量】

1. 口服:餐后立即给药,应将整个胶囊吞服。一日 1~2 次,一次 0.2 g。疗程根据疗效调整。

2. 静脉滴注:开始 2 天给予本品一日 2 次,每次 200 mg 静滴,此后改为一日 1 次。

伏立康唑(Voriconazole)

【适应证】　侵袭性曲霉菌病(首选),氟康唑耐药的念珠菌引起的严重侵袭性感染(包括克柔念珠菌),足放线病菌和镰刀菌引起的严重感染,免疫缺陷患者中可能威胁生命的感染。

【注意事项】

1. 视觉障碍见【不良反应】。连续治疗超过 28 天需监测视觉功能,包括视敏度、视力范围及色觉。

2. 肝毒性:主要发生在伴有严重基础疾病(主要为恶性血液病)的患者中,包括肝炎和黄疸。通常停药后肝功能异常即能好转。

3. 孕妇：伏立康唑应用于孕妇可导致胎儿损害。

4. 半乳糖不耐受：伏立康唑片剂中含有乳糖成分，半乳糖不耐受者不宜使用。

5. 吡咯类药物，包括伏立康唑，可引起心电图 Q - T 间期延长。在伴有心肌病、低钾血症、曾进行具有心脏毒性的化疗及用过其他可能引起尖端扭转型室速的药物，有发生尖端扭转型室速的报道。使用本品前必须严格纠正钾、镁和钙的异常。

6. 静脉滴注过程中的类过敏反应主要为脸红、发热、出汗、心动过速、胸闷、呼吸困难、晕厥、恶心、瘙痒及皮疹，一旦出现考虑停药。

7. 伏立康唑片剂应在餐后或餐前至少 1 小时服用。

8. 用药期间监测肾功能（主要为血肌酐）和肝功能（主要为肝功能检查和胆红素）。

9. 伏立康唑注射液专用溶媒含乙醇，对乙醇过敏者慎用。

【禁忌证】

1. 禁止用于对本品或赋形剂过敏的患者。

2. 禁止联合使用的药物见第四章第二节中"三、抗真菌药物"中"伏立康唑"部分（本书第 157~158 页）。

【不良反应】

1. 治疗试验中最为常见的不良事件为视觉障碍、发热、皮疹、恶心、呕吐、腹泻、头痛、败血症、周围性水肿、腹痛以及呼吸功能紊乱。导致停药最常见的不良事件为肝功能检测值增高、皮疹和视觉障碍。

2. 视觉障碍较为常见，在临床试验汇总中有 30% 的患者曾经出现视觉改变、视觉增强、视力模糊、色觉改变和/或畏光。通常为轻度，可能与较高的血药浓度和/或剂量有关。用药早期即可发生，并持续存在于整个用药期间，停药后可恢复正常。

3. 皮肤反应：皮疹较为常见，一旦出现需严密观察，皮损加重需停药。光敏反应在长期治疗的患者中较为多见，建议伏立康唑治疗过程中避免强烈日光直射。

【用法用量】 无论静脉滴注或口服给药，首次给药第一天均应给予负荷剂量。由于片剂生物利用度很高（96%），所以有临床指征时静脉滴注和口服两种途径可以互换。滴注速度最快不超过每小时 3 mg/kg。稀释后每瓶滴注时间须 1 小时以上。

1. 静脉滴注维持剂量：一日 2 次，一次 3~4 mg/kg。与苯妥英钠或利福平合用，伏立康唑维持剂量可增加到一次 5 mg/kg。

2. 口服维持剂量：体重 ≥40 kg 者，每 12 小时一次，一次 0.2 g。体重<40 kg 的成年患者，每次 0.1 g。若患者反应欠佳，可分别增加至一次 0.15 g 及 0.3 g。

3. 肝功能损害：建议轻到中度肝功能损害者本品负荷剂量不变，维持剂量减半。尚无重度肝硬化患者使用本品的研究。

泊沙康唑（Posaconazole）

【适应证】

1. 预防侵袭性曲霉菌和念珠菌感染：本品适用于 13 岁和 13 岁以上因重度免疫缺陷而导致这些感染风险增加的患者。这些患者包括接受造血干细胞移植（HSCT）后发生移植物抗宿主病(GVHD)的患者或化疗导致长时间中性粒细胞减少症的血液系统恶性肿瘤患者。

2. 治疗口咽念珠菌病,包括伊曲康唑和/或氟康唑难治性口咽念珠菌病。

【注意事项】

1. 与神经钙蛋白抑制剂的药物相互作用:本品与环孢素 A 或他克莫司联合用药可导致这些神经钙蛋白抑制剂的全血浓度谷值升高。

2. 心律失常和 Q - T 间期延长。另外,使用泊沙康唑的患者已有罕见的尖端扭转型室性心动过速病例报告。本品不得与 CYP3A4 底物和已知可延长 Q - T 间期的药品联合使用。可能发生药物性心律失常状况的患者应该慎用泊沙康唑。

3. 泊沙康唑是 CYP3A4 抑制剂,在其他通过 CYP3A4 代谢的药品治疗期间,只能在特殊情况下使用。

4. 肝毒性:在临床试验中,出现了轻度至中度肝脏不良反应(例如丙氨酸氨基转移酶、天冬氨酸氨基转移酶、碱性磷酸酶、总胆红素水平升高和/或临床肝炎)。

5. 本品与咪达唑仑联用会导致咪达唑仑血浆浓度升高约 5 倍,由此增强并且延长催眠和镇静作用。

6. 与利福霉素抗菌药物(利福平、利福布汀)、特定的抗惊厥剂(苯妥英钠、卡马西平、苯巴比妥、扑米酮)、依非韦伦和西咪替丁联合治疗期间,泊沙康唑的浓度可显著下降;因此,除非对患者的益处超过风险,否则必须避免联合使用泊沙康唑。

【禁忌证】

1. 对泊沙康唑、本品的任何成分或其他唑类抗真菌药过敏者禁用。

2. 禁止与西罗莫司联用,本品可导致西罗莫司血液浓度升高 9 倍,引起中毒。

3. 禁止与 CYP3A4 底物联用,可导致 Q - T 间期延长。

4. 禁止与主要通过 CYP3A4 代谢的 HMG - CoA 还原酶抑制剂联合使用,如他汀类。联用可导致他汀类药物血药浓度增加,导致横纹肌溶解。

5. 禁止与麦角生物碱(麦角胺和双氢麦角胺)联用,会导致麦角中毒。

【不良反应】 严重和重要的不良反应有过敏反应,心律失常和 Q - T 间期延长,肝毒性。其他常见不良反应包括发热、腹泻、恶心、头痛、呕吐等。

【用法用量】

1. 本品用量见表 2 - 3 - 1。本品为混悬剂,使用前请充分振摇。必须在进餐期间服用本品。对于无法进餐者,可以伴随营养液或碳酸饮料服用本品。

表 2 - 3 - 1　泊沙康唑用法用量表

适 应 证	剂量和治疗持续时间
预防侵袭性真菌感染	200 mg(5 mL),每日 3 次。疗程根据中性粒细胞减少症或免疫抑制的恢复程度而定
口咽念珠菌病	第 1 天的负荷剂量 100 mg(2.5 mL),每日 2 次,之后 100 mg(2.5 mL),每日 1 次,为期 13 天
伊曲康唑和/或氟康唑难治性口咽念珠菌病	400 mg(10 mL),每日 2 次。疗程根据患者基础疾病的严重程度和临床应答而定

2. 肾功能不全:肌酐清除率≥20 mL/min 的患者无需调整剂量,肌酐清除率<20 mL/min 的患者,本品血药浓度估计值范围存在较高的变异性,需密切监测突破性真菌感染。

3. 在轻度至重度肝功能不全(Child‐Pugh A、B 和 C 级)患者中,不建议对本品进行剂量调整。

三、棘白菌素类

卡泊芬净(Caspofungin)

【适应证】 本品适用于成人患者和儿童患者(3 个月及以上):经验性治疗中性粒细胞减少伴发热患者的可疑真菌感染。治疗对其他治疗无效或不能耐受的侵袭性曲霉菌病。对近平滑念珠菌作用相对较弱。新型隐球菌对本品天然耐药。

【注意事项】

1. 本品使用过程中有出现过敏反应的报道。如果出现过敏症状,应停止使用本品治疗并进行适当的处理。已报告的可能由组胺介导的不良反应,包括皮疹、面部肿胀、血管性水肿、瘙痒、温暖感或支气管痉挛,可能需要停止使用本品治疗和/或进行适当的处理。

2. 本品与环孢素 A 合用时本品的 AUC 增加 35%。当可能的益处超过风险时可将本品用于接受环孢素 A 治疗的患者。

3. 本品为妊娠 C 级,除非一定必要,不得在妊娠期间使用。接受本品治疗的妇女不应哺乳。

【禁忌证】 对本品任何成分过敏的患者禁用。

【不良反应】

1. 常见不良反应如下。胃肠:恶心、腹泻、呕吐。肝脏:肝酶水平升高。肾:血清肌酐升高。血液:贫血。心脏:心动过速。周围血管:静脉炎/血栓性静脉炎,静脉输注并发症。呼吸系统:呼吸困难。皮肤:皮疹、瘙痒、发汗。已报告与药物有关的其他实验室异常有:低白蛋白、低钾、低镁、白细胞减少、嗜酸性粒细胞增多、血小板减少、中性粒细胞减少、尿中红细胞增多、部分凝血激酶时间延长、血清总蛋白降低、尿蛋白增多、凝血酶原时间延长、低钠、尿中白细胞增多以及低钙。

2. 使用本品治疗的患者有出现过敏反应的报道。

3. 已报告与药物有关的临床和实验室检查异常一般都是轻微的,而且极少导致停药。

【用法用量】

1. 成人:① 经验治疗:第一天单次 70 mg 负荷剂量,随后每天单次 50 mg。确诊真菌感染至少需要 14 天的疗程,在中性粒细胞恢复和临床症状消除后治疗还需持续至少 7 天。② 老年患者无需调整剂量。无需根据肾脏受损情况调整剂量。③ 当本品与具有代谢诱导作用的药物依非韦伦、奈韦拉平、利福平、地塞米松、苯妥英钠或卡马西平同时使用时,应考虑给予每日剂量 70 mg。④ 轻度肝功能不全(Child‐Pugh A 级)的成人患者无需调整剂量,中度肝损(Child‐Pugh B 级),推荐在首次负荷剂量 70 mg 后,根据药代动力学数据将本品剂量调整至 35 mg。严重肝功能不全(Child‐Pugh C 级)的患者和任何程度的肝功能受损儿童患者,目前尚无用药的临床经验。

2. 儿童:3 个月至 17 岁的儿童用药剂量应取决于患者的体表面积(BSA)。第一天给予

70 mg/m² 的单次负荷剂量(日实际剂量不超过 70 mg),之后给予 50 mg/m² 的日剂量。与代谢酶诱导剂合用时日剂量调整到 70 mg/m²(日实际剂量不超过 70 mg)。体表面积计算公式如下:

$$BSA(m^2) = \sqrt{\frac{身高(cm) \times 体重(kg)}{3\,600}}$$

3. 不得使用含有右旋糖(α-D-葡聚糖)的稀释液,本品在其中不稳定。不得将本品与任何其他药物混合或同时输注。① 将本品药瓶置于室温下,无菌条件下使用无菌注射用水 10.5 mL 溶解粉末状药物。溶解后药液浓度为 7.2 mg/mL(每瓶 70 mg 装)或 5.2 mg/mL(每瓶 50 mg 装)。保存于 25℃ 或以下温度的此溶液,在 24 小时之内可以使用。② 使用生理盐水或乳酸林格溶液稀释。供患者输注用的标准溶液应在无菌条件下将适量(见表 2-3-2)已溶解的药物加入 250 mL 的静脉输注袋或瓶中制备。如医疗上需要每日剂量为 50 mg 或 35 mg,可将输注液的容积减少到 100 mL。保存于 25℃ 或以下温度的此溶液,必须在 24 小时内使用;如储存于 2~8℃ 的冰箱中,则必须在 48 小时内使用。输注液需用大约 1 小时经静脉缓慢地输注。成人患者静脉滴注制备见表 2-3-2。

表 2-3-2　成人患者静脉输注液的制备

剂　量*	将卡泊芬净溶解液转移至静脉输注袋或瓶中的容积	标准制备液(将已经溶解的卡泊芬净加入 250 mL 中)最终浓度	减少输注液容积(将已经溶解的卡泊芬净加入 100 mL 中)最终浓度
70 mg	10 mL	0.27 mg/mL	不推荐
70 mg(取自两瓶 50 mg 装药瓶)**	14 mL	0.27 mg/mL	不推荐
50 mg	10 mL	0.19 mg/mL	0.45 mg/mL
35 mg,用于中度肝功能不全(取自 1 瓶 70 mg 装药瓶)	5 mL	0.14 mg/mL	0.33 mg/mL
35 mg,用于中度肝功能不全(取自 1 瓶 50 mg 装药瓶),减少容积	7 mL	0.14 mg/mL	0.33 mg/mL

注:＊每瓶药物应使用 10.5 mL 溶液溶解。＊＊假如没有 70 mg 瓶装的规格,可用两瓶 50 mg 装的药物来配制 70 mg 的剂量

米卡芬净(Micafungin)

【适应证】　适用于成人和 4 个月以上儿童下述感染的治疗与预防:① 念珠菌属血流感染、急性播散性念珠菌病、念珠菌腹膜炎和腹腔脓肿。② 食管念珠菌病。③ 造血干细胞移植受者移植前预防念珠菌病。④ 侵袭性曲霉病(临床资料有限)。⑤ 对近平滑念珠菌作用相对较弱。新型隐球菌对本品天然耐药。

【注意事项】

1. 有药物过敏史、肝功能不全患者慎用本品。

2. 本品对隐球菌无适应证。与伊曲康唑合用可能降低后者抗新型隐球菌的活性。

3. 溶解本品时切勿用力摇晃输液袋,本品易起泡且不宜消失。本品在阳光下可慢慢分解,应避免阳光直射。如从配制到输液结束超过 6 h,应将输液袋避光。

4. 本品在碱性溶液中不稳定,效价会降低。不宜与其他药物一起混合输注。

【禁忌证】 禁用于对本品任何成分过敏者。

【不良反应】 血液学异常(中性粒细胞减少、血小板减少或溶血性贫血)、休克、过敏样反应、肝功能异常或黄疸、急性肾衰、皮疹等。

【用法用量】 成人一般单次剂量 50~150 mg,一日 1 次。严重患者可增加至 300 mg/d,但需非常谨慎。体重 50 kg 以下的患者,剂量不超过每日 6 mg/kg。剂量 75 mg 或以下时输注时间不少于 30 min,75 mg 以上时不少于 1 h。切勿用注射用水溶解本品。

四、5－氟胞嘧啶类

5－氟胞嘧啶(5－fluorocytosine)

【适应证】 适用于新型敏感隐球菌、念珠菌属所致严重感染的治疗。本药单独应用时易引起真菌耐药,通常与两性霉素 B 联合应用。

【注意事项】

1. 禁用于严重肾功能不全及对本药过敏的患者。

2. 慎用:有骨髓抑制、血液系统疾病或同时接受骨髓抑制药物的患者,肝、肾功能受损的患者。

3. 老年及肾功能减退患者应根据肾功能减退程度调整剂量,并尽可能进行血药浓度监测。

4. 用药期间应定期检查周围血象、尿常规及肝、肾功能。

5. 定期进行血液透析和腹膜透析的患者,每次透析后应补给一次剂量。

6. 本品属妊娠期用药 C 类。孕妇如确有应用指征,仔细权衡利弊后决定是否应用。哺乳期患者用药期间应停止哺乳。

7. 不推荐儿童患者应用本药。

【禁忌证】 肾功能不全者、严重肝病患者、对本品过敏者禁用。

【不良反应】 可有恶心呕吐、厌食、腹泻、皮疹、发热、贫血、氨基转移酶升高、细胞及血小板减少等。偶见肝坏死、全血细胞减少、骨髓抑制和再生障碍性贫血。

【用法用量】

1. 口服,一日 4 次,一次 1.0~1.5 g。体重超过 50 kg 的儿童,按成人剂量服用;体重不足 50 kg 的儿童,每日剂量按 1.5~4.5 g/m² 计算。单用本品真菌易产生耐药性,宜与两性霉素 B 合用。

2. 静滴,分 2~3 次,成人每次 2.5 g,用生理盐水稀释成 1%溶液,20~40 min 滴完。与两性霉素 B 联用剂量可酌减。肾功能损害者需减量用药,应检测血浓度并调整剂量。定期透析治疗的患者,每次透析后应补给一剂。疗程视情况而定。

(陈　蓉　孟现民)

第四节　抗分枝杆菌药物

一、利福霉素类

利福平(Rifampin)

【适应证】

1. 与其他抗结核药联合用于各种结核病的初治与复治,包括结核性脑膜炎的治疗。

2. 与其他药物联合用于麻风、非结核分枝杆菌感染的治疗。

3. 与万古霉素(静脉)可联合用于甲氧西林耐药葡萄球菌所致的严重感染。利福平与红霉素联合方案用于军团菌属严重感染。

4. 用于无症状脑膜炎奈瑟菌带菌者,以消除鼻咽部脑膜炎奈瑟菌,但不适用于脑膜炎奈瑟菌感染的治疗。

【注意事项】

1. 酒精中毒、肝功能损害者慎用。婴儿、怀孕 3 个月以上孕妇和哺乳期妇女慎用。

2. 对诊断的干扰:可引起直接抗球蛋白试验(Coombs 试验)阳性;干扰血清叶酸浓度测定和血清维生素 B_{12} 浓度测定结果;可使磺溴酞钠试验滞留出现假阳性;可干扰利用分光光度计或颜色改变而进行的各项尿液分析试验的结果;可使血液尿素氮、血清碱性磷酸酶、血清丙氨酸氨基转移酶、门冬氨酸氨基转移酶、血清胆红素及血清尿酸浓度测定结果增高。

3. 利福平可致肝功能不全,在原有肝病患者或本品与其他肝毒性药物同服时有伴发黄疸死亡病例的报道,因此原有肝病患者,仅在有明确指征情况下方可慎用,治疗开始前、治疗中严密观察肝功能变化,肝损害一旦出现,立即停药。

4. 高胆红素血症:系肝细胞性黄疸和胆汁潴留的混合型,轻症患者用药中自行消退,重者需停药观察。血胆红素水平升高也可能是利福平与胆红素竞争排泄的结果。治疗初期 2~3 个月应严密监测肝功能变化。

5. 单用利福平治疗结核病或其他细菌性感染时病原菌可迅速产生耐药性,因此本品必须与其他药物合用。治疗可能需持续 6 个月至 2 年甚至数年。

6. 利福平可能引起白细胞和血小板减少,并导致齿龈出血和感染、伤口愈合延迟等。此时应避免拔牙等手术、并注意口腔卫生、刷牙及剔牙均需慎重,直至血象恢复正常。用药期间应定期检查周围血象。

7. 利福平应于餐前 1 小时或餐后 2 小时服用,清晨空腹一次服用吸收最好,进食影响本品吸收。

8. 肝功能减退的患者常需减少剂量,每日剂量≤8 mg/kg。

9. 肾功能减退者不需减量。在肾小球滤过率减低或无尿患者中利福平的血药浓度无显著改变。

10. 服药后尿、唾液、汗液等排泄物均可显橘红色。有发生间质性肾炎的可能。

【禁忌证】 对本品过敏者、严重肝功能不全者、胆道阻塞者及妊娠头 3 个月禁用,妊娠 3 个月后及哺乳期妇女慎用。

【不良反应】

1. 消化道反应:最为多见,口服本品后可出现厌食、恶心、呕吐、上腹部不适、腹泻等胃肠道反应,发生率为 1.7%~4.0%,但均能耐受。

2. 肝毒性为本品的主要不良反应,发生率约 1%。在疗程最初数周内,少数患者可出现血清氨基转移酶升高、肝肿大和黄疸,大多为无症状的血清氨基转移酶一过性升高,在疗程中可自行恢复,老年人、酗酒者、营养不良、原有肝病或其他因素造成肝功能异常者较易发生。

3. 变态反应:大剂量间歇疗法后偶可出现"流感样症候群",表现为畏寒、寒战、发热、不适、呼吸困难、头昏、嗜睡及肌肉疼痛等,发生频率与剂量大小及间歇时间有明显关系。偶可发生急性溶血或肾功能衰竭,目前认为其产生机制属过敏反应。

4. 其他:患者服用本品后,大小便、唾液、痰液、泪液等可呈橘红色。偶见白细胞减少、凝血酶原时间缩短、头痛、眩晕、视力障碍等。

【用法用量】

1. 口服:① 抗结核治疗,成人一日 0.45~0.6 g,空腹顿服,每日不超过 1.2 g;一个月以上小儿每日按体重 10~20 mg/kg,空腹顿服,每日量不超过 0.6 g。② 脑膜炎奈瑟菌带菌者,成人 5 mg/kg,每 12 小时 1 次,连续 2 日,1 个月以上小儿每日 10 mg/kg,每 12 小时 1 次,连服 4 次。③ 老年患者:口服,按每日 10 mg/kg,空腹顿服。

2. 静脉注射:以无菌操作法用 5% 葡萄糖注射液或 0.9% 氯化钠注射液 500 mL 稀释本品后静脉滴注,建议输注时间超过 2~3 小时,但应在 4 小时内滴完。配制后的溶液需在 4 小时之内使用。本品不能与其他药物混合在一起以免发生沉淀,与其他静脉注射药物合并应用时需要在身体不同部位注射。

利福布汀(Rifabutin)

【适应证】

1. 与其他抗结核药联合用于:① 分枝杆菌感染尤其是耐药结核的治疗;② 非结核性分枝杆菌感染的治疗。

2. 用于 HIV 阳性患者鸟-胞内分枝杆菌复合体感染的预防;亦可与其他药联合用于播散性鸟-胞内分枝杆菌复合体感染的治疗。

3. 其他对本品敏感的细菌感染。

【注意事项】

1. 警告:利福布汀胶囊不能用于活动性肺结核患者鸟-胞内分枝杆菌复合体感染的预防。活动性肺结核患者单独服用利福布汀有可能导致肺结核发展成为对利福布汀和利福平都具有耐药性。没有证据表明利福布汀可以有效预防结核杆菌。

2. 其他注意事项:① 由于利福霉素类对肝药酶有诱导作用,可能导致肝功能异常,应用本品过程中应定期检查肝功能。② 本品可能导致白细胞和血小板计数减少,应用本品过程中应定期进行血常规检查。③ 偶见肌炎和眼色素层炎,如患者发现与这些疾病有关的症状应及时告诉医生。④ 患者服用本品后,大小便、唾液、痰液、泪液等可呈橙红色。⑤ 可能影响口服避孕药的功效,服药期间采用其他方法避孕。

【禁忌证】 对利福布汀及其他利福霉素类药过敏的患者禁用。

【不良反应】 一般耐受性较好,患者的尿液、粪便、唾液、痰、汗、眼泪、皮肤可被利福布汀染成棕黄色,隐形眼镜常持久染色。中断治疗的原因有皮疹、胃肠道反应、中性粒细胞减少,偶尔出现血小板功能不全。发生率小于1%的不良反应包括流感样综合征、肝炎、溶血、关节痛、骨髓炎、呼吸困难。尚未完全确立的不良反应包括惊厥、麻木、失语、非特异性T波改变。HIV检测阳性患者单用利福布汀做预防性治疗时偶尔出现葡萄膜炎,若剂量增大,发生率也增高。可使用氢化可的松眼药水治疗,重症者可能数周后症状才能缓解。一旦出现葡萄膜炎应暂停利福布汀。轻症者可以再次使用,若症状复现则必须停用。

【用法用量】 口服,每次服150~300 mg,每日1~2次。① MAC感染:0.3 g,每日1次,如有恶心、呕吐等胃肠道不适者,可改为0.15 g/次,2次/d,进食同时服药可减轻胃肠道反应。② 结核:0.15~0.3 g/次,1次/d。③ 严重肾功能不全者(肌酐清除率<30 mL/min):剂量减半。

二、其他类

异烟肼(Isoniazid)

【适应证】

1. 与其他抗结核药联合,用于各型结核病的治疗,包括结核性脑膜炎以及其他分枝杆菌感染。

2. 单用适用于各型结核病的预防:① 新近确诊为结核病患者的家庭成员或密切接触者;② 结核菌素纯蛋白衍生物试验(PPD)强阳性同时胸部X线检查符合非进行性结核病,痰菌阴性,过去未接受过正规抗结核治疗者;③ 正在接受免疫抑制剂或长期激素治疗的患者,某些血液病或网状内皮系统疾病(如白血病、霍奇金病)、糖尿病、尿毒症、硅肺或胃切除术等患者,其结核菌素纯蛋白衍生物试验呈阳性反应者;④ 35岁以下结核菌素纯蛋白衍生物试验阳性的患者;⑤ 已知或疑为HIV感染者,其结核菌素纯蛋白衍生物试验呈阳性反应者,或与活动性肺结核患者有密切接触者。

【注意事项】

1. 交叉过敏反应,对乙硫异烟胺、吡嗪酰胺、烟酸或其他化学结构有关药物过敏者,也可能对本品过敏。

2. 对诊断的干扰:用硫酸铜法进行尿糖测定可呈假阳性反应,但不影响酶法测定的结果。异烟肼可使血清胆红素、ALT及AST的测定值增高。

3. 有精神病、癫痫病史者、严重肾功能损害者应慎用。

4. 如疗程中出现视神经炎症状,应立即进行眼部检查,并定期复查。

5. 异烟肼中毒时可用大剂量维生素B_6对抗。

【禁忌证】 肝功能不正常者,精神病患者和癫痫患者禁用。

【不良反应】 发生率较多者有步态不稳或麻木针刺感、烧灼感或手指疼痛(周围神经炎）；深色尿、眼或皮肤黄染（肝毒性，35 岁以上患者肝毒性发生率增高）；食欲不佳、异常乏力或软弱、恶心或呕吐（肝毒性的前驱症状）。发生率极少者有视力模糊或视力减退,合并或不合并眼痛（视神经炎）；发热、皮疹、血细胞减少及男性乳房发育等。本品偶可因神经毒性引发抽搐。

【用法用量】

1. 口服：① 预防：成人一日 0.3 g（3 片）,顿服；小儿每日 10 mg/kg,一日总量不超过 0.3 g（3 片）,顿服。② 治疗：成人与其他抗结核药合用,每日口服 5 mg/kg,最高 0.3 g（3 片）；或每日 15 mg/kg,最高 900 mg（9 片）,每周 2~3 次。小儿每日 10~20 mg/kg,每日不超过 0.3 g（3 片）,顿服。某些严重结核病患儿（如结核性脑膜炎）,每日可高达 30 mg/kg[一日量最高 500 mg（5 片）],但要注意肝功能损害和周围神经炎的发生。

2. 静脉滴注：使用氯化钠注射液或 5% 葡萄糖注射液稀释后使用,成人一日 0.3~0.4 g或 5~10 mg/kg,儿童每日 10~15 mg/kg,一日不超过 0.3 g。急性粟粒性肺结核或结核性脑膜炎患者,成人一日 10~15 mg/kg,每日不超过 0.9 g。间歇疗法时,成人每次 0.6~0.8 g,每周 2~3 次。

乙胺丁醇（Ethambutol）

【适应证】 适用于与其他抗结核药联合治疗结核杆菌所致的肺结核。亦可用于结核性脑膜炎及非典型分枝杆菌感染的治疗。

【注意事项】

1. 对诊断的干扰：服用本品可使血尿酸浓度测定值增高。

2. 下列情况应慎用：痛风、视神经炎、肾功能减退。

3. 治疗期间应检查：① 眼部：视野、视力、红绿鉴别力等,在用药前、疗程中每日检查一次,尤其是长疗程者,每日剂量超过 15 mg/kg 的患者。② 血清尿酸测定：由于本品可使血清尿酸浓度增高,引起痛风发作。因此,在疗程中应定期测定。

4. 如发生胃肠道刺激,乙胺丁醇可与食物同服。一日剂量分次服用可能达不到有效血药浓度,因此本品一日剂量宜一次顿服。

5. 乙胺丁醇单用时细菌可迅速产生耐药性,因此必须与其他抗结核药联合应用。本品用于曾接受抗结核药的患者时,应至少与一种以上药物合用。

6. 鉴于目前尚无切实可行的测定血药浓度方法,剂量应根据患者体重计算。肝或肾功能减退的患者,本品血药浓度可能增高,半衰期延长。有肾功能减退的患者应用时需减量。

【禁忌证】 未进行该项实验且无可参考文献。

【不良反应】

1. 发生率较多者为视力模糊、眼痛、红绿色盲或视力减退、视野缩小（视神经炎每日 25 mg/kg 以上时易发生）。视力变化可为单侧或双侧。

2. 发生率较少者为畏寒、关节肿痛（尤其大趾及踝、膝关节）、病变关节表面皮肤发热有拉紧感（急性痛风、高尿酸血症）。

3. 发生率极少者为皮疹、发热、关节痛等过敏反应；或有麻木、针刺感、烧灼痛或手足软弱无力(周围神经炎)。

【用法用量】

1. 成人常用量:与其他抗结核药合用。① 结核初治,15 mg/kg,每日一次顿服;或每次口服 25~30 mg/kg,最高 2.5 g,每周 3 次;或 50 mg/kg,最高 2.5 g,每周 2 次。② 结核复治,25 mg/kg,每日一次顿服,连续 60 天,继以 15 mg/kg,每日一次顿服。③ 非典型分枝杆菌感染,每日 15~25 mg/kg,一次顿服。

2. 13 岁以下不宜应用本品,13 岁以上儿童用量与成人相同。

吡嗪酰胺(Pyrazinamide)

【适应证】　本品仅对分枝杆菌有效,与其他抗结核药(如链霉素、异烟肼、利福平及乙胺丁醇)联合用于治疗结核病。

【注意事项】

1. 交叉过敏:对乙硫异烟胺、异烟肼、烟酸或其他化学结构相似药物过敏的患者,可能对本品也过敏。

2. 对诊断的干扰:本品可与硝基氰化钠作用产生棕红色,影响尿酮测定结果;可使丙氨酸氨基转移酶、门冬氨酸氨基转移酶、血尿酸浓度测定值增高。

3. 糖尿病、痛风或严重肝功能减退者慎用。

4. 应用本品疗程中血尿酸常增高,可引起急性痛风发作,须进行血清尿酸测定。

5. 本品亦可采用间歇给药法,每周用药 2 次,每次 50 mg/kg。

6. 孕妇为结核病患者,可先用异烟肼、利福平和乙胺丁醇治疗 9 个月,如对上述药物中任一种耐药而对本品可能敏感者,可考虑采用本品。本品属 FDA 妊娠用药 C 类。

7. 本品具较大毒性,儿童不宜应用。必须应用时须权衡利弊后决定。

【禁忌证】　未进行该项实验且无可靠的参考文献。

【不良反应】　发生率较高者:关节痛(由于高尿酸血症引起,常轻度,有自限性);发生率较少者:食欲减退、发热、乏力或软弱、眼或皮肤黄染(肝毒性)、畏寒。

【用法用量】　口服。成人常用量,与其他抗结核药联合,每日 15~30 mg/kg 顿服,或 50~70 mg/kg 顿服,每周 2~3 次;每日服用者最高每日 2 g,每周 3 次者最高每次 3 g,每周服 2 次者最高每次 4 g。

贝达喹啉(Bedaquiline)

【适应证】　本品是一种二芳基喹啉类抗分枝杆菌药物,作为联合治疗的一部分,适用于治疗成人(≥18 岁)耐多药结核(MDR-TB)。只有当不能提供其他有效治疗方案时方可使用本品。本品不可用于治疗:① 结核分枝杆菌所致潜伏感染;② 药物敏感性结核病;③ 肺外结核病;④ 非结核分枝杆菌(NTM)所致感染。本品对有 HIV 感染的耐多药结核患者的安全性和有效性尚未确定,临床资料有限。

【注意事项】

1. 死亡率升高和 Q-T 间期延长(见【不良反应】)。

2. 肝毒性:服用本品时应避免饮酒、摄入含酒精的饮料和使用其他肝脏毒性药物,尤其肝功能受损的患者。如果出现：① 转氨酶升高伴随总胆红素升高 2 倍以上；② 转氨酶升高 8 倍以上；③ 转氨酶升高 5 倍以上并持续 2 周以上，则停用本品。

3. 药物相互作用：本品通过 CYP3A4 代谢，使用本品期间应避免与 CYP3A4 强效诱导剂（如利福霉素类）或中效诱导剂（如依非韦伦）联用。应避免本品与全身应用的 CYP3A4 强效抑制剂联用超过 14 天，例如酮康唑、伊曲康唑，除非治疗获益超过风险。

【禁忌证】 对本品和/或本品任何成分过敏者禁用。

【不良反应】

1. 死亡率增加（与安慰剂相比），仅在不能另外提供有效治疗方案时使用本品。

2. Q-T 间期延长：在治疗开始前，以及治疗之后至少 2 周、12 周和 24 周时，进行心电图检查。基线时检测血清钾、钙和镁。若出现 Q-T 间期延长，应进行电解质检测。下列情况可能增加 Q-T 间期延长的风险：① 与其他延长 Q-T 间期的药物同服，包括福喹诺酮类、大环内酯类以及氯法齐明等。② 尖端扭转型室性心动过速病史。③ 先天性长 Q-T 间期综合征病史。④ 甲状腺功能减退或其他病史。⑤ 缓慢性心律失常病史或失代偿性心力衰竭病史。⑥ 血清钙、镁或钾水平低于正常值下限，出现明显的室性心律失常或者 Q-TcF 间期>500 ms 时，停用本品。

【用法用量】

1. 本品应与至少 3 种对患者 MDR-TB 分离菌株敏感的药物联合治疗。如果无法获得体外药敏结果，可将本品与至少 4 种可能对 MDR-TB 分离菌株敏感的药物联合治疗。

2. 推荐剂量：400 mg，每日 1 次，用药 2 周；然后 200 mg，每周 3 次（每次服药间隔至少 48 h），用药 22 周。治疗的总持续时间是 24 周。更长期治疗的数据非常有限。本品应整片吞服，并与食物同服。

3. 如果在治疗的第 1~2 周漏服了一次本品，不必补足漏服的药物。从第三周起，若漏服 200 mg 剂量，患者应尽快补服漏服的剂量，然后继续每周 3 次的用药方案。

4. 本品对轻度或中度肝功能受损者不需调整剂量。尚未在重度肝功能受损患者中对本品进行研究。本品在轻度或中度肾功能受损患者不需调整剂量。重度肝功能受损或终末期肾病患者应谨慎使用。

利奈唑胺（Linezolid）

详见本书第 78~81 页，第二章第二节"九、噁唑烷酮类"内容。

（陈 蓉 孟现民）

第五节 抗丙型肝炎病毒药物

索磷布韦/维帕他韦（Epclusa，丙通沙）

【适应证】 本品用于治疗成人慢性丙型肝炎病毒感染。

【注意事项】

1. HCV 和 HBV 合并感染患者中的 HBV 再激活风险。

2. 严重的心动过缓和心脏传导阻滞(见【不良反应】)。提醒所有接受 Epclusa 与胺碘酮联合用药的患者注意有无心动过缓和心脏传导阻滞的症状,出现症状须立即就医。

3. 对于先前采用含其他 HCV 非结构蛋白 5A(NS5A)抑制剂的方案治疗失败和被认为有较高的临床疾病进展风险以及没有替代治疗选择的患者,可考虑 24 周 Epclusa+利巴韦林治疗。

4. 中效 P-糖蛋白诱导剂或中效 CYP 诱导剂类药品(如奥卡西平、依非韦伦)可能会降低索磷布韦/维帕他韦的血药浓度,导致疗效降低,不建议联用。

5. 已证明 Epclusa 可增加替诺福韦暴露量,尤其是与含富马酸替诺福韦二吡呋酯和药代动力学增强剂(利托那韦或考比司他)的抗 HIV 治疗方案一起使用时。应考虑此类患者联用的风险和获益,尤其是对于肾功能不全患者增加的风险。

6. 尚未在 Child-Pugh C 级的肝硬化患者以及肝移植后 HCV 感染患者中评估 Epclusa 的安全性和疗效。

【禁忌证】 对活性成分或任一赋形剂出现超敏反应者。禁止与强效 P-糖蛋白诱导剂或强效 CYP450 酶诱导剂类药品[利福平、利福布汀、圣约翰草(贯叶金丝桃)、卡马西平、苯巴比妥和苯妥英钠]联用,此类药物会显著降低索磷布韦或维帕他韦的血药浓度,可能导致本品失去疗效。

【不良反应】

1. 头痛、疲劳和恶心是最常见的不良反应。

2. 当索磷布韦与其他抗病毒药物联合应用,并合用胺碘酮和/或其他降低心率的药物时,观察到严重心动过缓和心脏传导阻滞的情况。

【用法用量】 每片含 400 mg 索磷布韦和 100 mg 维帕他韦。推荐剂量为每日一次,每次口服一片,随食物或不随食物服用。

1. 无肝硬化的患者和代偿期肝硬化患者:12 周 Epclusa 治疗。对于代偿性肝硬化的基因 3 型感染患者,可考虑增加利巴韦林。

2. 失代偿期肝硬化患者:12 周 Epclusa+利巴韦林治疗。

3. 轻度肾功能受损患者无需调整剂量。尚未在 eGFR<30 mL/min 的患者中评估本品的安全性和疗效。肝功能损害的患者无需调整剂量。

【药物相互作用】

1. 肠内强效 P-糖蛋白诱导剂类药品(利福平、利福布汀、圣约翰草、卡马西平、苯巴比妥和苯妥英钠)可能导致索磷布韦血药浓度显著降低,需禁止联用。中效 P-糖蛋白诱导剂会导致索磷布韦疗效降低,不推荐联用。

2. 维帕他韦是药物转运体 P-糖蛋白、乳腺癌耐药蛋白(BCRP)、有机阴离子转运多肽 OATP1B1 和 OATP1B3 的抑制剂。Epclusa 与这些转运体的底物类药品联用时,可能会增加此类药品的暴露量。

3. 抑制 P-糖蛋白或 BCRP 的药物可能会增加索磷布韦/维帕他韦的血浆浓度。抑制 OATP、CYP2B6、CYP2C8 或 CYP3A4 的药品可能会增加维帕他韦的血浆浓度。

4. 由于在本品治疗期间肝功能可能发生改变,建议对使用维生素 K 拮抗剂的患者监测国际标准化比值(INR)。

艾尔巴韦/格拉瑞韦（Elbasvir/Grazoprevir，Zepatier，择必达）

【适应证】 本品用于治疗成人慢性丙型肝炎感染。

【注意事项】

1. HCV 和 HBV 合并感染患者中的 HBV 再激活风险。

2. ALT 升高风险。

3. 与利巴韦林联合治疗的相关风险，包括孕妇避免使用的警告，请参考利巴韦林的说明书。

4. 药物相互作用导致不良反应或治疗效果下降的风险。

5. 尚未在感染基因型为 2 型、3 型、5 型和 6 型 HCV 患者中确立本品的疗效。

6. 尚未在既往接受本品或本品同类药物（除特拉匹韦、西美瑞韦、波普瑞韦以外的 NS5A 抑制剂或 NS3/4A 抑制剂）治疗的患者中证实本品的疗效。

7. 本品含有乳糖—水合物，患有罕见遗传性半乳糖不耐受、Lapp 乳糖酶缺乏或葡萄糖-半乳糖吸收不良的患者不得服用本品。

【禁忌证】

1. 禁用于已知对艾尔巴韦、格拉瑞韦或其成分过敏的患者。

2. 禁用于中度和重度肝功能受损（Child - Pugh B 和 C 级）的患者。

3. 禁止与已知或预期会显著升高格拉瑞韦血药浓度的 OATP1B 抑制剂（如阿扎那韦、达芦那韦、洛匹那韦、沙奎那韦、替拉那韦或环孢素 A）联用。

4. 禁止与 CYP3A 的强效诱导剂（如苯妥英钠、卡马西平、圣约翰草）或依非韦伦联用。

5. 禁止与利福平联用。

【不良反应】

1. 最常见的不良反应为疲乏和头痛。其他常见不良反应有食欲下降、失眠、焦虑、抑郁、头晕、恶心、腹泻、便秘、上腹疼痛、腹痛、口干、呕吐、瘙痒、脱发、关节痛、肌痛、乏力、易激惹。

2. 在联合或不联合利巴韦林治疗的患者中出现的实验室异常：迟发型 ALT 升高（第 6~12 周），血清胆红素升高，血红蛋白下降。

【用法用量】

1. 每片含 50 mg 艾尔巴韦和 100 mg 格拉瑞韦。推荐剂量为每日一次，每次一片，空腹或与食物同服。根据丙型肝炎病毒基因型，对 HCV 单一感染和 HCV/HIV - 1 合并感染患者的推荐方案和疗程如表 2 - 5 - 1。

表 2 - 5 - 1 推荐方案和疗程

方　　案	疗　　程
初治或经治[a]复发者-基因 1 型或 4 型	
艾尔巴韦/格拉瑞韦	12 周
抗病毒治疗中失败[b]的经治[a]患者-基因 1 型或 4 型	

（续表）

方　　　案	疗　　程
基因 1b 型,使用艾尔巴韦/格拉瑞韦	12 周
基因 1a 型或 4 型,使用艾尔巴韦/格拉瑞韦联合利巴韦林ᶜ	16 周

注:a. 聚乙二醇干扰素 α+利巴韦林治疗失败的基因 1 型或 4 型患者,或聚乙二醇干扰素 α+利巴韦林+boceprevir、simeprevir 或 telaprevir 治疗失败的基因 1 型患者。b. 抗病毒治疗中失败的患者为无应答、部分应答、出现病毒学突破或反跳,或对之前治疗不耐受的患者。c. 在临床试验中,根据体重确定利巴韦林的给药剂量(<66 kg 为 800 mg/d,66～80 kg 为 1 000 mg/d,81～105 kg 为 1 200 mg/d,>105 kg 为 1 400 mg/d),分两次与食物一起服用。重度肾功能受损(eGFR<30 mL/min)或终末期肾病不应使用含利巴韦林的方案。

2. 漏服药物:若距平时服药时间不超过 16 小时,需尽快补服,下一剂药物按正常时间服用。如超过 16 小时,则不再补服,按计划服用下一剂药物且不得服用双倍剂量。

3. 肾功能损害患者无需调整本品剂量。在基因 1 型或 4 型的重度肾功能损害或终末期肾病患者,给予本品但不联用利巴韦林。

4. 轻度肝功能损害无需调整剂量。中度或中度肝功能受损(Child - Phgh B 级和 C 级)患者预期格拉瑞韦血药浓度会升高,本品禁用于此类患者。

【药物相互作用】

1. 格拉瑞韦是 OATP1B 药物转运体的底物,禁止与已知或预期可导致格拉瑞韦血药浓度升高的 OATP1B 转运体抑制剂联用。

2. 艾尔巴韦和格拉瑞韦均为 CYP3A 和 P -糖蛋白的底物,CYP3A 强效诱导剂或依非韦伦与本品联用可能导致本品血浆浓度明显下降,因此禁止联用。CYP3A 中效诱导剂不建议与本品联用。

3. 本品与 CYP3A 强效抑制剂联用可使本品血浆浓度升高,不建议联用。预期本品与 P -糖蛋白抑制剂联合使用对本品的血浆浓度影响极小。

4. 艾尔巴韦和格拉瑞韦在人体肠道内为药物转运体乳腺癌耐药蛋白(BCRP)的抑制剂,并可能增加联合使用的 BCRP 底物的血浆浓度。CYP3A 底物与本品联用时无需调整剂量。P -糖蛋白底物与本品联用时无需调整剂量。

5. 由于在本品治疗期间肝功能可能发生改变,建议对使用维生素 K 拮抗剂的患者监测 INR。

6. 酮康唑和本品联用会增加格拉瑞韦的暴露量,增加肝毒性的整体风险,不建议联用。

7. 本品与波生坦(CYP3A 中效诱导剂)联用可导致本品浓度下降,不建议联用。

8. 本品与他克莫司联用可增加他克莫司的浓度,建议开始联合用药后,频繁检测他克莫司的全血浓度、肾功能变化和不良事件。

9. 本品与依曲韦林(CYP3A 中效诱导剂)联用可导致本品浓度下降,不建议联用。

10. 本品与固定剂量复方制剂艾维雷韦/考比司他/恩曲他滨/富马酸替诺福韦二吡呋酯或丙酚替诺福韦联用,可导致本品浓度升高,不建议使用。

11. 本品与他汀类药物联用可导致他汀类药物浓度升高,联用时阿托伐他汀剂量不应超过 20 mg/d,瑞舒伐他汀不超过 10 mg/d,氟伐他汀、洛伐他汀、辛伐他汀不超过 20 mg/d。匹伐他汀及普伐他汀无需调整剂量。

12. 本品与舒尼替尼联用可增加后者浓度,导致不良事件风险增加,需慎用。

13. 本品与莫达非尼(CYP3A 中效诱导剂)联用可降低本品浓度,不建议联用。

达塞布韦(Dasabuvir,Exviera,易奇瑞)

【适应证】 本品与其他药物联用治疗成人慢性丙型肝炎病毒感染。对于丙型肝炎病毒基因型特异活性,见【注意事项】。

【注意事项】

1. 不建议本品单独使用,必须与其他治疗丙型肝炎病毒感染的药物联用。

2. 肝硬化患者出现肝功能失代偿和肝衰竭的风险。因此,合并中度和重度肝功能受损(Child - Pugh B 级和 C 级),或有上述相关既往史的患者,禁用本品+奥比帕利的联用方案。对于肝硬化患者,注意监测临床体征和症状,进行肝功能实验室检查。

3. ALT 升高。在本品+奥比帕利+/-利巴韦林联用的临床试验中,约 1% 的受试者出现 ALT 一过性升高至正常值上限 5 倍以上。发生于治疗期间最初 4 周内,不伴胆红素升高,继续治疗 2 周后 ALT 出现下降。接受含炔雌醇药物治疗的患者,ALT 升高更为常见。在开始本品+奥比帕利联用前,接受含炔雌醇药物治疗的患者,必须改用其他避孕方法。

4. 当本品与利巴韦林联用时,育龄女性或男性的女性伴侣必须采用有效的避孕措施。

5. 本品和奥比帕利与全身给药的他克莫司、西罗莫司或依维莫司合并用药时,会增加免疫抑制剂的血药浓度。除非治疗获益大于潜在风险,应避免将他克莫司或西罗莫司与本品+奥比帕利合并用药。若必须使用,应该谨慎,并监测全血中他克莫司或西罗莫司药物浓度,并且根据需要调整给药剂量/给药频率。不推荐与依维莫司合并用药,因为缺少合适的规格以调整剂量。

6. 基因型特异性活性:本品不应用于治疗感染非基因 1 型的患者。

7. 再次治疗:尚未证实本品对曾接受过本品治疗的患者或预计对本品产生交叉耐药性患者的有效性。

8. 与他汀类药物联用:本品与+奥比帕利联用,预计会导致瑞舒伐他汀的暴露量增加 3 倍以上,如果在治疗期间需要合用瑞舒伐他汀,瑞舒伐他汀的最大剂量应调整为 5 mg/d。不建议使用匹伐他汀/氟伐他汀,如果必须给予他汀类药物,可换用较低剂量的普伐他汀/瑞舒伐他汀。

9. HIV 合并感染患者的治疗:对 PI 耐药的未接受抗逆转录病毒治疗的 HIV 合并感染患者,建议使用本品+奥比帕利联合治疗。接受抗逆转录病毒治疗而未获得病毒性抑制的患者不应接受本品治疗。在 HIV 合并感染人群中,需认真考虑药物相互作用。

10. 乙型肝炎病毒再激活:在开始治疗前,所有患者应进行 HBV 筛查。

【禁忌证】

1. 对本品原料或辅料过敏者。

2. 合并中度和重度肝功能受损(Child - Pugh B 级或 C 级),或有上述相关既往史的患者,禁用本品+奥比帕利的联用方案。

3. 禁用含炔雌醇的药物,例如多数复方口服避孕药或阴道避孕环。

4. 禁止与强效酶诱导剂联用,因会降低达塞布韦的血浆浓度。这些药物包括:卡马西平、苯妥英钠、苯巴比妥、依非韦伦、奈韦拉平、依曲韦林、恩杂鲁胺、米托坦、利福平、圣约翰草(贯叶金丝桃)。

5. 禁止与 CYP2C8 的强效抑制剂联用,因会增加达赛布韦的血药浓度,如吉非贝齐。

6. 本品应与奥比帕利联用。奥比帕利的禁忌证参见产品说明。与利巴韦林联用时的禁忌也适用于该联用方案。

【不良反应】

1. 本品+奥比帕利联用方案最常见的不良反应是乏力和恶心。常见的有瘙痒,罕见血管性水肿。在接受本品+奥比帕利(不含利巴韦林)的受试者,与利巴韦林相关的典型不良事件(如恶心、失眠、贫血)发生率较低。

2. 血清 ALT 升高,通常在治疗期间的最初 4 周内出现,平均时间 20 天,范围 8~57 天,多数事件随着继续治疗而消失。

3. 血清胆红素升高,发生于开始接受治疗后第一周达到峰值。

4. 肝移植受体接受本品+奥比帕利+利巴韦林治疗方案,曾出现血红蛋白下降。

【用法用量】

1. 本品的推荐剂量为每日两次,每次 250 mg(早晚各给药一次)。本品不宜单独用于治疗 HCV,而应与治疗 HCV 的其他药物联合使用(表 2-5-2)。患者应吞服整片药物,不可咀嚼、掰碎或溶解药片。本品应与食物同服,可促进药物吸收。

表 2-5-2 与其他药联合应用情况

患 者 人 群	治 疗 药 物	治疗周期
基因 1b 型,无肝硬化或代偿期肝硬化	本品+奥比帕利	12 周
基因 1a 型,无肝硬化	本品+奥比帕利+利巴韦林	12 周
基因 1a 型,代偿期肝硬化	本品+奥比帕利+利巴韦林	24 周

注:基因 1 型亚型或基因 1 型混合亚型感染患者应遵循基因 1a 型给药方案。

2. 若漏服,可在 6 小时之内补服。若超过 6 小时,则不应补充漏服的剂量,按规定的时间服用下一剂量,且不得服用双倍剂量。

3. 建议本品+奥比帕利+利巴韦林治疗肝移植受体,疗程 24 周。利巴韦林的起始剂量宜为较低剂量。有人在肝移植研究中,将利巴韦林按个体化方案给药,多数受试者的给药剂量为 600~800 mg/d。

4. 肾功能损害患者无需调整剂量。合并使用利巴韦林的患者参考利巴韦林书中关于肾功能损害患者的使用信息。

5. 轻度肝功能损害无需调整剂量。中度或重度肝功能损害(Child-Pugh B 级和 C 级)或有既往史的患者禁用本品+奥比帕利的联用方案。

【药物相互作用】

1. 本品必须与奥比帕利联用。两种药物联用时,可产生相互作用。与酶诱导剂联用可增加不良反应和 ALT 升高的风险。与炔雌醇联用可能增加 ALT 升高的风险。

2. 在体内,达塞布韦是 BCRP 的抑制剂,与 BCRP 底物联用时,可能增加这些转运蛋白底物的血药浓度,可能需要调整给药剂量/临床监测。此类药物包括柳氮磺胺吡啶、伊马替尼和某些他汀类药物。

3. 虽然达塞布韦是 P-糖蛋白的体外抑制剂,但本品+奥比帕利联用时未观察到 P-糖蛋白底物(地高辛)暴露量的显著变化。不能排除的是,本品因肠道内对 P-糖蛋白的抑制而使达比加群酯的全身性暴露量增加。

4. 经葡萄糖醛酸化代谢的药物:达塞布韦是 UGT1A1 的体内抑制剂。达塞布韦与主要经 UGT1A1 代谢的药物联用导致此类药物的血药浓度增加,建议对治疗指数较窄药物进行常规临床监测(左甲状腺素)。

5. 经 CYP2C19 代谢的药物:与本品+奥比帕利联用可能降低经 CYP2C19 代谢药物(例如兰索拉唑,埃索美拉唑、S-美芬妥英)的暴露量,可能需要调整给药剂量/临床监测。

6. 经 CYP2C9 代谢的药物:华法林、布洛芬、格列美脲、格列吡嗪等与本品+奥比帕利联用不受影响,不需调整剂量。

7. 经 CYP2D6 或 CYP1A2 代谢的药物:本品+奥比帕利联用不影响 CYP2D6/CYP1A2 底物(度洛西汀)的暴露量,环苯扎林(CYP1A2 底物)暴露量降低。环丙沙星、环苯扎林、茶碱和咖啡因(CYP1A2 底物)可能需要临床监测并调整给药剂量。预计无需调整 CYP2D6 的底物(地昔帕明、美托洛尔和右美沙芬)的给药剂量。

8. 通过转运蛋白经肾排泄的药物:预计没有相互作用(如替诺福韦)。

9. 达塞布韦与抑制 CYP2C8 的药物(如特立氟胺、地拉罗司)联用可能增加达塞布韦的血药浓度。CYP2C8 强效抑制剂禁止与达塞布韦钠联用。

10. 预计达塞布韦和中效酶诱导剂联用会降低达塞布韦的血药浓度,进而降低达塞布韦的疗效。

11. 达塞布韦是 P-糖蛋白和 BCRP 的底物,在体外,达塞布韦的主要代谢产物 M1 是 OCT1 的一种底物。预计 P-糖蛋白和 BCRP 的抑制不会导致达塞布韦暴露量出现临床相关性增加。

12. 接受本品+奥比帕利治疗期间可能会出现肝功能改变,所以建议密切监测患者的凝血酶原时间(INR)。

13. 本品与奥比帕利联用,药物与奥比他韦/帕利瑞韦/利托那韦的相互作用可参见奥比帕利的产品说明书(或本书第 112~114 页)。

阿舒瑞韦(Asunaprevir,速维普)

【适应证】 本品与盐酸拉达他韦片联用,用于治疗成人基因 1b 型慢性丙型肝炎(非肝硬化或代偿期肝硬化)。

【注意事项】

1. 阿舒瑞韦软胶囊不得作为单药治疗。当阿舒瑞韦软胶囊与盐酸达拉他韦片联用时,盐酸达拉他韦片的【注意事项】(本书第 114 页)适用。

2. 潜在的肝毒性:应用含阿舒瑞韦软胶囊方案治疗的患者,观察到了 ALT 和 AST 升高,某些情况下 ALT/AST 升高伴有肝功能损伤,伴或不伴发热或嗜酸性粒细胞增多。可能出现严重的药物诱导性肝损伤。

3. 应用直接抗病毒药物治疗丙型肝炎的过程中及治疗后,有 HBV 再激活的病例报告,包括死亡病例。开始治疗前,所以患者均应进行 HBV 筛查。

4. 尚未在肝脏移植的患者中确定阿舒瑞韦软胶囊的安全性和有效性。尚未确定合并感染 HIV 患者的安全性和有效性。

【禁忌证】

1. 本品与盐酸达拉他韦片联合使用时,达拉他韦片的【禁忌证】(本书第 114 页)也同样适用于本品。

2. 本品禁用于既往对阿舒瑞韦或本品中任何成分过敏的患者。

3. 本品禁用于中度或重度肝损伤患者及失代偿期肝病患者。

4. 本品禁止合用以下药物:① 硫利达嗪,其清除高度依赖 CYP2D6,血药浓度升高与严重室性心律失常和猝死有关。② 强效或中效诱导 CYP3A 的药物,可能导致本品暴露量降低和疗效缺失。③ 强效或中效抑制 CYP3A 的药物,可能导致本品暴露量增加和毒性增加。④ 强效抑制 OATP1B1 的药物,可能导致本品肝脏中浓度降低和疗效缺失。

【不良反应】

1. 阿舒瑞韦联合盐酸达拉他韦片研究中报告最常见的不良反应为头痛(14%)和疲劳(12%)。常见的不良反应包括血小板减少(5%)和单核细胞数减少(5.7%)。其他包括嗜酸性粒细胞增多、腹泻、恶心、皮疹、发热、ALT 升高和 AST 升高。

2. 潜在的肝毒性。应用含阿舒瑞韦软胶囊方案治疗时,可能出现严重的药物诱导性肝损伤。

【用法用量】

1. 口服给药,餐前或餐后服药均可。推荐剂量 100 mg,每日两次,对于基因 1b 型慢性丙型肝炎的治疗,阿舒瑞韦软胶囊应与盐酸达拉他韦片联合给药 24 周,盐酸达拉他韦片的推荐剂量参考说明书(或本书第 114~116 页中的【用法用量】)。

2. 不建议调整阿舒瑞韦胶囊或达拉他韦片的剂量,并应避免暂停给药。但如果因不良反应需要暂停给药,则阿舒瑞韦与盐酸达拉他韦片均不应单独给药。

3. 治疗期间应该监测 HCV RNA 水平。一旦出现证实的病毒学突破(HCV RNA 较最低点升高大于 1 log10 U/mL),建议患者停止治疗。

4. 对于漏服一次阿舒瑞韦软胶囊的情况,应该指导患者,如果在计划给药时间 8 小时之内,应尽快补服;如果超过 8 小时,则不再补服,按计划时间继续下一次服药。

5. 对于重度肾损害(肌酐清除率<30 mL/min)且未接受血液透析的患者,阿舒瑞韦软胶囊的推荐剂量为 100 mg,每日一次。轻中度肾功能损害或血液透析的患者,不需要调整本品剂量。

6. 禁用于中度或重度肝损害(Child-Pugh B 级或 C 级)以及失代偿肝病患者。轻度肝损害/代偿期肝硬化患者不需要调整阿舒瑞韦胶囊的剂量。

【药物相互作用】

1. CYP3A 参与阿舒瑞韦的消除过程,中效或强效 CYP3A 诱导剂可降低阿舒瑞韦的血浆浓度,且中效或强效 CYP3A 抑制剂可增加阿舒瑞韦的血药浓度(见上页【禁忌证】)。

2. 阿舒瑞韦也是一种 P -糖蛋白转运体底物,但是单独合用改变 P -糖蛋白活性的药物(没有 CYP3A 协同作用)不太可能对阿舒瑞韦暴露产生具有临床意义的影响。

3. OATP1B1(较弱程度)和 OATP2B1(较弱程度)参与阿舒瑞韦的肝脏分布过程,OATP 介导转运的抑制剂可能增加阿舒瑞韦的血药浓度,可能通过减少肝脏分布减弱其治疗效果。

4. 阿舒瑞韦是一种中效 CYP2D6 抑制剂,一种 OATP 1B1/1B3 以及 P -糖蛋白介导转运的抑制剂,一种弱效 CYP3A 诱导剂。本品与这些酶或转运蛋白的底物合用时应谨慎,并对治疗效应和不良反应进行密切监测。在体外,阿舒瑞韦不抑制 CYP1A2、CYP2C9、CYP2C19。在体外,阿舒瑞韦是一种肾脏摄取转运蛋白、有机阴离子转运蛋白 1 和 3、有机阳离子转运蛋白 1 的抑制剂,但预期对这些转运体底物的药代动力学不存在具有临床意义的影响。

5. 接受达比加群或其他肠道 P -糖蛋白底物(治疗范围狭窄)的患者开始本品治疗时,建议密切临床监测。

6. 治疗范围狭窄的 CYP2D6 敏感底物(包括某些三环类抗抑郁药)合用本品治疗时,建议进行密切临床监测,可能需要加大前者剂量。

7. 禁止本品与酮康唑及其他强效或中效 CYP3A 抑制剂合用。

8. 禁止本品与利福平、利福布汀、利福喷丁及其他强效 OATP 抑制剂或中、强效 CYP3A 诱导剂合用。

9. 本品与右美沙芬或其他 CYP2A6 底物合用时,需密切监测,应考虑减少 CYP2D6 敏感底物剂量。

10. 地高辛和治疗窗狭窄的其他 P -糖蛋白底物与本品合用时需谨慎。最初给药应处方地高辛最低剂量,再进行剂量递增。

11. 治疗窗狭窄的 CYP2D6 敏感底物(如氟卡尼或普罗帕酮)合用本品时,建议密切监测,考虑减少 CYP2D6 敏感底物剂量。

12. 应用本品期间,推荐使用高剂量口服避孕药(包含至少 30 μg 炔雌醇合并醋酸炔诺酮/炔诺酮)。

奥比帕利(Ombitasvir, Paritaprevir and Ritonavir Tables,维建乐)

【适应证】 本品为奥比他韦、帕利瑞韦、利托那韦的合剂,与其他药物联合应用于治疗成人慢性丙型肝炎。

【注意事项】

1. 本品不建议单独使用,必须与其他治疗丙型肝炎病毒感染的药物联用。

2. 肝硬化患者出现肝功能失代偿和肝衰竭的风险。对于肝硬化患者,监测肝功能失代偿的临床体征和症状(腹水、肝性脑病、静脉曲张出血);基线、接受治疗的最初 4 周以后出现临床指征时,应监测肝功能。出现肝功能失代偿的患者立即停止治疗。

3. ALT 升高:见本品+达塞布韦钠(±利巴韦林)联用的临床试验中,约 1% 的受试者出现 ALT 一过性升高至正常值上限 5 倍以上,发生在治疗期间的最初 4 周,不伴胆红素升高,且继续治疗约 2 周后 ALT 出现下降。接受炔雌醇(例如复方口服避孕药或阴道避孕环)药物治疗的患者 ALT 升高明显更为常见(见【禁忌证】),此类患者在开始本品治疗之前,必须改用其他避孕方法。

4. 由于利托那韦对 CYP3A 的抑制作用,本品和达塞布韦钠与全身给药的他克莫司、西罗莫司和依维莫司联合用药时,会增加这些免疫抑制剂的血药浓度。除非获益大于风险,否则应避免将他克莫司或西罗莫司与本品和达塞布韦钠合并用药。不推荐与依维莫司合并用药,因为缺少合适的规格以调整剂量。

5. 本品治疗感染基因 2 型、3 型、5 型和 6 型丙肝患者的有效性尚无资料,不应用于治疗感染这些基因型的丙肝患者。

6. 本品+达塞布韦钠±利巴韦林的安全性与有效性已经得到验证,而本品与其他抗病毒药物的联合使用尚无资料,故不建议使用。

7. 尚未证实本品对曾经接受过本品或同类药物(NS3/43A 抑制剂或 NS5A 抑制剂)治疗患者的有效性。

8. 本品慎用于氟替卡松或经 CYP3A4 代谢的其他糖皮质激素的药物联用,可能增加糖皮质激素的全身暴露量。

9. 本品(±达塞布韦钠)与秋水仙碱联合治疗时,建议肝肾功能正常的患者降低秋水仙碱剂量或暂停秋水仙碱治疗。禁用于肝功能或肾功能受损的患者。

10. 禁止与辛伐他汀、洛伐他汀和阿托伐他汀联用。与本品和达塞布韦钠联用,预计瑞舒伐他汀的暴露量增加 3 倍以上,必须联用最大剂量应调整为 5 mg/d。与本品(无达塞布韦钠)联用时,暴露量增加不显著,瑞舒伐他汀的最大剂量应为 10 mg/d。与匹伐他汀和氟伐他汀的相互作用尚不明确,理论上,与本品(±达塞布韦钠)联用,预计会导致匹伐他汀和氟伐他汀的暴露量增加。如治疗期间必须给予他汀类药物,可换用较低剂量的普伐他汀/瑞舒伐他汀。

11. 本品复方制剂中含低剂量的利托那韦,对 PIs 耐药的未接受 ART 的 HIV 合并感染患者可选择本品治疗。接受 ART 治疗而未获得病毒学抑制剂的患者不应接受本品治疗。HIV 合并感染人群中,需认真考虑药物相互作用。

12. 乙型肝炎病毒再激活:在开始治疗前,所有的患者应该接受 HBV 筛查。

【禁忌证】

1. 对本品原料或辅料过敏者禁用。

2. 合并中度和重度肝损害(Child - Pugh B 级和 C 级)或有上述相关既往史的患者,禁用本品。

3. 禁用含炔雌醇的药物。例如多数复方口服避孕药物或阴道避孕环。

4. 对于高度依赖 CYP3A 清除的且血药浓度升高会发生严重不良事件的药物,此类药物禁止与本品联用。

5. CYP3A4 底物:盐酸阿夫唑嗪、胺碘酮、阿司咪唑、特非那定、西沙必利、肝功能或肾功能损害患者使用的秋水仙碱、决奈达隆、麦角胺、双氢麦角碱、麦角新碱、甲基麦角新碱、夫西地酸、洛伐他汀、辛伐他汀、阿托伐他汀、鲁拉西酮、口服咪达唑仑、三唑仑、匹莫齐特、喹硫平、奎尼丁、雷诺嗪、沙美特罗、西地那非(用于治疗肺动脉高压)、替格瑞洛。

6. 当本品(±达塞布韦钠)与中效或强效酶诱导剂联用时,预期会降低奥比他韦、帕利瑞韦和利托那韦的血药浓度,故这些药物不得与本品联用。禁用的 CYP3A4 强效抑制剂如下:考比司他、茚地那韦、洛匹那韦/利托那韦、沙奎那韦、替拉那韦、伊曲康唑、酮康唑、泊沙康唑、伏立康唑、克拉霉素、泰利霉素、考尼伐坦。

7. 如果本品与利巴韦林联用,利巴韦林的禁忌也适用于该联用方案。

【不良反应】

1. 在接受本品+达塞布韦钠+利巴韦林治疗的受试者中,最常报告的不良反应为乏力和恶心。在接受本品+达塞布韦钠(不含利巴韦林)治疗的受试者中,与利巴韦林相关的典型不良事件(例如恶心、失眠、贫血)发生率较低,常见的不良反应为瘙痒。

2. 实验室异常包括 ALT 升高,血清胆红素升高。感染 HCV 的肝移植受体血红蛋白降低的发生率有所增加。

3. 皮肤反应,主要为皮疹,大多为轻度。

4. 在接受本品+达塞布韦钠±利巴韦林治疗的患者中,已有报道肝功能失代偿和肝衰竭,这些事件发生频率未知。

【用法用量】 每片含奥比他韦 12.5 mg、帕利瑞韦 75 mg 和利托那韦 50 mg。推荐口服剂量为每日一次,每次两片(每片剂量 12.5 mg/75 mg/50 mg),需与食物同服。本品应与治疗 HCV 的其他药物联用。

【药物相互作用】

1. 与酶诱导剂联用可能增加不良反应和 ALT 升高的风险。与炔雌醇联用可能增加 ALT 升高风险。

2. 利托那韦是 CYP3A 的一种强效抑制剂,本品(±达塞布韦钠)与主要经 CYP3A 代谢的药物联用可能导致这些药物的血药浓度增加。本品禁止与高度依赖 CYP3A 清除且可导致因血药浓度升高而发生严重不良事件的药物联用。

3. 经 OATP 家族和 OCT1 转运的药物:帕立瑞韦是肝脏摄取转运蛋白 OATP1B1 和 OATP1B3 的抑制剂,帕立瑞韦和利托那韦是 OATP2B1 的抑制剂。本品与作为 OATP1B1、OATP1B3、OATP2B1 或 OCT1 底物的药物联用可能增加这些转运蛋白底物的血药浓度,可能需要调整剂量/临床监测。这些药物包括某些他汀类药物、非索非那定、瑞格列奈和血管紧张素 II 受体拮抗剂(如缬沙坦)。

4. 经 BCRP 转运的药物:在体内,帕立瑞韦、利托那韦和达塞布韦是 BCRP 的抑制剂,本品(±达塞布韦钠)与作为 BCRP 底物的药物联用可能增加这些转运蛋白的血药浓度,可能需要调整给药剂量/临床监测。此类药物包括柳氮磺胺吡啶、伊马替尼和某些他汀类药物。

5. 经肠道内 P -糖蛋白转运的药物:虽然帕立瑞韦、利托那韦和达塞布韦是 P -糖蛋白的体外抑制剂,但本品与达塞布韦钠联用时,未观察到 P -糖蛋白底物(地高辛)暴露量的显著变化。然而,地高辛与本品联用(不联合达塞布韦钠)可能导致地高辛血药浓度增加。本品可导致对肠道内 P -糖蛋白敏感的药物(如达比加群酯)的血浆暴露量增加。

6. 经葡萄糖醛酸化(UGT1A1)代谢的药物：帕立瑞韦、利托那韦和达塞布韦是 UGT1A1 的抑制剂,本品(±达塞布韦钠)与主要经 UGT1A1 代谢的药物联用导致此类药物的血药浓度增加,建议对治疗指数较窄的药物进行临床监测(如左甲状腺素)。

7. 与本品(±达塞布韦钠)联用可能降低经 CYP2C19 代谢的药物(如兰索拉唑、埃索美拉唑、S-美芬妥因)的暴露量,可能需要调整给药剂量/临床监测。

8. 与本品(±达塞布韦钠)联用不影响 CYP2C9 底物(华法林)的暴露量,预计无需调整 CYP2C9 其他底物(如布洛芬、格列美脲、格列吡嗪)的给药剂量。

9. 与本品(±达塞布韦钠)联用不影响 CYP2D6/CYP1A2 底物(度洛西汀)的暴露量。与本品联用后,环苯扎林(一种 CYP1A2 底物)的暴露量降低。对于其他 CYP1A2 底物(如环丙沙星、环苯扎林、茶碱和咖啡因),可能需要临床监测并调整给药剂量。预计无需调整 CYP2D6 的底物(如地昔帕明、美托洛尔和右美沙芬)的给药剂量。

10. 与替诺福韦(OAT1 底物)无相互作用,可表明在体内,奥比他韦、帕立瑞韦和利托那韦不抑制有机阴离子转运蛋白(OAT1)。体外研究显示,在临床相关浓度下,本品不是有机阳离子转运蛋白(OCT2)、有机阴离子转运蛋白(OAT3)或多药及毒素外排转运蛋白(MATE1 和 MATE2K)的抑制剂。

11. 预计本品(+达塞布韦钠)与强效或中效酶诱导剂的药物联用会降低本品及达塞布韦的血药浓度,进而降低药物疗效。

12. 帕立瑞韦通过 CYP3A4 介导的代谢和胆汁排泄进行消除(是肝脏转运蛋白 OATP1B1/P-糖蛋白和 BCRP 的底物)。如果本品与既是 CYP3A4 中效抑制剂又是多种转运蛋白抑制剂联用,需慎用。这些药物(如阿扎那韦+利托那韦、红霉素、地尔硫䓬或维拉帕米)可能导致帕立瑞韦暴露量出现临床相关性增加。

13. 接受本品(±达塞布韦钠)治疗期间可能会出现肝功能改变,建议密切监测患者的凝血酶原时间。

14. 与钙离子通道阻滞剂联用建议降低钙阻剂的剂量,并进行临床监测。如与氨氯地平合用时剂量降低 50%。

15. 与呋塞米联用可将呋塞米剂量降低 50%,无需降低本品的给药剂量。

16. 阿扎那韦与本品和达塞布韦联用(不联用利托那韦)时,阿扎那韦的推荐剂量为 300 mg,阿扎那韦必须与本品+达塞布韦钠同时给药。本品中利托那韦剂量可增强阿扎那韦的药代动力学。不建议阿扎那韦与本品(不联合达塞布韦钠)联合给药的治疗方案。

17. 本品含利托那韦可增强达芦那韦的药代动力学,当同时给药时,达芦那韦推荐剂量为 800 mg,一日一次(不额外联用利托那韦)。不建议达芦那韦与本品+达塞布韦钠联用用于 PIs 泛耐药患者。不建议达芦那韦+本品(不联合达塞布韦钠)的治疗方案。

18. 本品+达塞布韦钠与利匹韦林(每日一次)联用仅适用于已知无 Q-T 间期延迟的患者,且不得与致 Q-T 间期延长的药物联用。如需联用,需反复监测心电图(ECG)。

19. 当与本品(±达塞布韦钠)联用时,无需调整多替拉韦及本品的给药剂量。无需调整阿巴卡韦或拉米夫定的给药剂量。无需调整恩曲他滨/替诺福韦和本品的给药剂量。

20. 当环孢素 A 开始与本品联用时,给予环孢素 A 每日总剂量的五分之一,每日给药一次,同时监测环孢素 A 的浓度,调整给药剂量/给药频率。

21. 当与本品(±达塞布韦钠)联用时,需慎用,可能降低瑞格列奈剂量。

22. 如有临床指征,可给予较高剂量的奥美拉唑、埃索美拉唑、兰索拉唑。无需调整本品剂量。

达拉他韦(Daclatasvir,百立泽)

【适应证】 与其他药物联用。用于治疗成人慢性丙型肝炎病毒感染。盐酸达拉他韦片不得作为单药治疗。

【注意事项】

1. 含阿舒瑞韦软胶囊的治疗方案可引起药物诱导性肝损伤(有时为重度)。肝功能的监测建议参见阿舒瑞韦软胶囊的处方信息。不含阿舒瑞韦软胶囊的盐酸达拉他韦片治疗方案中,具有临床意义的 ALT 或 AST 升高的发生率与安慰剂组患者相似。

2. 有乙型肝炎病毒再激活的潜在风险,在开始治疗前,所有患者均应进行 HBV 筛查。

3. 在胺碘酮合用盐酸达拉他韦片与索磷布韦(伴或不伴其他降低心率的药物)的患者中观察到了重度心动过缓和心脏传导阻滞。心动过缓一般出现于数小时至数天内,并于终止 HCV 治疗后消退。尚未明确导致心动过缓效应的机制。当且仅当禁忌使用或不耐受其他抗心律失常治疗时,方可合并使用胺碘酮、盐酸达拉他韦片与索磷布韦。建议对无其他替代治疗的患者进行密切监测。合并用药后 48 小时内应进行持续的住院监测,随后至治疗前两周期间,应每日前往门诊接受心率监测或自我进行心率监测。由于胺碘酮半衰期较长,在开始本品与索磷布韦治疗前刚停用胺碘酮的患者仍应接受上述心脏监测。一旦出现心动过缓和心脏传导阻滞的症状,应立即寻求医疗帮助。

4. 既往暴露于 NS5A 抑制剂的患者中,尚未确定包含盐酸达拉他韦片的再次治疗方案的有效性。

5. 肝功能受损患者不需要调整盐酸达拉他韦片的剂量。

6. 在一项临床研究中确定了肝移植前、移植期间或移植术后患者应用盐酸达拉他韦片联合索磷布韦和利巴韦林治疗慢性丙型肝炎的安全性和有效性。在合并感染 HBV 的患者中尚未确定盐酸达拉他韦片治疗慢性丙型肝炎患者的安全性和有效性。

【禁忌证】 本品禁用与 CYP3A4 强效诱导剂合用,因可能导致盐酸达拉他韦片暴露剂量降低和疗效减弱。禁忌药物包括但不限于:苯妥英钠、卡马西平、奥卡西平、苯巴比妥、利福平、利福布汀、利福喷丁、地塞米松、贯叶金丝桃等。

【不良反应】 联合阿舒瑞韦软胶囊治疗方案最常见的不良反应(发生率≥10%)包括头痛(14%)和疲劳(12%)。多数不良反应为轻度至中度。6%的患者出现了严重不良事件,3%的患者因不良事件停药;导致停药的最常见不良事件是 ALT 和 AST 升高。联合索磷布韦治疗方案(加或不加利巴韦林)最常见的不良反应(发生率≥10%)是疲劳(19%)、头痛(15%)和恶心(11%)。大多数不良反应为轻度或中度。5%患者出现一次严重不良事件。

【用法用量】

1. 盐酸达拉他韦片的推荐剂量是 60 mg 每日一次,口服给药,餐前或餐后服药均可。本品必须与其他药物联合。治疗方案中其他药物的推荐剂量参考其说明书。

2. 不含干扰素的盐酸达拉他韦片推荐治疗方案如表 2-5-3。

表 2-5-3　不含干扰素的推荐治疗方案

患　者　人　群	治疗方案和服药时间
基因 1b 型慢性丙型肝炎	
初治或经治的非肝硬化或代偿期肝硬化患者	盐酸达拉他韦片+阿舒瑞韦软胶囊 100 mg 每日两次,用药 24 周
基因 1 型、2 型、4 型、5 型或 6 型慢性丙型肝炎ᵃ	
非肝硬化患者	盐酸达拉他韦片+索磷布韦,用药 12 周
肝硬化患者 　Child - Pugh A 级或 B 级	盐酸达拉他韦片+索磷布韦+利巴韦林,用药 12 周或盐酸达拉他韦片+索磷布韦,用药 24 周
Child - Pugh C 级	盐酸达拉他韦片+索磷布韦(±利巴韦林)ᵇ,用药 24 周
基因 3 型慢性丙型肝炎ᵃ	
非肝硬化患者	盐酸达拉他韦片+索磷布韦,用药 12 周
肝硬化患者	盐酸达拉他韦片+索磷布韦(±利巴韦林)ᵇ,用药 24 周
肝移植后复发的基因 1~6 型慢性丙型肝炎ᵃ	
非肝硬化患者	盐酸达拉他韦片+索磷布韦+利巴韦林,用药 12 周
Child - Pugh A 级或 B 级肝硬化患者 　基因 1 型、2 型、4 型、5 型或 6 型 　基因 3 型	盐酸达拉他韦片+索磷布韦+利巴韦林,用药 12 周 盐酸达拉他韦片+索磷布韦(±利巴韦林)ᵇ,用药 24 周
Child - Pugh C 级肝硬化患者	盐酸达拉他韦片+索磷布韦+利巴韦林,用药 24 周

注：a. 包括合并感染 HIV 的患者,与抗 HIV 药物合用时的推荐剂量。b. 根据患者个体的耐受性,应考虑加用利巴韦林。

3. 含干扰素的盐酸达拉他韦片的推荐治疗方案如表 2-5-4。

表 2-5-4　含干扰素的推荐治疗方案

患　者　人　群	治疗方案和服药时间
基因 4 型慢性丙型肝炎	
非肝硬化或代偿期肝硬化初治患者	盐酸达拉他韦片与干扰素 α、利巴韦林联合,盐酸达拉他韦片用药 24 周,干扰素 α+利巴韦林用药 24~48 周ᵃ

注：a. 如果患者在治疗 4 周和 12 周均为 HCV RNA 不可测,治疗方案中的三种药物应联合用药至疗程 24 周结束;如果患者近在治疗 4 周和 12 周的其中一个时间点获得 HCV RNA 不可测,则盐酸达拉他韦片应在第 24 周时停药,而干扰素 α 和利巴韦林应继续用药至 48 周。

4. 利巴韦林用药指导：与盐酸达拉他韦片联合用药时,利巴韦林的剂量根据体重调节(<75 kg 患者,1 000 mg/d;≥75 kg 患者,1 200 mg/d)。对于 Child - Pugh B 或 C 级肝硬化患者或肝移植后慢性丙型肝炎复发的患者,利巴韦林的推荐起始剂量为 600 mg/d。如耐受良

好,剂量可增加至 1 000 mg/d。应根据血红蛋白水平和肌酐清除率减少利巴韦林起始剂量和治疗剂量(表 2 - 5 - 5)。

表 2 - 5 - 5　利巴韦林用药方案

实验室值/临床标准	利巴韦林用药指导
血红蛋白 　>12 g/dL 　10~12 g/dL 　8.5~10 g/dL 肌酐清除率 　>50 mL/min 　30~50 mL/min 　≤30 mL/min	 每日 600 mg 每日 400 mg 每日 200 mg 根据表中血红蛋白水平指导用量 200 mg 隔日用药 停用利巴韦林

5. 不建议调整盐酸达拉他韦片的剂量,应避免暂停给药。但如果因不良反应需要暂停联合治疗方案在内的任何一种药物,则不得单独应用盐酸达拉他韦片治疗或单独应用本品+利巴韦林联合治疗。一旦出现证实的病毒学突破(HCV RNA 较最低点升高大于 1 log10 U/mL),建议患者停止治疗。

6. 对于漏服一次盐酸达拉他韦片的情况,应该指导患者,如果在计划给药时间的 20 小时之内,应尽快补服;如果超过 20 小时,则不再补服,按计划时间继续下一次服药。用药方案中其他药物的漏服药信息参考其说明书。

7. 本品在任何程度的肾功能受损害患者中均不需要调整剂量。在任何程度的肝功能受损害患者中均不需要调整剂量。

【药物相互作用】

1. 盐酸达拉他韦是一种 CYP3A4 底物。中效或强效 CYP3A4 诱导剂可降低盐酸达拉他韦的血药浓度和治疗效果(见【禁忌证】)。与 CYP3A4 中效诱导剂合并使用时,盐酸达拉他韦片剂量应增至 90 mg/d(30 mg 片剂 3 片,或 60 mg 和 30 mg 片剂各 1 片)。CYP3A4 强效抑制剂可增加盐酸达拉他韦的血药浓度。与 CYP3A4 强效抑制剂合并使用时,盐酸达拉他韦片剂量应降 至 30 mg/d。

2. 盐酸达拉他韦也是一种 P -糖蛋白转运蛋白(P - gp)和有机阳离子转运体(OCT)1 的底物,但是单独与改变 P - gp 或 OCT1 活性的药物合用(对 CYP3A 没有并发作用),不太可能对盐酸达拉他韦的暴露量产生具有临床意义的影响。

3. 盐酸达拉他韦是一种 P - gp、有机阴离子转运多肽(OATP)1B1/1B3 以及乳腺癌耐药相关蛋白(BCRP)抑制剂。盐酸达拉他韦片可能增加 P - gp、OATP 1B1/1B3 或 BCRP 底物药品的全身暴露量,可增强或延长治疗效果和不良反应。应谨慎应用治疗窗狭窄的药品。在体外,盐酸达拉他韦不抑制(IC50> 40 piM) CYP 酶 1A2、2B6、2C8、2C9、2C19 或 2D6。盐酸达拉他韦未对咪达唑仑(一种敏感 CYP3A4 底物)药代动力学产生具有临床意义的影响。在体外,盐酸达拉他韦是一种肾脏摄取转运蛋白、有机阴离子转运体 OAT1/3、OCT2 的抑制剂,但预期对这些转运体底物的药代动力学不存在具有临床意义的影响。

(陈　蓉　孟现民)

第六节 抗寄生虫药物

乙胺嘧啶（Pyrimethamine）

【适应证】 本品主要用于疟疾的预防,也可用于治疗弓形体病。

【注意事项】

1. 下列情况应慎用:① 意识障碍,大剂量治疗弓形体病时可引起中枢神经系统毒性反应并可干扰叶酸代谢。② 葡萄糖-6-磷酸脱氢酶($G-6-PD$)缺乏者,服用本品可能引起溶血性贫血。③ 巨细胞性贫血患者,服用本品可影响叶酸代谢。

2. 大剂量治疗时每周应检测白细胞及血小板2次。

【禁忌证】 对本品过敏者。

【不良反应】 口服一般抗疟治疗量时,毒性很低,较为安全。大剂量应用时,如每日用25 mg,连服一个月以上,就会出现叶酸缺乏现象。主要影响生长繁殖特别迅速的组织,如骨髓、消化道黏膜,引起造血功能及消化道症状,如味觉的改变或丧失、舌头疼痛、红肿、烧灼感及针刺感,口腔溃疡、白斑等,食管炎所致的吞咽困难、恶心、呕吐等。较严重的是巨细胞性贫血、白细胞减少症等,如及早停药,能自行恢复。甲酰四氢叶酸可改善骨髓功能。由于过敏所致的皮肤红斑则较少见。

【用法用量】 治疗弓形体病,成人每日50~100 mg顿服,共1~3日(视耐受力而定),然后每日服25 mg,疗程4~6周。儿童每日1 mg/kg,分2次服,服用1~3日后改为每日0.5 mg/kg,分2次服,疗程4~6周。

(陈 蓉 孟现民)

第三章
药物代谢动力学

第一节　特殊人群药代动力学

一、妊娠期女性

妊娠期女性具有特殊的药代动力学特征。吸收方面,孕早期由于妊娠反应,口服药物吸收减少;孕中期由于子宫对胃肠道的压迫,口服药物吸收减慢,T_{max}延迟,生物利用度变化不大。分布方面,妊娠期女性血容量可增加约50%,体重增加10%～20%,血浆蛋白减少,常用剂量下,血药浓度较正常人略低。高蛋白结合率的药物在血液中的游离浓度升高,可能引起胎儿体内药物浓度升高,增加毒性反应。代谢方面,孕期处于肝脏高负荷期,高雌激素水平引起胆汁淤积,使肝排泄减慢,易引起肝损害,需避免使用肝毒性药物。消除方面,孕妇全身血流量增加,肾小球滤过率增加,肌酐清除率升高,主要通过肾脏排泄的药物清除加快,血药浓度降低,因此妊娠期用药剂量略高于一般常用剂量。

目前对于妊娠期用药安全的评估,2015年前普遍采用美国食品药品监督管理局(FDA)妊娠药物分级。FDA根据动物实验和临床用药经验中观察到的药物对胎儿的安全性,将药物分为A、B、C、D、X五级。需注意有些药物有两个不同的危险度等级,一个是常用剂量的等级,另一个是超常剂量等级。

A级:在设对照组的药物研究中,在妊娠首3个月的妇女未见到药物对胎儿产生危害的迹象(并且也没有在其后6个月具有危害性的证据),该类药物对胎儿的影响甚微。分类A等级的药物极少,维生素属于此类药物,如维生素B、维生素C等,但是在正常范围量的维生素A是A类药物,而大剂量的维生素A,每日剂量2万U即可致畸,而成为X类药物。

B级:在动物繁殖研究中(并未进行孕妇的对照研究),未见到药物对胎儿的不良影响。或在动物繁殖性研究中发现药物有不良反应,但这些不良反应并未在设对照的、妊娠首3个月的妇女中得到证实(也没有在其后6个月具有危害性的证据)。所有的青霉素族及绝大多数的头孢菌素类药物都是B类药物。甲硝唑在动物实验对啮齿类动物可以致畸,不过对人类在长时间积累的大量临床资料中证实虽然在早期妊娠时应用,但甲硝唑并未增加胎儿的致畸率。所以在FDA妊娠期药物分类中甲硝唑置于B类中。常用的解热镇痛药吲哚美辛、双氯芬酸、布洛芬均属B类药。但要注意的是,妊娠32周后,服用吲哚美辛有可能使胎儿发生动脉导管狭窄或闭锁以致胎儿死亡,故禁用。

C 级:动物研究证明药物对胎儿有危害性(致畸或胚胎死亡等),或尚无设对照的妊娠妇女研究,或尚未对妊娠妇女及动物进行研究。本类药物只有在权衡对孕妇的益处大于对胎儿的危害之后,方可使用。分类 C 等级的药物是较多的。这一类药物或者问世时间不够长或者较少在孕妇中应用,主要在孕早期对胎儿是否会造成损害尚无报道,故难以有比较确切的结论。给患者使用此类药物时要权衡利弊,并且向患者说明情况。

D 级:有明确证据显示,药物对人类胎儿有危害性,但尽管如此,孕妇用药后绝对有益(例如用该药物来挽救孕妇的生命,或治疗用其他较安全的药物无效的严重疾病)。由于已有实验和临床上的证据,对分类属于 D 的药物在妊娠期特别是在孕早期阶段尽可能不用。

X 级:对动物和人类的药物研究或人类用药的经验表明,药物对胎儿有危害,而且孕妇应用这类药物无益,因此禁用于妊娠或可能怀孕的患者。此类药物最有代表性的是沙利度胺(反应停)和己烯雌酚,前者引起胎儿"海豹肢",后者导致女婴长大成年后发生阴道腺病或宫颈癌(DES 综合征)的危险增加。

近年来人们发现,以上使用的妊娠期字母分级过于简单又易混淆。妊娠和哺乳期作为女性的特殊生理时期,在药动学和药效学上可能会产生较大的改变,美国食品药品监督管理局(FDA)从 2015 年 6 月 30 日起,宣布开始使用"怀孕与哺乳期标示规则"标示法(Pregnancy and Lactation Labeling Rule, PLLR)取代字母分级。PLLR 要求改变处方药及生物制品标签中有关妊娠及哺乳期用药信息的内容和格式,以"妊娠""哺乳""男女性生殖系统影响"为标题,对药物或生物制品的使用提供详细说明。每部分具体内容必须包含一个妊娠及哺乳期用药风险摘要。

1. 妊娠部分(表 3-1-1),标签中需主要提供如给药剂量、胎儿潜在发育风险等有关孕妇用药的相关信息,包括"妊娠暴露登记""风险概述""临床考虑"及"数据"四部分,以方便医生评估妊娠期妇女的药物暴露风险,进行临床用药决策。

表 3-1-1 妊 娠 部 分

子 项 目	详 细 内 容
妊娠暴露登记	有:"有监测妊娠期间妇女暴露于(药品名称)妊娠后果的妊娠暴露登记。"+登记联系信息
	无:可省略
风险概述	根据人体数据的风险概述
	根据动物数据的风险概述
	根据药理学的风险概述
临床考虑	与疾病相关的母体/或胚胎(胎儿)风险
	妊娠期与产后的剂量调整
	母体不良反应
	胎儿/新生儿的不良反应
	产程或分娩

（续表）

子 项 目	详 细 内 容
数 据	人体数据
	动物数据

2. 哺乳部分(表3-1-2)，主要提供母乳中含药量及对哺乳期儿童潜在影响等，包括"风险概述""临床考虑"及"数据"三部分。

表3-1-2 哺乳部分

子 项 目	详 细 内 容
风险概述	药物在母乳中的含量
	药物对哺乳期孩童的影响
	药物对乳汁产生与分泌的影响
	风险与利益描述
临床考虑	把暴露降至最低
	不良反应监测
数 据	风险概述和临床考虑问题所依据的数据

3. 男女性生殖系统影响部分，包括对于妊娠检查、避孕及药物有关的不孕症等方面的要求或建议等资料。

PLLR 比传统的妊娠分级更为复杂，以文字资料代替字母分级，能提供较为详细的资料供临床用药决策时参考，让妊娠期、哺乳期用药更为安全。

HIV 阳性的妊娠者孕期坚持 ART，至少在最后三个月，特别是分娩期，HIV RNA 病毒载量低于检测下限，可将母婴传播风险降到<0.5%。一般来说，女性 HIV 感染者在 ART 期间怀孕，可以维持原来的 ART 治疗，除非之前使用了禁忌方案：去羟肌酐(ddI)+司他夫定(d4T)(该方案临床已基本淘汰)，三种核苷逆转录酶抑制剂联合，以及妊娠首三个月使用多替拉韦。若女性 HIV 感染者在怀孕的第二个或第三个三个月才开始给药，应立即开始 ART，并将拉替拉韦作为优先选择，尽快让 HIV 载量下降，确保在分娩时低于检测下限。在使用含利托那韦的蛋白酶抑制剂中，优先选择阿扎那韦/利托那韦。目前认为依非韦伦可以用于妊娠期任何阶段。目前不推荐妊娠 8 周内使用多替拉韦(可能增加神经管畸形的风险)。奈韦拉平不建议使用，但如果怀孕前就在使用，可以考虑继续使用，但只可用于 $CD4^+T$ 细胞计数<250 个/μL 的女性。利匹韦林不能用于 HIV 载量>10 000 拷贝/mL 和 $CD4^+T$ 细胞计数<200 个/μL 的患者。丙酚替诺福韦及考比司他在妊娠期使用经验有限，不建议在初始方案中使用。

总的来说，妊娠期女性可使用的 ART 药物种类较多，使用中并不需要特别的剂量调整。若合并其他疾病，需对照 FDA 妊娠药物安全分级，权衡利弊，尽量选择安全的药物，并密切监护疗效及不良反应。

二、老年人

我国普遍将生理年龄>60岁的称为老年人,但在HIV感染人群中,生理年龄>50岁即为老年人。老年人组织器官萎缩,生理功能减退,重要脏器血流量(肝、肾、脑等)、全身含水量、心搏输出量、血浆白蛋白、肾功能等均出现下降。药物不良反应的发生率高于年轻人,药物剂量往往偏小。老年人对药物具有特殊的药代动力学特征。

吸收方面,老年人胃黏膜萎缩,胃酸分泌减少,胃液pH升高,药物的离子化和溶解度均有所改变。其次,因为胃肠血流量降低,口服药物吸收减少。由于肌肉萎缩,局部血流量减少,肌注药物吸收减少。分布方面,老年人全身及细胞的含水量明显下降,去脂肪组织如肌肉减少,脂肪比例升高,使水溶性药物表观分布容积(Vd)下降,而脂溶性药物Vd升高。老年人心输出量逐年减少,局部血流量下降,使药物分布下降。老年人血浆蛋白减少,药物游离浓度升高,易分布至组织体液中。代谢方面,老年人肝组织逐渐缩小,药物肝内代谢、清除减少,CYP450酶活性下降。排泄方面,老年人肾小球滤过率逐年降低,排泄减少。同时,肾小管分泌及再吸收功能降低,肝胆系统排泄功能下降。肾功能的改变应以肌酐清除率(GFR)为准,而非血肌酐值。

老年人用药应尽量避免使用毒性大的药物,特别是抗菌药物,如万古霉素、氨基糖苷类等肾脏毒性较大的药物。必须使用时,调整给药方案,检测肝肾功能,有条件时开展血药浓度监测(TDM),个体化给药。在给予毒性较低的抗菌药物时,如β-内酰胺类,需注意根据肌酐清除率调整给药剂量。例如头孢吡肟,在肌酐清除率<60 mL/min时就需调整剂量,谨慎使用,否则易增加神经毒性,出现抗生素相关脑病。老年人因为自身免疫功能低下,宜使用杀菌剂。

三、新生儿

新生儿与年长儿具有不同的药代动力学特点,并且新生儿生长迅速,有时需按日龄变化调整给药方案。

在吸收方面,新生儿胃酸分泌少,胃内pH比年长儿和成年人高,胃排空速度较慢,对于大部分口服药物(制作时设计为酸性环境下吸收),新生儿不能很好吸收。但对于一些在酸性环境下吸收较差的药物,如青霉素G,新生儿口服可能具有较好的吸收效果。新生儿皮肤局部血液循环不良,肌肉及皮下脂肪较少,肌内注射或皮下给药效果也较差,早产儿问题更加突出,肌内注射甚至会造成局部硬结或脓肿。因此,新生儿更加适合静脉给药。

分布方面,新生儿体内含水量较高,可达77%,细胞外液含量达45%,1岁时机体含水量下降至59%,细胞外液含量降至28%。脂肪含量在新生儿较少,其后随着月龄的增加而增加,到9个月时脂肪含量达最大值。这些水分和脂肪量的变化,直接影响水溶性与脂溶性药物的分布。水溶性大的药物,在新生儿体液中分布较多,组织器官中分布较少。反之,脂溶性高的药物,在组织中分布较多。新生儿血浆白蛋白含量相对较低,血浆蛋白与药物结合能力弱,血浆蛋白结合率高的药物,游离药物浓度升高,容易引起药物不良反应。如磺胺类药物,与胆红素竞争血浆蛋白结合位点,引起游离胆红素升高。新生儿血脑屏障尚不完善,一些水溶性药物也容易透过血脑屏障。

代谢方面,新生儿酶系统缺乏,肝脏中缺乏葡萄糖醛酸转移酶,红细胞中缺乏葡萄糖-6-磷酸脱氢酶(G-6-PD),导致对新生儿对一些药物的代谢和解毒功能降低,引起特殊的不良反应。如氯霉素引起的灰婴综合征(缺乏葡萄糖醛酸转移酶),磺胺引起的新生儿溶血及高胆红素血症(缺乏 G-6-PD)等。新生儿 CYP450 酶系统尚不成熟,对药物的代谢能力较弱,到幼儿期,CYP450 酶系统迅速成熟,呈现出较强的药物代谢能力。

排泄方面,新生儿肾脏正处于发育阶段,药物排泄能力较弱。同时,新生儿药物代谢能力较弱,使大部分的药物以原型排除,而原型药物比其代谢物排泄较慢,容易造成药物蓄积,需调整剂量及给药次数。

由于新生儿及婴幼儿药物代谢很快,且由于免疫系统尚未发育完全,使 HIV 感染患儿的感染不容易被控制,体内病毒载量很高,因此需要非常强有力的方案。小于 3 岁的儿童可选择的药物包括阿巴卡韦、拉米夫定、洛匹那韦/利托那韦及奈韦拉平。

新生儿对药物的反应不仅与年长儿和成年人不同,个体之间也存在较大的差异,有条件者建议进行用药监测,个体化给药。目前我国儿童用药十分缺乏,大多都是把成人药物减量后给儿童使用,安全性和规范性问题亟待解决。

四、肾功能不全患者

肾功能减退对药物的排泄过程影响最大,严重肾功能不全时吸收和分布也会发生变化。在吸收方面,肾功能衰竭时吸收速度及程度均下降,一般情况差,口服或肌注者均减少,宜静脉给药。分布方面,肾功能不全的患者由于水肿,细胞外液增多,表观分布容积升高。小肠对氨基酸的吸收障碍,血浆蛋白浓度下降,游离药物浓度升高,表观分布容积增加,血药浓度较正常肾功能较低。代谢方面,经肾排出的代谢物减少,多数药物在肾功能下降时的代谢过程情况并不十分清楚。排泄方面,主要经肾脏排泄的药物 $t_{1/2}$ 明显延长,血药浓度增加,产生药物蓄积,毒性反应增加。

肾功能减退时,需要根据肾功能损害程度(eGFR)、药物肾毒性大小、药物药动学特征、药物经血液或腹膜透析的清除情况、血药浓度监测结果等来调整药物使用剂量。剂量调整可分为以下四种情况。① 维持原量或略减量:适用于主要由肝胆系统排泄或经肾脏和肝脏系统同时排泄的药物。② 剂量需适当调整:适用于无肾毒性或轻微肾毒性,但主要排泄途径在肾脏,需根据肾功能减退来调整药物剂量。③ 避免使用:必须使用时采用 TDM 监测用药并密切监测肾功能,适用于具有明显肾毒性,主要经肾脏排泄的药物。此类药物包括氨基糖苷类、糖肽类、氟胞嘧啶、膦甲酸钠、更昔洛韦、利巴韦林等。④ 不宜应用者:适用于药物在肾功能下降的患者中发生其他系统的严重毒性反应。此类药物包括四环素类(可加重氮质血症)、呋喃妥因(可在体内蓄积产生神经系统毒性)、特比萘芬、金刚烷胺等。

肾功能不全时,部分核苷类及非核苷类逆转录酶抑制剂需要根据 eGFR 调整剂量或停用,蛋白酶抑制剂及整合酶抑制剂基本不需要调整剂量。肾功能不全患者的 ART 治疗药物调整见下页表3-1-3。

表 3-1-3　肾功能不全患者的 ART 药物剂量调整
（摘自欧洲 2017 年 EACS 指南第 9 版）

eGRF（mL/min）					
	≥50	30~49	10~29	<10	血液透析
核苷逆转录酶抑制剂					
阿巴卡韦	300 mg q12h	不需要调整剂量			
恩曲他滨	200 mg qd	200 mg q48h	200 mg q72h	200 mg q96h	200 mg q96h（透析后）
拉米夫定	300 mg qd	150 mg qd	100 mg qd	50~25 mg qd	负荷剂量 150 mg，其后 50~25 mg q24h（透析后）
丙酚替诺福韦/恩曲他滨	25/200 mg qd	不建议使用			
替诺福韦	300 mg qd	300 mg q48h	不建议使用，若无选择，300 mg q72~96h	不建议使用，若无选择，300 mg qw	300 mg qw（透析后）
齐多夫定	300 mg q12h	不需要调整剂量		100 mg q8h	100 mg q8h（透析后）
阿巴卡韦/拉米夫定	600/300 mg qd	使用单个药物			
齐多夫定/拉米夫定	300/150 mg q12h				
阿巴卡韦/拉米夫定/齐多夫定	300/150/300 mg q12h				
替诺福韦/恩曲他滨	300/200 mg qd	300/200 mg q48h	使用单个药物		
非核苷逆转录酶抑制剂					
依非韦伦	600 mg qd	不需要调整剂量			
依曲韦林	200 mg q12h	不需要调整剂量			
奈韦拉平	200 mg q12h	不需要调整剂量			
替诺福韦/恩曲他滨/艾维雷韦/考比司他	若 eGFR< 70 mL/min，不要使用	不要使用			
丙酚替诺福韦/恩曲他滨/艾维雷韦/考比司他	10/200/150/150 mg qd	不建议			

（续表）

eGRF（mL/min）					
	≥50	30~49	10~29	<10	血液透析
丙酚替诺福韦/恩曲他滨/利匹韦林	25/200/25 mg qd		不建议		
替诺福韦/恩曲他滨/利匹韦林	300/200/25 mg qd	不要使用			

五、肝功能不全患者

肝功能损害对药物代谢影响最明显，但肝损害部位不同对代谢的影响程度不同。累及肝小叶对代谢影响最明显，累及门脉区（如胆汁性肝硬化）对代谢影响较小。肝功能受损时，酶的含量或活性降低，通常会导致血药浓度较正常人高，但需通过肝脏代谢转化为活性药物的前体药物，在肝损伤时药理作用下降。不同药物代谢酶的内在清除率降低速度和程度不一样。CYP2D6、葡萄糖醛酸转移酶在重度肝损伤时才开始降低，重度肝损伤时尚有50%。而CYP3A4、CYP2C19在轻度肝损伤时即明显降低，重度肝损伤时保留不到20%。

吸收方面，门脉高压导致胃肠道黏膜淤血、水肿伴慢性炎症增厚，吸收药物量减少。分布方面，大量腹水可导致细胞外液增多，水溶液药物表观分布容积（Vd）增加，而肝病时药物与蛋白质亲和力下降，蛋白合成减少，游离性药物浓度增加。代谢方面，肝硬化门脉高压，侧支循环生成，药物经肝脏代谢、解毒能力降低。某些需要在体内代谢后才具有药理活性的前体药如可待因、依那普利、环磷酰胺等药理效应下降。药物首过效应减弱，使主要在肝脏代谢的药物生物利用度增高。急性肝炎时肝实质损害，肝自身清除能力下降。排泄方面，由于胆道梗阻或胆汁淤积，经胆汁排泄的药物减少，药物体内蓄积。

通常使用Child-Pugh分级来对肝功能进行分级（见表3-1-4）：A级：5~6分，表示轻度肝功能不全；B级：7~9分，表示中度肝功能不全；C级：10~15分，表示重度肝功能不全。也有使用生化指标来划分肝损程度（见下页表3-1-5）及肝功能损害分型，可作为临床用药参考（见下页表3-1-6）。

表3-1-4 Child-Pugh改良分级法评分标准

临床或生化指标	分 值		
	1分	2分	3分
肝性脑病（级）	无	1~2度	3~4度
腹水	无	轻度	中、重度
总胆红素（μmol/L）	<34	34~51	>51
白蛋白（g/L）	35	28~35	<28
凝血酶原时间延长（秒）	<4	4~6	>6

表 3-1-5 采用生化指标划分肝功能不全的严重程度

评价指标	1 级	2 级	3 级	4 级
ALT 或 AST	>1~3 ULN	3~5 ULN[a]或>3 ULN[b]	>5~20 ULN 或>5 ULN(2 周)	>20 ULN
AKP	>1~2.5 ULN	> 2.5~5 ULN	>5~20 ULN	>20 ULN
BIL	>1~1.5 ULN	>1.5~3 ULN	>3~10 ULN	>10 ULN

注：ULN, upper limit of normal,超出正常值上限的倍数;ALT,谷丙转氨酶;AST,谷草转氨酶;AKP,碱性磷酸酶;BIL,血清胆红素;a. 无症状;b. 同时出现疲劳、恶心、呕吐、右上腹痛、发热、发疹或嗜酸细胞增多。

表 3-1-6 生化指标与肝功能损害分型

生 化 指 标	肝细胞型	胆汁淤积型	混 合 型
ALT 或 AST 或 AKP	ALT>2~3 ULN	ALP>2 ULN	ALT>2~3 ULN 且 ALP>2 ULN
ALT/AKP	≥5	≤2	2~5

肝功能不全时需要调整剂量的药物包括：① 具有中度或高蛋白结合率的药物,如阿司匹林、吲哚美辛、华法林、双香豆素、磺胺类、地西泮、瑞格列奈等。② 肝首过效应高的药物,如硝酸甘油、硝酸异山梨酯、美托洛尔、沙丁胺醇等。③ 主要经肝脏转化为活性药物而发挥作用的前体药物。④ 主要经胆汁排泄的药物。⑤ 治疗窗狭窄,肝脏疾病容易使药物浓度过低而不能达到有效药物浓度或剂量过高容易引起不良反应。

肝功能损害时抗菌药物的选用：① 药物无明显肝毒性,主要由肾脏排泄者,肝功能减退时可按正常剂量使用,如青霉素类、氨基糖苷类、头孢他啶、万古霉素。② 药物无明显肝毒性,但主要由肝脏清除,肝功能减退时药物清除减少,应减量给药者,如林可霉素、克林霉素、红霉素(不包括酯化物),有条件者做治疗药物浓度监测(TDM)。③ 药物经肝、肾清除者,肝功能减退时清除减少,若同时合并肾功能不全,则血药浓度升高更明显,应慎用或减量使用,如美洛西林、头孢哌酮、头孢噻肟。④ 药物主要由肝脏清除且具有肝毒性,肝功能减退时导致毒性反应,应禁用,如红霉素酯化物、利福平、异烟肼、四环素类、磺胺类、氯霉素、两性霉素 B、酮康唑、咪康唑。

肝功能不全患者部分 ART 治疗用药需要进行剂量调整或停用,详见表 3-1-7。

表 3-1-7 肝功能不全患者的 ART 治疗(摘自欧洲
2017 年 EACS 指南第 9 版)

核苷逆转录酶抑制剂		蛋白酶抑制剂	
阿巴卡韦	轻度: 200 mg bid(口服溶液) 中、重度:禁用	阿扎那韦	中度: 300 mg qd 重度: 不建议使用
恩曲他滨	无剂量调整	地瑞那韦	轻、中度: 无剂量调整 重度: 不建议使用
拉米夫定	无剂量调整	地瑞那韦/考比司他	轻、中度: 无剂量调整 重度: 不建议使用

（续表）

核苷逆转录酶抑制剂		蛋白酶抑制剂	
丙酚替诺福韦	无剂量调整	茚地那韦	轻、中度：600 mg q8h 重度：无数据
丙酚替诺福韦/恩曲他滨	无剂量调整	利托那韦/洛匹那韦	无推荐剂量，曾有肝功能损伤者慎用
替诺福韦/恩曲他滨	无剂量调整	利托那韦	不建议对曾有肝功能损伤者（中、重度）使用含有利托那韦的蛋白酶抑制剂
齐多夫定	重度：减少50%的剂量或服药间隔时间加倍	沙奎那韦	轻、中度：谨慎使用 重度：禁用
非核苷逆转录酶抑制剂		整合酶抑制剂	
依非韦伦	无剂量调整，肝功能曾有损伤者慎用	多替拉韦	轻、中度：无剂量调整 重度：无数据
依曲韦林	无剂量调整，肝功能曾有损伤者慎用	艾维雷韦	轻、中度：无剂量调整 重度：无数据
奈韦拉平	中度、重度：禁用	拉替拉韦	无剂量调整
利匹韦林	轻、中度：无剂量调整 重度：无数据	丙酚替诺福韦/恩曲他滨/艾维雷韦/考比司他	轻、中度：无剂量调整 重度：无数据
丙酚替诺福韦/恩曲他滨/利匹韦林	轻、中度：无剂量调整 重度：无数据	替诺福韦/恩曲他滨/艾维雷韦/考比司他	轻、中度：无剂量调整 重度：无数据
融合抑制剂		CCR5抑制剂	
恩夫韦肽	无剂量调整	马拉韦罗	无推荐剂量。肝功能损害患者血药浓度可能增加

（陈　蓉　孟现民）

第二节　药物基因组学

一、药物基因组学概述

药物基因组学（pharmacogenomice，PGx）是以药物效应和安全性为目标，研究基因多态性与药物药效及安全性关系的学科，主要阐明药物代谢、转运和药物靶分子基因多态性与药物效应及不良反应之间的关系，并在此基础上研制新的药物或新的用药方法，为新药研发、临床研究、个体化药物治疗提供科学依据。

临床中经常观察到，药物疗效和不良反应在个体中差异明显。20世纪50年代，科学家发现个体遗传背景不同，对药物的反应也不同。20世纪80年代科学家对人类基因组测序发现，每100个碱基就有1个变异，即基因多态性。此后，发现许多药物相关的酶具有基因多态性。药物体内代谢、转运及药物作用靶点基因的遗传变异及其表达水平的变化可通过影响药物的体内浓度和敏感性,导致药物反应个体差异。随着人类基因组学的发展,药物基因组学得到了迅猛发展。

药理学与遗传学结合的关键环节包括药物代谢动力学(PK)和药物效应动力学(PD)。药代动力学主要定量研究药物在生物体内吸收、分布、代谢和排泄规律,侧重于阐明药物的体内过程。药效学主要研究药物对机体的作用及作用机制,包括药物与作用靶点之间的相互作用引起的生化、生理学和形态学变化,侧重于解释药物如何与靶点发生作用。因此药物基因组学与 PK/PD 密切相关。目前与药物相关的基因大致可分为三类:药物代谢相关的酶、药物结合相关的受体、药物转运相关的膜通道。表 3-2-1 至表 3-2-3 列举了部分目前已经研究的与影响药物疗效或安全性的相关基因。

表 3-2-1　药物代谢酶相关基因多态性与药物反应

药　　物	基　　因	效　　应
华法林	CYP2C9	CYP2C9 基因变异的个体在接受华法林治疗时对剂量的需求低,服用华法林后达到稳态浓度的时间比较长,在治疗初期有更高的出血危险性
氯沙坦	CYP2C9	CYP2C9*2/*3 可降低 CYP2C9 对氯沙坦的催化活性,降低氯沙坦降压效果
奥美拉唑等质子泵抑制剂	CYP2C19	基因的不同代谢型(快代谢型、慢代谢型、超快代谢型等)与抑酸效果密切相关
氯吡格雷	CYP2C19	其基因多态性与氯吡格雷活性代谢物水平、抗血小板治疗效果及临床终点(尤其是支架内血栓的发生)密切相关
巯嘌呤,硫唑嘌呤	巯嘌呤甲基转移酶(TPMT)	基因突变呈现巯嘌呤弱代谢,导致药物蓄积,骨髓抑制毒性增加

表 3-2-2　药物受体相关基因多态性与药物反应

药　　物	基　　因	效　　应
阿片类药物	OPRM1(μ 阿片受体)	该基因 A118G 突变降低阿片类药物效能
β_2 受体激动剂(福莫特罗、沙美特罗)	$\beta_2 AR$(β_2 肾上腺素受体)	β_2-AR16、27 位多态性可能与哮喘表型及 β_2-AR 的效应相关
华法林	VKORC1(维生素 K 环氧化物还原酶复合体亚单位 1)	VKORC1-1693AA(1173TT)基因型患者的华法林剂量显著低于 VKORC1-1693GA 或 GG(1173TC 或 CC)
阿司匹林	GPIIIaPIA2(血小板糖蛋白)	纯合子突变与阿司匹林抵抗相关
吉非替尼、厄洛替尼、奥希替尼等 EGFR 靶向抗肿瘤药物	EGFR(表皮生长因子受体)	EGFR 基因突变的非小细胞肺癌患者使用吉非替尼才能取得较好的效果

表 3 - 2 - 3　药物转运基因多态性与药物反应

药　　物	基　　因	效　　　　应
氯吡格雷、糖皮质激素、抗癫痫药、阿糖胞苷、阿霉素、他汀类降脂药等	*ABCB1*（三磷酸腺苷结合转运体 B1）	*ABCB1* 底物广泛，与多种药物疗效相关

药物基因组学的研究方法主要有四种：① 构建全基因组基因多态性图谱；② 发现各种疾病和各种药物反应表现型差异与基因多态性的统计关联；③ 根据基因多态性对人群或患者进行基本易感性和药物反应分类；④ 在临床上，针对易感人群进行基本防治，针对不同药物反应的患者进行个体化治疗。研究手段包括"候选基因"策略和基因组范围内遗传标志物和药物反应表型之间的关联研究。第一种策略是指在给定某一药物的条件下，比较有反应者和无反应者靶基因多态性出现的频率。第二种策略是利用单核苷酸多态性（SNP）来进行基因组关联研究。

二、药物基因组学的应用

个体化给药与严重不良反应发生风险评估

对于血药浓度和药效相统一的药物，可以采用传统药代动力学的研究方式，使用治疗药物浓度监测（TDM）的手段，进行个体化给药。但是对于同一药物治疗、血药浓度相同但药效大相径庭的情况，就需要考虑药物作用的相关位点，例如受体，是否发生了基因变异。在不良反应方面，目前已经发现某些基因变异与一些药物特定的不良反应相关，例如硫唑嘌呤引起的严重骨髓抑制与患者的巯基嘌呤甲基转移酶（TPMT）的活性和致病突变有关，阿巴卡韦的严重超敏反应与 *HLA - B* * *5701* 基因有关。美国 FDA 已批准了有超过 200 个需要基因信息指导才能准确治疗的药物，我国在 2015 年国家卫生计生委也下发了《药物代谢酶和药物作用靶点基因检测技术指南（试行）》，指南中对 26 个基因，约 60 个药物做了有关说明（见表 3 - 2 - 4）。常见的利用药物作用靶点基因检测做用药指导（见下页表 3 - 2 - 5）。美国遗传药理学和药物基因组学数据库（Pharm GKB），全面收集了与药物基因组相关的基因型和表型信息，可供查阅。

表 3 - 2 - 4　药物代谢酶和药物作用靶点基因相关的药物［摘自《药物代谢酶和
药物作用靶点基因检测技术指南（试行）》］

基因或变异名称	个体化应用的药物
药物代谢酶与转运体基因	
ALDH2	硝酸甘油
CYP2C9	华法林、塞来昔布、洛沙坦
CYP2C19	氯吡格雷、S-美芬妥英、奥美拉唑、阿米替林、伏立康唑、地西泮、去甲安定
CYP2D6	他莫昔芬、阿米替林、昂丹司琼、美托洛尔、氯丙咪嗪、去甲替林、地昔帕明、多虑平、丙咪嗪、马普替林、奥匹哌醇、三甲丙咪嗪、曲马多

（续表）

基因或变异名称	个体化应用的药物
CYP3A5	他克莫司
CYP4F2	华法林
DPYD	氟尿嘧啶、卡培他滨、替加氟
NAT1、NAT2	异烟肼、普鲁卡因胺、吡嗪酰胺、利福平、氨基水杨酸、对氨基苯甲酸
SLCO1B1	辛伐他汀、西立伐他汀、匹伐他汀、阿托伐他汀
TPMT	6-巯基嘌呤、6-硫鸟嘌呤、硫唑嘌呤、顺铂
UGT1A1	伊立替康
药物作用靶点基因	
ACE I	福辛普利、依那普利、赖诺普利、卡托普利
ADRB1	β受体阻断剂如美托洛尔
APOE	普伐他汀
ANKK1	第二代抗精神病药
IFNL3	聚乙二醇干扰素 α-2a、聚乙二醇干扰素 α-2b、利巴韦林
PML-RARα	三氧化二砷
TOP2A	蒽环类化疗药物
VKORC1	华法林
ERCC1	铂类药物(顺铂、卡铂和奥沙利铂)
RRM1	吉西他滨
其他基因	
dMMR	氟尿嘧啶
G6PD	氯喹、氨苯砜、拉布立酶
HLA-B	卡马西平、苯妥英钠、阿巴卡韦、别嘌呤醇
MGMT	替莫唑胺
MSI	氟尿嘧啶

表 3-2-5 药物代谢酶和药物作用靶点基因检测项目及其用药指导

检 测 项 目	用 药 指 导
ALDH2*2 多态性检测	携带 ALDH2*2 等位基因的心绞痛患者尽可能改用其他急救药物,避免硝酸甘油舌下含服无效
CYP2C9*3 多态性检测	将 CYP2C9 和 VKORC1 基因型代入华法林剂量计算公式计算初始用药剂量;减少携带 CYP2C9*3 的个体塞来昔布的用药剂量;适当增加携带 CYP2C9*3 等位基因的高血压患者洛沙坦的用药剂量

（续表）

检 测 项 目	用 药 指 导
CYP2C19 * 2 和 * 3 多态性检测	增加 PM 基因型个体氯吡格雷的剂量，或选用其他不经 CYP2C19 代谢的抗血小板药物如替格瑞洛等；PM 基因型个体阿米替林的起始剂量降低至常规剂量的 50% 并严密监测血药浓度；PM 基因型患者应用伏立康唑时容易出现毒副反应，建议适当减少剂量
CYP2D6 * 10 多态性检测	携带 *CYP2D6* * 10 等位基因的患者他莫昔芬的疗效欠佳，阿米替林的起始剂量应降至常规用药剂量的 25%
CYP3A5 * 3 多态性检测	减少 *CYP3A5* * 3/* 3 基因型患者他克莫司的用药剂量，以避免发生不良反应。可将 *CYP3A5* * 3 基因型代入公式计算他克莫司的起始剂量
CYP4F2 * 3 多态性检测	降低 *CYP4F2* * 3 纯合子基因型患者华法林及香豆素类抗凝药（醋硝香豆素、苯丙香豆素）的用药剂量
DPYD * 2A 等位基因检测	携带 *DPYD* * 2A 等位基因的患者应慎用 5 - FU、卡培他滨和替加氟，或降低用药剂量，以避免毒性反应
慢型 NAT1/NAT2 基因型检测	NAT1 和 NAT2 慢型基因型患者反复给予异烟肼后易出现蓄积中毒，引起周围神经炎，应引起注意
SLCO1B1 521T>C 多态性检测	携带 521C 等位基因的患者慎用辛伐他汀和西立伐他汀，以降低发生肌病的风险，具体可根据 FDA 推荐剂量表
TPMT 多态性检测	降低低酶活性基因型患者甲基泼尼松龙（MP）的用药剂量，杂合子起始剂量为常规剂量的 30%~70%，携带两个突变等位基因的个体用药剂量为常规用药剂量的 1/10，或 1 周 3 次给予常规剂量的药物，或换用其他药物，以避免产生严重的造血系统毒性反应；携带 TPMT 活性极高基因型的患者 MP 治疗可能无效。携带 *TPMT* 突变等位基因的儿童患者建议用卡铂而不用顺铂，以避免引起耳毒性
UGT1A1 多态性检测	*UGT1A1* * 28(6/7) 和 (7/7) 基因型个体应用伊立替康时应选用剂量较低的化疗方案，以避免引起严重腹泻；携带 *UGT1A1* * 6 等位基因的患者 4 级中性粒细胞减少症的发生风险增加，应谨慎使用
ACE I/D 多态性检测	DD 基因型的高血压患者建议选用福辛普利进行降压治疗；DD 基因型的高血压合并左心室肥大和舒张期充盈障碍的患者建议使用依那普利和赖诺普利，应用赖诺普利或卡托普利治疗时应注意监测肾功能
ADRB1 多态性检测	Gly389 基因型高血压患者建议不选用美托洛尔降压，或适当增加用药剂量
APOE 多态性检测	基因型为 E2/E2 的高脂血症患者建议选用普伐他汀治疗，以提高降脂疗效
ANKK1 *rs1800497* 多态性检测	携带 *rs1800497A* 等位基因的患者应用第二代抗精神病药时静坐不能不良反应的发生风险增加，应注意
错配修复蛋白缺失（*dMMR*）检测	建议 *dMMR* 者接受不含 5 - FU 的化疗方案
G6PD 基因多态性检测	携带突变等位基因的 *G6PD* 缺乏患者禁用氯喹、氨苯砜和拉布立酶

（续表）

检 测 项 目	用 药 指 导
HLA - B 位点等位基因检测	携带 HLA - B* 1502 等位基因者慎用卡马西平和苯妥英钠，携带 HLA - B* 5801 等位基因者慎用别嘌呤醇，以免引起 SJS/TEN；携带 HLA - B* 5701 等位基因者慎用阿巴卡韦，以免引起药物性肝损害
IFNL3 多态性检测	Rs12979860T 等位基因携带者聚乙二醇干扰素 α - 2a、聚乙二醇干扰素 α - 2b 和利巴韦林治疗 HCV 感染的疗效差
微卫星不稳定性（MSI）检测	MSI - H 患者建议不用 5 - FU 辅助治疗
PML - RARα 融合基因检测	PML - RARα 融合基因阳性的 APL 患者可用 As_2O_3 进行治疗
TOP2A 基因异常（基因扩增或基因缺失）检测	TOP2A 基因异常的乳腺癌患者建议采用含蒽环类药物的治疗方案
VKORC1 - 1639 G>A 多态性检测	携带此等位基因的个体应减少华法林的用药剂量，具体可根据华法林剂量计算公式确定华法林的起始用药剂量
ERCC1 mRNA 表达检测	建议 ERCC1 mRNA 低表达的非小细胞肺癌患者选用以铂类为主的化疗方案
RRM1 mRNA 表达检测	建议 RRM1 mRNA 低表达的患者选用吉西他滨为主的化疗方案

新药开发与临床试验

　　新药开发过程漫长而艰难。药物基因组的加入有助于加速新药的发现，增加新药的通过率，还可以利用药物基因组学重新评估未通过药审的新药，减少受试人群数量。在新药开发阶段加入药物基因组学相关的研究设计，可以在临床试验中对受试者进行分层分析，减少受试者数量。针对不同基因携带者制定不同药物剂量，能达到减少药物不良反应，增加有效率的目的。对于未能通过药审的新药，还可以分析药品是否仅对某种基因型的患者有疗效，对药品重新评估，从而"挽救"一个新药被扼杀的命运。目前已有部分上市的新药在说明书中明确规定仅限于特定基因型的适应证患者，就是药物基因组学在新药开发中应用的表现。

　　药品的上市后再评价中若出现严重药品不良反应，可利用药物基因组学分析不良反应是否与基因相关，从而避免药物被"无辜"撤市，节约药物研发成本，同时排除潜在的用药风险，增加药物服用的安全性和有效性。

（陈　蓉　孟现民）

第三节　药物代谢动力学与治疗药物浓度监测

一、药物代谢动力学

　　药物经口服/肌注/静注后，吸收入血，与血浆中的白蛋白结合，形成游离或者结合型药物，分布于组织器官或作用部位，结合受体发挥作用。部分药物经过肝脏代谢后失效或成为活性药物,最后原型药物或者代谢物经过肾脏排泄,这就是药物的体内过程。将药物在人体内吸收、分布、代谢和消除的过程,以数学图解和方程式的形式来表示其规律,就是药物代谢动力学。

药物代谢动力学分为药动学和药效学。药动学(PK)参数是根据药物浓度-时间曲线数据计算得到的参数,描述了药物在体内经过过程的动力学特点。主要的药动学参数包括:① 血药浓度-时间曲线对时间轴所包围的面积,称为药时曲线下面积(AUC),反映了药物在体内的暴露量,是评价药物吸收程度的重要指标。② 半衰期($t_{1/2}$),药物浓度下降一半所需的时间。根据药动学过程可将半衰期划分为吸收半衰期、分布半衰期和消除半衰期。③ 达峰浓度(C_{max}),血管外给药在吸收过程中的最大浓度,反映制剂疗效和毒性水平。④ 达峰时间(T_{max}),反映药物的吸收速度。⑤ 平均驻留时间(MRT),表示药物分子在体内的平均停留时间。与 $t_{1/2}$ 相比,MRT 可反映药物从体内消除的总体快慢,而 $t_{1/2}$ 仅反映末端消除的快慢。⑥ 表观分布容积(Vd),是指药物在体内达到动态平衡时,体内药量与血药浓度相互关系的比例常数,反映药物体内分布的广窄。⑦ 清除率(CL),分为总清除率和肾清除率,即单位时间内多少 Vd 内的药物被所有途径/肾脏所清除掉。研究药物相互作用时,往往以 AUC 及 C_{max} 变化来评判相互作用影响的大小。

主要的药效学(PD)参数包括:① 最低抑菌浓度(MIC),即抑制细菌生长所需要抗菌药物的最小剂量。② 抗生素后效应(PAE),即抗菌药物与细菌短暂接触后,在一定时间内仍然对细菌生长产生持续抑制作用。

通过 PK/PD 指数,可以优化给药方案,达到合理用药的目的。不同类型的抗菌药物适用于不同的 PK/PD 参数。① 浓度依赖性药物(长 PAE),如氨基糖苷类、氟喹诺酮类、甲硝唑、两性霉素 B,采用 $fAUC_{0-24h}$/MIC 或 C_{max}/MIC(f 为游离药物分数)。② 时间依赖性药物(短 PAE),如青霉素类、头孢菌素类、氨曲南、碳青霉烯类、氟胞嘧啶、克林霉素等,采用 f%T>MIC,意为药物浓度大于 MIC 的时间占总时间的比例。③ 时间依赖性药物(长 PAE),如四环素、万古霉素、去甲万古霉素、替考拉宁、氟康唑、阿奇霉素、替加环素等,采用 $fAUC_{0-24h}$/MIC。临床药代动力学专家会根据各种模型,计算每种抗菌药物合适的 PK/PD 治疗靶点,采用此种给药方法,可获得最佳疗效,减少耐药的产生。比如对于浓度依赖性药物采用一日剂量一次给予,时间依赖性抗菌药物(短 PAE)采用不增加给药剂量,缩短给药间隔/增加给药频率,延长点滴时间或持续给药的给药方式。

二、治疗药物浓度监测

治疗药物浓度监测(TDM)是测定患者治疗用药的血液或者其他体液中药物浓度,应用药代动力学原理和方法拟定最佳的适用于不同患者的个体化给药方案,包括药物剂量、给药间隔和给药途径,以提高疗效,降低不良反应,达到有效而安全治疗的目的。血药浓度作为间接指标,可以用来衡量药物在作用部位或受体的浓度。

并不是所有的药物都需要进行 TDM。一般具有以下特点的药物推荐采用 TDM:① 血药浓度与药效密切相关的药物。② 治疗指数低,毒性反应强的药物,治疗浓度范围和中毒浓度接近,在存在个体差异的情况下,用同样的剂量,可能有人血药浓度过高出现毒性反应,有人血药浓度低无治疗效果。如氨基糖苷类、糖肽类、抗真菌药等。③ 具有非线性动力学特征的药物,这些药物在用到某一剂量时,体内代谢酶或转运体发生饱和,此时剂量稍有增加,血药浓度便急剧上升,$t_{1/2}$ 明显延长,产生中毒症状。如苯妥英钠、普萘洛尔等。④ 药物毒性反应和疾病的症状难以区别,不明确是给药剂量不足还是毒性反应,如地高辛。⑤ 需长期服用的药物。⑥ 药物中毒或无效时均危险,如抗排异药。⑦ 患者患有心、肝、肾和胃肠道等脏器疾患,会明显影响药物的体内过程,需要进行监测。⑧ 存在合并用药,可能有药物相互作用影响药物疗效,或增加不良反应,需进行监测。

血液是 TDM 工作中最常使用的标本。尿液或其他体液也可作为 TDM 分析的样本,但不如血药浓度监测应用广泛。药物浓度检测的常用技术包括:① 光谱法,优点是检测成本低,易于推广。缺点在于灵敏度低,特异性差,易受干扰。应用于血药浓度水平较高,安全范围不是特别狭窄的药物的监测。② 色谱法,包括气相色谱法(GC)和高效液相色谱(HPLC),以及质谱(MC)-HPLC 联机检测,是目前应用最广泛的检测方法。这类方法最大的优点在于定量准确,且可以一次分离多种样品。质液联用为色谱的提供了更灵敏、准确的技术支持。③ 免疫化学方法,优点是灵敏度高,所需标本少,一般不需要对样本进行预处理,且在国外有开发各种商业化药物检测试剂盒。缺点是特异性易受干扰,出现检测结果假性偏高。

由于人种、性别、个体差异,同样的剂量在不同的人体血药浓度可能差别较大。TDM 的临床意义在于:① 为临床制定合理的给药方案,对单个患者确定最佳的给药方式和治疗剂量,避免药物浓度过高出现不良反应或浓度过低导致治疗失败。② 对于出现药物过量或中毒,可通过药物监测明确诊断。③ 确定患者是否按照医嘱服药,提高依从性。我国于 20 世纪 80 年代开始开展 TDM,2011 年《卫生部关于印发二、三级综合医院药学部门基本标准的通知》规定:三级综合医院药剂科应当至少配备血药浓度监测设备。近年来,国内外已经充分肯定 TDM 对药物治疗的指导与评价作用,未来 TDM 会在临床药理学领域发挥更大的作用。

(陈 蓉 孟现民)

第四章
药物相互作用

　　HIV 感染防治所致全球医疗卫生费用负担,从 1990 年时各病种费用排序中的第 33 位,上升至 2010 年的第 5 位。HAART 使 HIV 感染者预期寿命不断延长,共病亦呈明显慢性化特征。目前 HIV 感染人群逐步呈老年化趋势,2014 年较 2013 年新发 60 岁以上病例增加 17.5%,老年男性病例从 2006 年的 2%上升到 2014 年的 13.9%。随之而来的就是 HIV 感染者心血管及代谢性疾病的发病率增加,合并用药种类增多。同时,全球范围内 HIV 与结核、HBV、HCV 共感染仍较为普遍,结核仍然是 HIV 感染者发病的主要原因,据估计约占相关死亡人数的 1/3,而抗结核药中利福霉素类药物通过 CYP450 酶代谢途径,与抗病毒药物相互作用更加复杂。经预测,至 2030 年,有半数以上的 HIV 感染者需要联合用药,其中 20%服用≥3 种药物,随着联合用药比例增加,至 2030 年,当前一线 HAART 中将有 53%出现药物相互作用(Drug drug interaction, DDI)或用药禁忌。相关危险因素分析显示,PIs 可使 DDI 风险增加 10 倍。而 HIV 感染者中,高达 64%的 DDI 未被医生正确识别。减少 DDI 已成为 HIV 感染病程管理的核心需求之一,需要引起广大医生及药师的关注。

(卢洪洲)

第一节　药物相互作用机制

一、基本概念

　　药物相互作用(DDI)广义上指同时或相继使用 2 种或 2 种以上药物时,由于药物之间存在相互作用,导致其中一个或几个药物作用的强弱、持续时间甚至药物性质发生不同程度的改变。这种改变可能是有益的,也可能是有害的,或者无关紧要的。狭义的 DDI 多指产生不良后果的相互作用,即其中一种或几种药物的药效明显降低,或毒性反而增加的情况。理论上说,联用药物>10 种,DDIs 可达 45 对,但事实上仅有极少的 DDI 才有临床意义,这可能是医生对药物联用缺乏谨慎态度的原因。事实上,HIV 感染者由于合并疾病多,药物相互作用发生率很高,有可能带来治疗失败和耐药的问题,需引起医生及药师的密切关注。

二、药物相互作用分类

1. 按作用机制可分为以下几种。

(1)药剂学相互作用:又称体外药物相互作用或配伍禁忌,在静脉制剂中多见。药物在使用之前由于混合,使药物的理化性质发生改变,药物疗效降低。机制包括溶剂改变、pH改变、产生新的化合物、离子螯合作用等。

（2）药代动力学相互作用:是指药物在吸收、分布、代谢、排泄过程中发生相互作用,使药物血浆浓度或靶器官浓度发生变化,导致药效改变。这是最常见的药物相互作用类型。

（3）药效学相互作用:是指2种或2种以上药物作用于同一受体或不同受体,发生疗效的协同、相加或拮抗作用。药物血浆浓度或靶器官浓度无变化。

2. 按严重程度分,可分为:

Ⅰ级:无预期的临床重要相互作用。

Ⅱ级:潜在的相互作用可能会弱化强度。不需要额外的行动/监测或剂量调整。

Ⅲ级:潜在临床意义上的相互作用,可能需要额外监测、改变药物剂量或管理时间。

Ⅳ级:药物联用会造成严重的毒性反应,不应当联合用药。

由于药动学相互作用最为常见,在艾滋病患者用药中也较为重要,在此做详细介绍。

三、药代动力学相互作用

药代动力学影响药物吸收

1. 抑酸药,如质子泵抑制剂(PPI)、H_2受体阻滞剂(H_2RA)或抗酸药,会减少胃酸分泌,从而减少抗逆转录病毒药物(ARVs)的吸收,例如阿扎那韦和利匹韦林。

2. 含有多价阳离子的产品,如含有铝、钙、镁的膳食补充剂,以及铁剂、抗酸药,会与整合酶链转移抑制剂(INSTIs)结合,减少此类药物的吸收。

3. CYP3A4或肠道外排转运P-糖蛋白的诱导剂和抑制剂减少可能会增加药物的吸收。

药代动力学影响肝脏代谢

两个主要的酶系统参与了以下有临床意义的药物相互作用。

1. 细胞色素P450酶系统参与了许多药物的代谢过程,包括非核苷逆转录酶抑制剂(NNRTIs)、蛋白酶抑制剂(PIs)、CCR-5拮抗剂马拉韦罗,以及整合酶抑制剂艾维雷韦。CYP3A4是药物代谢最主要的酶。ARVs以及伴随的治疗用药可能是这些酶的诱导剂、抑制剂或者底物。表4-1-1展示了细胞色素P450酶的底物、抑制剂和诱导剂。

表 4-1-1　CYP450 酶的底物、抑制剂和诱导剂

1A2	2B6	2C8	2C9	2C19	2D6	2E1	3A4/5
底物							
咖啡因 氯氮平 茶碱	安非他酮 依非韦伦 美沙酮 环磷酰胺	瑞格列奈 紫杉醇 托拉塞米	甲苯磺丁脲 布洛芬 萘普生 依曲韦林 S-华法林 氯沙坦	奥美拉唑 苯妥英钠 氯吡格雷 环磷酰胺 R-华法林 依曲韦林	他莫西芬 美托洛尔 苯丙胺 氯丙嗪 右美沙芬 氟西汀	氟烷 对乙酰氨基酚 乙醇 茶碱	咪达唑仑 环孢素A 他克莫司 蛋白酶抑制剂 西沙比利 特非那定

（续表）

1A2	2B6	2C8	2C9	2C19	2D6	2E1	3A4/5
					帕罗西汀 异丙嗪		地尔硫草 维拉帕米 辛伐他汀 芬太尼 西地那非 胺碘酮 依曲韦林
抑制剂							
环丙沙星 氟伏沙明	噻氯匹定 噻替哌	吉非贝齐 甲氧苄啶 昂鲁司特 索拉非尼 槲皮素	氟康唑 胺碘酮 丙磺舒 异烟肼 索拉非尼 依曲韦林	奥美拉唑 兰索拉唑 氯霉素 吲哚美辛 依曲韦林	安非他酮 氟西汀 帕罗西汀 特比萘芬	双硫仑 乙醇	酮康唑 利托那韦 沙奎那韦 奈非那韦 克拉霉素 阿瑞匹坦 西柚
诱导剂							
奈夫西林 十字花科植物 炭烤类 肉 烟草	利福平 苯巴比妥 苯妥英钠	利福平	利福平 司可巴比妥 卡马西平	利福平 卡马西平 泼尼松	利福平 地塞米松	乙醇 异烟肼	利福平 依非韦伦 奈韦拉平 依曲韦林 卡马西平 苯妥英钠 贯叶金丝桃

2. 尿苷二磷酸葡萄糖醛酸基转移酶（UGT1A1）是参与整合酶抑制剂多替拉韦和拉替拉韦代谢的主要酶。该酶的诱导剂或抑制剂会影响整合酶抑制剂的药代动力学过程。

药代动力学增强剂

使用药物代谢增强剂是一种可以增加 ARVs 暴露的方法,增强剂通过抑制 ARVs 代谢酶,增加 ARVs 的浓度。目前,有两种药物被作为药物代谢增强剂使用:利托那韦和考比司他。这两种药物都是 CYP3A4 的抑制剂,可以增加由 CYP3A4 代谢的 ARVs 的暴露。重要的是,利托那韦和考比司他对其他 CYP 酶或 UGT 酶系统有着不同的作用。由于药代动力学的相互作用机制的复杂性和未知性,不可将已知的利托那韦的药物相互作用外推至考比司他,比如利托那韦与华法林、苯妥英钠、伏立康唑、口服避孕药、他汀类药物的相互作用。

其他药代动力学相互作用机制

关于药物转运体的认识在不断进展,带来了另一个药物相互作用机制(见下页表4-1-2)。例如,多替拉韦抑制肾小管细胞的有机阳离子转运体,从而减少肾脏二甲双胍的清除。类似的转运体在帮助肝、肾、胆汁对药物进行清除的过程中,可能容易受到药物相互作用的影响。ARVs 及合并用药,可能是这些药物转运体的诱导剂、抑制剂和/或底物。

表 4-1-2　抗病毒药物相关的药物相互作用机制

抗病毒药物	影响口服抗病毒药吸收的机制		P-糖蛋白	由抗病毒药物诱导或抑制的酶代谢机制				其他
	升高胃 pH	阳离子螯合		CYP 酶底物	CYP 酶抑制剂	CYP 酶诱导剂	UGT1A1	
整合酶抑制剂								
多替拉韦	—	与含多价阳离子的物质合用浓度减低（钙/镁/铝/铁/锌）	底物	3A4（弱）	—	—	—	肾转运体 OCT2 以及 MATE 的抑制剂
艾维雷韦	—	—	—	3A4	—	2C9	底物	—
拉替拉韦	—	—	—	—	—	—	底物	—
药代动力学增强剂								
考比司他	—	—	底物	3A4	3A4, 2D6	—	—	OATP 抑制剂
利托那韦	—	—	底物,抑制剂	3A4, 2D6	3A4, 2D6	1A2, 2B6, 2C8, 2C9, 2C19	诱导剂	OATP 抑制剂
蛋白酶抑制剂（当蛋白酶抑制剂与药代动力学增强剂合用时,两种药物的药物相互作用都需要被评估）								
阿扎那韦	浓度下降	—	底物,诱导剂,抑制剂	3A4	3A4, 2C8（弱）	—	抑制剂	OATP 抑制剂
地瑞那韦	—	—	底物	3A4	3A4	2C9	—	OATP 抑制剂
膦沙那韦	H$_2$RA 降低其浓度	—	底物,抑制剂	3A4	3A4	3A4（弱）	—	—
洛匹那韦	—	—	底物	3A4	3A4	—	—	OATP 抑制剂
沙奎那韦	—	—	底物,抑制剂	3A4	3A4	—	—	OATP 抑制剂
替拉那韦	—	—	底物,诱导剂	3A4	2D6	3A4, 1A2, 2C19	—	OATP 抑制剂
非核苷逆转录酶抑制剂								
依非韦伦	—	—	—	2B6（主要）, 2A6, 3A4	2C9, 2C19, 3A4	3A4, 2B6	—	—

（续表）

抗病毒药物	影响口服抗病毒药吸收的机制			由抗病毒药物诱导抑制的酶代谢机制				
	升高胃pH	阴离子螯合	P-糖蛋白	CYP酶底物	CYP酶抑制剂	CYP酶诱导剂	UGT1A1	其他
非核苷逆转录酶抑制剂								
依曲韦林	—	—	抑制剂	3A4, 2C9, 2C19	2C9, 2C19	3A4	—	—
奈韦拉平	—	—	—	3A4, 2B6	—	3A4, 2B6	—	—
利匹韦林	浓度降低	—	—	3A4	—	—	—	—
核苷逆转录酶抑制剂								
阿巴卡韦	—	—	—	—	—	—	底物	乙醇脱氢酶底物
恩曲他滨	—	—	—	—	—	—	—	—
拉米夫定	—	—	—	—	—	—	—	—
丙酚替诺福韦	—	—	底物	—	—	—	—	OATP底物
替诺福韦	—	—	底物	—	—	—	—	肾小管竞争性分泌
齐多夫定	—	—	—	—	—	—	底物	葡萄糖醛酸化
CCR-5拮抗剂								
马拉韦罗	—	—	底物	3A4	—	—	—	—
融合酶抑制剂								
T20	—	—	—	—	—	—	—	—

注：OATP,有机阴离子转运多肽；H₂RA,H₂受体阻滞剂；OCT2,有机阳离子转运蛋白2。

（陈 蓉 孟现民）

第二节　艾滋病及其相关疾病常用治疗药物相互作用

一、抗逆转录病毒药物

（一）核苷逆转录酶抑制剂（NRTIs）

齐多夫定（Zidovudine，ZDV）

1. 更昔洛韦（Ganciclovir）：两者在一些晚期患者中合用可以增加血液毒性。如果这些患者需联合用药，剂量应减少或者停用其中的一种或两种药物以减轻肝脏毒性。

2. α-干扰素：与α-干扰素合用出现血液毒性已有报道，如有必要，需减小剂量或停用其中的一种或两种药物。

3. 骨髓抑制药/细胞毒性药物：与此类药物合用有增加血液毒性的危险。

4. 丙磺舒：一些患者合用丙磺舒出现感冒样症状，包括肌肉痛、不适、发热或皮疹。

5. 苯妥英钠：可能会引起本品的清除率降低。

6. 美沙酮：可能会提高本品 AUC，这一现象确切的机制及临床意义尚不明确。

7. 氟康唑：与氟康唑合用，可影响本品的清除率与代谢。

8. 壬二酸：壬二酸可能通过抑制首过效应而增加了本品的生物利用度，尽管临床意义还不明确，两药合用应密切监视可能出现的不良作用。

9. 拉米夫定：使本品 C_{max} 增加（39±62）%。

10. 其他药物：单剂本品与利福平同用，AUC 降低（48±34）%，但是每日一次服用利福平对多次本品给药的影响还不清楚，影响 DNA 复制的一些核苷类似物如利巴韦林在体外试验中拮抗本品的抗病毒活性，应避免合用。

富马酸替诺福韦二吡呋酯（Tenofovir Disoproxil Fumarate，TDF）

1. 体外研究表明，替诺福韦二吡呋酯和替诺福韦都不是 CYP 酶的底物。

2. 本品与去羟肌酐合用，可增加去羟肌酐的 C_{max} 和 AUC。较高的去羟肌酐浓度可能导致不良反应，如胰腺炎和神经病变。接受联合用药的患者应密切监测不良事件，必要时停用去羟肌酐。

3. 阿扎那韦和洛匹那韦/利托那韦（克力芝）可使替诺福韦浓度增加。此两种药物和替诺福韦联用时，需监测与替诺福韦有关的不良反应，必要时停用。

4. 本品可降低阿扎那韦的 AUC 和 C_{min}。建议阿扎那韦 300 mg 与利托那韦 100 mg 同时给药，如果没有利托那韦，阿扎那韦不应与替诺福韦联合给药。

5. 降低肾功能的药物可能使替诺福韦血清浓度升高，此类药物包括但不限于阿德福韦酯、西多福韦、阿昔洛韦、万乃洛韦、更昔洛韦和缬更昔洛韦。

丙酚替诺福韦（Tenofovir alafenamide，TAF）

1. TAF 是 P-糖蛋白和 BCRP 的一种底物。强烈影响 P-糖蛋白和 BCRP 活性的药物可能导致 TAF 的血药浓度变化。卡马西平、奥卡西平、苯巴比妥、苯妥英钠、利福布汀、利福平、利福喷丁、圣约翰草都可以使 TAF 血药浓度下降。与卡马西平合用时,建议 TAF 增加剂量至一日 2 次。建议不与上述除卡马西平以外的其他药物同时给药。

2. 替诺福韦主要通过肾小球滤过和肾小管主动分泌被肾脏排泄,肾功能降低或对肾小管主动分泌有影响的药物可能增加替诺福韦浓度。这些药物包括但不限于阿昔洛韦、西多福韦、更昔洛韦、伐昔洛韦、缬更昔洛韦、氨基糖苷类和高剂量或多次应用非甾体类消炎药(NSAIDs)。

(二) 非核苷逆转录酶抑制剂(NNRTIs)

奈韦拉平(Nevirapine,NVP)

1. 奈韦拉平是肝细胞色素 P450 代谢酶(CYP3A、CYP2B)的诱导剂,其他主要由 CYP3A、CYP2B 代谢的药物在与本药合用时,奈韦拉平可以降低这些药物的血药浓度。

2. 核苷类逆转录酶抑制剂:当奈韦拉平与叠氮胸苷(Zidovudine)、去羟肌苷(Didanosine)或扎西他滨(Zalcitabine)合用时,不需调整这些药物的剂量。与拉米夫定合用无影响。

3. 蛋白酶抑制剂:与沙奎那韦(硬胶囊 600 mg,每日 3 次)合用可致沙奎那韦 AUC 平均下降 24%,但奈韦拉平血药浓度无明显变化。与利托那韦合用时,不需调整剂量。与茚地那韦(800 mg,8 小时一次)治疗,茚地那韦 AUC 平均下降 28%,而奈韦拉平血药浓度无明显变化。与奈非那韦合用无影响。

4. 和酮康唑(400 mg,每日 1 次)合用时,酮康唑药代动力学参数明显降低(AUC 平均下降 63%,C_{max} 平均下降 40%),酮康唑可使奈韦拉平的血药浓度上升 15% ~ 28%。因此,两药不应合用。奈韦拉平对伊曲康唑的影响尚不清楚。从肾脏排泄的抗真菌药物(如氟康唑)可代替酮康唑。

5. 本药对利福平的 C_{max} 和 AUC 无显著影响。利福平可显著降低奈韦拉平的 AUC(约 58%)、C_{max}(约 50%)和 C_{min}(约 68%)。当奈韦拉平和利福平合用时,目前尚无足够的资料对所需剂量调整进行评估。奈韦拉平和利福布汀联用是安全的,无需调整剂量。

6. 含有圣约翰草(贯叶金丝桃)的药物可降低非核苷类逆转录酶抑制剂包括奈韦拉平的浓度,可能影响本药的药效而失去抗病毒作用,并可使病毒产生耐药性。

7. 与克拉霉素联用无需调整剂量。

8. 合用含有雌激素/孕酮的口服避孕药,由于降低避孕药的血药浓度,很可能避孕失败。口服避孕药用以调节激素水平时,若合服奈韦拉平,应对前者进行监测。

9. 奈韦拉平可通过增加肝代谢而可能降低美沙酮的血药浓度。美沙酮维持给药的患者合用本药时,建议仔细观察戒断综合征征象并对美沙酮的剂量进行相应的调整。

依非韦伦(Efavirenz,EFV)

1. 依非韦伦为 CYP3A4 和 CYP2B6 的诱导剂(体外显示 CYP3A4 的抑制效应),会降低 CYP3A4 和 CYP2B6 底物的其他化合物的血药浓度。可明显降低阿扎那韦、茚地那韦、洛匹那韦/利托那韦、地瑞那韦/利托那韦、马拉韦罗、利托那韦、沙奎那韦血药浓度。一些药物说明书中有推荐的药物调整剂量,有的药物尚不清楚与依非韦伦合用时的最佳剂量。

2. 依非韦伦受 CYP450 酶代谢,体外研究证实 CYP3A4 及 CYP2B6 是依非韦伦代谢过程中主要的同工酶。体外研究也显示了依非韦伦抑制 P450 的同工酶 2C9、2C19 及 3A4。核苷类逆转录酶抑制剂与本品通过不同的途径代谢,且不与本品竞争相同的代谢酶和代谢途径,不认为有显著性临床相互作用。

3. 利福霉素类:利福平可减少本品的 AUC 和 C_{max},50 kg 以上的患者同时服用利福平时,本品剂量应提高到 800 mg/d,利福平剂量无需调整。本品可减少利福布汀的 AUC 和 C_{max},合用时利福布汀每天的用量应增加 50%,依非韦伦剂量无需调整。

4. 与阿奇霉素联用无需调整剂量。与克拉霉素合用,46% 的志愿者出现皮疹,因此不建议联用。如必须联用,建议不调整本品剂量。

5. 伏立康唑:标准剂量使用时,两者存在双向的相互作用,伏立康唑 AUC 和 C_{max} 大幅度下降,而依非韦伦 AUC 和 C_{max} 明显上升。必须联用时,伏立康唑维持剂量增加至 400 mg 每日两次,而依非韦伦剂量降低 50%,如 300 mg 每日一次。

6. 伊曲康唑:伊曲康唑的 AUC 和 C_{max} 降低,依非韦伦药代动力学不受影响。尚不能给出两种药物联用时伊曲康唑推荐剂量。

7. 泊沙康唑:AUC 和 C_{max} 降低,避免联合使用。

8. 与抗疟药联用,由于血药浓度降低,导致抗疟疾的疗效降低。

9. 与 HMG-CoA 还原酶抑制剂合用,他汀类药物血药浓度降低,必须定期监测胆固醇水平,调整他汀类药物剂量。

10. 依非韦伦可能增加或降低华法林/醋硝香豆素的血药浓度和效果。

11. 与卡马西平产生的相互作用是双相的,联用时两者的 AUC 和 C_{max} 均降低。没有推荐的使用剂量,可考虑选用其他抗惊厥药进行治疗。没有数据证明合用苯妥英钠、苯巴比妥或其他抗惊厥药存在潜在的药物相互作用,但仍需定期进行血药浓度监测。

12. 与有 CYP3A4 代谢的免疫抑制剂(如环孢素 A、他克莫司或西罗莫司)同时服用时,可能发生免疫抑制剂暴露量的减少,应密切进行免疫抑制剂的血药浓度监测。

13. 可减少美沙酮的血药浓度并产生鸦片样戒断症状。美沙酮的剂量平均需要增加 22%。

14. 帕罗西汀和本品联用不需调整剂量。舍曲林剂量需参照临床反应酌情增加。

15. 依非韦伦与其他 CYP3A4 酶底物的钙通道阻滞剂(维拉帕米、非洛地平、硝苯地平、尼卡地平)合用时,可能存在相互作用,降低钙通道阻滞剂的血药浓度,应根据临床反应调整剂量。

依曲韦林(Etravirine, ETV)

1. 依曲韦林通过 CYP3A4、CYP2C9 和 CYP2C19 进行代谢,之后通过二磷酸尿苷葡萄糖醛酸基转移酶(UDPGT)进行葡萄苷酸化。诱导 CYP3A4、CYP2C9 或 CYP2C19 的药品可增加依曲韦林的清除作用,从而降低依曲韦林的血药浓度。

2. 依曲韦林是 CYP3A4 的弱诱导剂。联合使用本品与主要经 CYP3A4 代谢的药品可导致此类药品的血浆浓度下降。依曲韦林同时是 CYP2C9 和 CYP2C19 的弱抑制剂,还是 P-糖蛋白的弱抑制剂。

3. 不建议本品与其他 NNRTIs 联合使用。

4. NRTIs：本品和去羟肌酐联合使用，不需要剂量调整。由于去羟肌苷需空腹服用，因此需在服用本品（餐后服用）前 1 小时或后 2 小时服用去羟肌苷。可与替诺福韦联用不需调整剂量。其他通过肾脏清除的药物（阿巴卡韦、恩曲他滨、拉米夫定、齐多夫定、司他夫定）等与本品无药物相互作用。

5. PIs：不建议联合使用阿扎那韦与依曲韦林。利托那韦足量（600 mg，一日两次）可导致依曲韦林血药浓度显著下降，不建议联用。与奈非那韦联用可升高奈非那韦血药浓度。不建议患者联用依曲韦林和其他无追加治疗的 PIs。可联合使用阿扎那韦/利托那韦（300 mg/100 mg qd）；达芦那韦/利托那韦（600 mg/100 mg bid）；洛匹那韦/利托那韦（400 mg/100 mg bid）；沙奎那韦/利托那韦（1 000 mg/100 mg bid），不需要调整剂量。

6. CCR－5 拮抗剂：与马拉韦罗（Maraviro）合用可使马拉韦罗血药浓度显著降低，当无强效 CYP3A 抑制剂时，马拉韦罗的推荐剂量为 600 mg bid。当存在 CYP3A 抑制剂时，推荐剂量参考马拉韦罗处方信息（也可参见本书第 151 页）。

7. 融合酶抑制剂：与恩夫韦肽合用不会发生相互作用。

8. 整合酶抑制剂：依曲韦林显著降低多替拉韦血药浓度。依曲韦林对多替拉韦血药浓度的影响可通过与达芦那韦/利托那韦或洛匹那韦/利托那韦联合用药减轻，预期阿扎那韦/利托那韦联合用药也可减轻这种影响，只有在这种情况下才可联用。可联合使用拉替拉韦，不需调整剂量。

9. 抗心律失常药：包括胺碘酮、苄普地尔、利多卡因（全身用药）、美西律、普罗帕酮、奎尼丁、氟卡尼、丙吡胺，这些药物的血浆浓度可能下降，联用时需监测浓度。

10. 华法林：联用时需监测 INR。

11. 抗惊厥药：卡马西平、苯巴比妥、苯妥英钠是 CYP450 酶的诱导剂，会导致依曲韦林血药浓度显著下降，导致治疗效果丧失，不可合用。

12. 抗真菌药：可与氟康唑、伏立康唑联合使用，不需要调整剂量。沙伯康唑是 CYP3A 强效抑制剂，可增加依曲韦林的血药浓度。伊曲康唑和酮康唑是 CYP3A 的强效抑制剂和底物，可增加依曲韦林血药浓度，同时依曲韦林可降低伊曲康唑和酮康唑的血药浓度。

13. 阿奇霉素与本品无相互作用。依曲韦林可降低克拉霉素的暴露水平，在治疗鸟分枝杆菌感染时需使用克拉霉素的备选方案如阿奇霉素。

14. 如果依曲韦林不予蛋白酶抑制剂合用，可联合使用利福布汀，不需调整剂量。若依曲韦林与达芦那韦、洛匹那韦或沙奎那韦合用时，应谨慎与利福布汀合用，因可能显著降低依曲韦林的暴露量。

15. 联合使用地西泮可增加地西泮的血药浓度。

16. 禁止与含圣约翰草（贯叶金丝桃）的药品联用，会导致依曲韦林血药浓度显著下降。

17. HMG－CoA 还原酶抑制剂：除普伐他汀与本品不发生相互作用，阿托伐他汀、洛伐他汀、辛伐他汀、瑞舒伐他汀、氟伐他汀与依曲韦林联用，这些药物的血药浓度均发生变化，需进行剂量调整。

18. 联合使用全身免疫抑制剂时必须谨慎，因为环孢素 A、匹罗莫司或他克莫司的血药浓度可能受本品影响。

19. 氯吡格雷与本品联合使用,前者活化能力降低,需考虑氯吡格雷的备选药物。

表 4-2-1 是对以上三种药物与其他药物的相互作用的小结,可参考。

表 4-2-1 依非韦伦、依曲韦林、奈韦拉平与其他药物的相互作用

	依非韦伦	依曲韦林	奈韦拉平
抗真菌药			
氟康唑	无需调整剂量	无需调整剂量,慎用	慎用并检测奈韦拉平毒性
伊曲康唑	伊曲康唑↓ 依非韦伦↔	可能伊曲康唑↓ 可能依曲韦林↑	可能伊曲康唑↓
酮康唑	可能酮康唑↓	可能酮康唑↓ 可能依曲韦林↑	酮康唑↓ 可能奈韦拉平↑,不要联用
泊沙康唑	泊沙康唑↓ 依非韦伦↔ 避免联用,除非利大于弊	可能依曲韦林↑	无数据,可能泊沙康唑↓
伏立康唑	伏立康唑↓ 依非韦伦↑ 伏立康唑剂量增至 400 mg q12h,依非韦伦减至 300 mg qd	依曲韦林↑ 无需调整剂量,慎用	无数据,可能伏立康唑↓,奈韦拉平↑
抗分枝杆菌药			
克拉霉素	克拉霉素↓及羟基克拉霉素↑ 考虑替代药(阿奇霉素)	克拉霉素↓及羟基克拉霉素↑,依曲韦林↓ 考虑替代药(阿奇霉素)	克拉霉素↓及羟基克拉霉素↑ 考虑替代药(阿奇霉素)
利福布汀	利福布汀↓ 依非韦伦↔ 增加利福布汀剂量至 450～600 mg qd 或 600 mg 每周 3 次	利福布汀及代谢产物↓ 依曲韦林↓ 若依曲韦林不与增效的 PIs 联用,利福布汀剂量为 300 mg qd	无需调整剂量
利福平	依非韦伦↓ 大于 60 kg 的患者,依非韦伦剂量增加至 800 mg qd	无数据,可能依曲韦林↓ 不建议联用	可能奈韦拉平↓ 不建议联用
降脂药			
阿托伐他汀	阿托伐他汀↓ 有必要使用大剂量阿托伐他汀,根据疗效调整剂量,不要超过最大推荐剂量	阿托伐他汀↓ 有必要使用大剂量阿托伐他汀,根据疗效调整记录,不要超过最大推荐剂量	无数据
辛伐他汀	辛伐他汀↓ 有必要使用大剂量辛伐他汀,根据疗效调整剂量,不要超过最大推荐剂量	无数据	无数据

(续表)

	依非韦伦	依曲韦林	奈韦拉平
口服抗凝血/抗血小板药			
氯吡格雷	无数据	氯吡格雷活性可能下降,避免合用或使用替代药	无数据
华法林	无数据,华法林浓度可能↓或↑,密切监测INR	无数据,华法林浓度可能↑,密切监测INR	无数据,华法林浓度可能↓或↑,密切监测INR
口服避孕药	口服避孕药浓度↓导致避孕失败,不建议联用	无数据	口服避孕药浓度↓导致避孕失败,不建议联用

利匹韦林(Rilppivrine,RPV)

1. 利匹韦林经过 CYP3A 代谢,诱导或抑制 CYP3A 的药物可能会影响利匹韦林的清除。

2. 吡咯类抗真菌药:氟康唑、伊曲康唑、酮康唑、泊沙康唑、伏立康唑会导致利匹韦林的血药浓度升高,但合用时无需调整剂量。

3. 本品与大环内酯类抗生素如克拉霉素、红霉素、泰利霉素合用,可能会使利匹韦林浓度升高,如若可能,使用阿奇霉素代替。

4. 本品不应与下列药物同时使用,因为这些药物对 CYP3A 有诱导作用或导致胃 pH 升高,从而显著降低利匹韦林的血药浓度导致病毒学应答失败或产生耐药性。包括:抗癫痫药如卡马西平、奥卡西平、苯妥英钠、苯巴比妥;抗分枝杆菌药如利福平、利福喷丁;质子泵抑制剂;系统性糖皮质激素如地塞米松(多于一剂);圣约翰草(贯叶金丝桃)。

5. 本品与增效的 PIs 同时使用时,可导致利匹韦林的血药浓度升高,但本品不会影响同时使用的 PIs 的血药浓度。合用时本品无需调整剂量。

6. 本品与抗酸药同时使用时,应警惕合并用药可能导致利匹韦林血药浓度显著降低(升高胃 pH)。只能在服用本品前至少 2 小时或服用后至少 4 小时,才可服用抗酸药。

7. CYP3A4 强诱导剂,如利福平、利福喷丁、卡马西平、奥卡西平、苯巴比妥、苯妥英钠使利匹韦林血药浓度降低,可能导致疗效降低及耐药性。与利福布汀合用时剂量从每日 25 mg 增加至每日 50 mg。

8. 质子泵抑制剂如埃索美拉唑、奥美拉唑及抗酸药如氢氧化镁、碳酸钙使胃 pH 升高,从而降低利匹韦林的血药浓度,因此不建议同时服用。H_2 受体阻滞剂如法莫替丁在利匹韦林给药前 12 h 或给药后 4 h 服用,不会影响利匹韦林的血药浓度,可作为质子泵抑制剂的替代药物。

(三)蛋白酶抑制剂(PIs)

所有的蛋白酶抑制剂都主要通过 CYP3A4 代谢,并对此代谢途径有抑制作用。除此之外,阿扎那韦还是 UGT1A1 抑制剂,利托那韦可调节多种 CYP 同工酶及 UGT1A1,临床上相互作用常见。

因对 CYP3A4 的影响,许多药物忌与 PIs 联用,以免发生严重或威胁生命的不良反应。

避免与西沙比利、匹莫齐特、苄普地尔和一些抗心律失常药联用,以免发生心律失常。因麦角衍生物强效的血管收缩作用,两者联用会导致严重的外周缺血。许多 PIs 会引起甘油三酯及胆固醇升高,使用 PIs 治疗的 HIV 感染者可能同时需要降脂治疗。辛伐他汀和洛伐他汀忌与 PIs 联用,因有引起肌病包括横纹肌溶解的风险。在给予低剂量及密切监测的条件下,阿托伐他汀对于 HIV 感染者是可以考虑的选择之一。

PIs 与苯二氮䓬类药物联用时,可能出现过度镇静,特别是在口服药物的时候。咪达唑仑可在严密监控下静脉给药。沙美特罗为长效 β 受体阻断药,应避免与相互作用的 PIs 联用,以免因沙美特罗浓度升高导致不良心血管事件。利福平和包含贯叶金丝桃的制剂会显著降低 PIs 的暴露,需避免联用。抗惊厥药如苯妥英钠、苯巴比妥、卡马西平会降低 PIs 的浓度,虽不是禁忌,但需严密监测。

波生坦是治疗肺动脉高压的常用药物,与 PIs 联用时医生需注意:如果患者已经接受至少 10 天 PIs 治疗,加用波生坦时应根据个体耐受性,从初始剂量 62.5 mg 开始一日 1 次或隔天 1 次。对于已经接受波生坦治疗的患者,如果需加用 PIs,则波生坦需停用至少 36 h。在接受至少 10 天 PIs 治疗后,根据患者的耐受性,重新开始波生坦 62.5 mg 一日 1 次或隔天 1 次治疗。

另一种抗肺动脉高压药他达拉非也是相同的情况。如果已接受至少一周的 PIs 治疗,拟加用他达拉非,应根据患者耐受性,从初始剂量 20 mg 一日 1 次,增加到 40 mg 一日 1 次。对于已接受他达拉非并拟联用 PIs 的患者,他达拉非应至少停用 24 h,再开始 PIs 治疗。接受至少 1 周 PIs 治疗后,再开始他达拉非治疗,剂量从 20 mg 一日 1 次增加到 40 mg 一日 1 次。

许多 PIs 与抗酸药联用无需调整剂量,但阿扎那韦的溶解度随 pH 的增高而减小,因此与抗酸药、PPIs 及 H₂ 受体阻滞剂联用时,需间隔服药。阿扎那韦应在服用抗酸药 2 h 前或 1 h 后给药。与 PPIs 联用时,阿扎那韦的暴露显著降低,因此未使用增强剂阿扎那韦或复治的患者,不宜同时使用 PPIs。应避免使用超过 20 mg 奥美拉唑或等效剂量的 PPIs,且服用时间间隔 12 h。

阿扎那韦与 H₂ 受体阻滞剂联用时需给予利托那韦,以提高阿扎那韦的浓度。阿扎那韦/利托那韦可与 H₂ 受体阻滞剂同时给药,或在给予 H₂ 受体阻滞剂 10 h 后给药。对于不能耐受利托那韦的患者,应在给予 H₂ 受体阻滞剂至少 2 h 之前和 10 h 之后给予阿扎那韦。

大部分口服避孕药含有雌激素和孕酮成分。雌激素经 CYP3A4 代谢而孕酮经葡萄糖醛酸化代谢。达芦那韦、洛匹那韦/利托那韦可导致炔雌醇浓度下降而致避孕失败。

阿扎那韦(Atazanavir,ATV)

1. 阿扎那韦是 CYP3A 和 UGT1A1 的抑制剂。与 CYP3A(例如钙通道阻滞剂,HMG - CoA 还原酶抑制剂,免疫抑制剂和 PDE5 抑制剂)或 UGT1A1(例如伊立替康)代谢的药物同时应用可以增加这些药物的血浆浓度,从而增加或延长这些药物的疗效和不良反应。

2. 阿扎那韦在肝脏通过细胞色素 P450 酶系统代谢。与 CYP3A 诱导剂(如利福平)联用,可以降低阿扎那韦的血药浓度从而降低其疗效。与 CYP3A 抑制剂联用可增加阿扎那韦血药浓度。

3. 与 H₂ 受体拮抗剂和质子泵抑制剂等联用时可降低阿扎那韦的血药浓度。

4. 阿扎那韦可能会使某些患者心电图 P‐R 间期延长。与地尔硫䓬联用时地尔硫䓬剂量应减半(血药浓度升高)。阿替洛尔与阿扎那韦联用时不需要调整剂量。β 受体阻滞剂(除阿替洛尔)、维拉帕米、地高辛等其他可以延长 PR 间期的药物,不排除阿扎那韦与这些药物之间有相加效应,需谨慎使用。

5. NRTIs:去羟肌苷与阿扎那韦联用,后者暴露量降低。去羟肌苷推荐在空腹时服用,而阿扎那韦需与食物一起服用,两药也必须间隔 2 小时服用。替诺福韦可降低阿扎那韦的 AUC 和 C_{max},而替诺福韦浓度升高,不建议两药联用。

6. NNRTIs:接受依非韦伦和阿扎那韦治疗的初治患者,建议阿扎那韦 300 mg、利托那韦 100 mg 与依非韦伦 600 mg 同时服用(每日一次给药)。奈韦拉平为 CYP3A 的诱导剂,预期会减少阿扎那韦的暴露量,不推荐此联合用药。

7. 蛋白酶抑制剂:不推荐与沙奎那韦合用。与利托那韦合用推荐剂量:阿扎那韦 300 mg 和利托那韦 100 mg,每日一次,进餐时服用。

8. 抗酸药可降低阿扎那韦血药浓度,应在抗酸药服用前 2 小时或服用后 1 小时服用阿扎那韦。

9. 抗心律失常药:与胺碘酮、利多卡因、奎尼丁联用,有潜在发生严重和/或危及生命的不良反应的可能,需检测抗心律失常药物血药浓度。

10. 与华法林合用,有潜在的发生严重和/或危及生命的出血可能,需检测 INR。

11. 与三环类抗抑郁药合用,有潜在发生严重和/或危及生命的不良反应的可能,需监测血药浓度。

12. 可使酮康唑、伊曲康唑血药浓度升高。与高剂量酮康唑和伊曲康唑(>200 mg/d)联用需慎重。与伏立康唑合用影响未知。但由于利托那韦 400 mg q12h 可使伏立康唑 AUC 降低 82%,因此不推荐阿扎那韦/利托那韦联用伏立康唑。

13. 使利福布汀血药浓度升高,建议联用时利福布汀用量减少 75%,如 150 mg 隔日一次,或每周 3 次。

14. 使钙通道阻滞剂血药浓度升高,合用需慎用,建议监测心电图。

15. 使阿托伐他汀血药浓度升高,增加包括横纹肌溶解症在内的肌病发生的危险性。联用需谨慎。

16. 阿扎那韦与氟伐他汀、普伐他汀、氨苯砜、SMZco、阿奇霉素、红霉素或氟康唑之间未见有临床意义的相互作用。与 CYP2D6 的底物(去甲替林、地昔帕明和美托洛尔)无相互作用。

表 4-2-2 中列举出不能与阿扎那韦同时应用的药物。

表 4-2-2 不能与阿扎那韦同时应用的药物

药物类别与特定药物	临 床 评 价
抗分枝杆菌类药物:利福平	大多数蛋白酶抑制剂的药物血药浓度和 AUC 下降约达 90%,可以导致治疗无效或出现耐药性
抗肿瘤药物:伊立替康	阿扎那韦抑制 UGT,干扰伊立替康代谢,导致伊立替康毒性增强
苯二氮䓬类药物:咪达唑仑、三唑仑	禁止应用,由于可能导致严重和/或危及生命的不良事件,如延长或增强镇静作用或呼吸抑制

（续表）

药物类别与特定药物	临 床 评 价
麦角碱类衍生物	禁止应用,由于可能导致严重和/或危及生命的不良事件,如以外周血管痉挛和肢体及其他组织缺血为特征的急性麦角碱毒性
胃肠动力药:西沙比利	禁止应用,由于可能导致严重和/或未及生命的不良事件,如心律不齐
HMG－CoA 还原酶抑制剂:洛伐他汀、辛伐他汀	可能出现包括横纹肌溶解症在内的肌病等严重反应
镇静类药物:匹莫齐特	禁止应用,由于可能导致严重和/或未及生命的不良事件,如心律不齐
蛋白酶抑制剂:茚地那韦	阿扎那韦和茚地那韦均与间接(非结合)胆红素升高症有关,不推荐联合使用
质子泵抑制剂(PPI)	PPI 可明显降低阿扎那韦的血药浓度,减少其疗效
中草药:圣约翰草	联用可降低阿扎那韦的血药浓度,导致其失效和耐药性发生

达芦那韦(Darunavir)

1. 利福平:达芦那韦以 CYP3A 代谢为主,其和利托那韦都是 CYP3A4 的抑制剂,利福平是 CYP450 酶的强诱导剂,不应与本品联用。同服可导致达芦那韦血药浓度明显下降而失效。

2. 圣约翰草(贯叶金丝桃):可使本品血药浓度明显下降,导致达芦那韦疗效丧失,不应联用。

3. 抗逆转录病毒药物:① 与去羟肌苷合用无需调整剂量,但去羟肌苷宜空腹服用,因此应在本品/利托那韦 1 h 前或 2 h 后服用。② 与替诺福韦合用两者均不需调整剂量。③ 齐多夫定、扎西他滨、恩曲他滨、司他夫定、拉米夫定、阿巴卡韦等主要经过肾脏排泄的药物,与达芦那韦之间没有相互作用。④ 与依曲韦林、依非韦伦、奈韦拉平联合使用无需调整剂量。⑤ 本品/利托那韦可与阿扎那韦同服,与茚地那韦同服时茚地那韦的剂量可从 800 mg bid 调整到 600 mg bid。不推荐本品/利托那韦与除此之外的其他类型 PIs 联用。⑥ 本品/利托那韦可显著增加马拉韦罗的暴露量,与蛋白酶抑制剂联用时马拉韦罗的剂量应减为 150 mg bid。

4. 抗心律失常药:苄普地尔、利多卡因、奎尼丁及胺碘酮的暴露量可能增加,需谨慎用药,必要时药物监测。

5. 地高辛:推荐地高辛从最小剂量开始,逐渐递增剂量直至获取临床效果。

6. 抗凝药物:与华法林合用需密切监测国际标准化比值(INR)。

7. 抗惊厥药:苯巴比妥、苯妥英钠类为 CYP450 酶的诱导剂,不应与本品联用。与卡马西平联用时需监测卡马西平的浓度并逐渐滴定其剂量至足量。估计卡马西平的剂量应降低 25% ~ 50%。

8. 钙离子拮抗剂:非洛地平、硝苯地平、尼卡地平的暴露量可能增加,需加强监测。

9. 克拉霉素:暴露量增加,达芦那韦不受影响,对于有肾损害的患者,克拉霉素的剂量应减少。

10. 地塞米松：全身用药可诱导 CYP3A4 降低达芦那韦的暴露量,需谨慎联用。

11. 吸入性氟替卡松丙酸酯：与本品/利托那韦合用,前者血药浓度增加,应选用其他药物。

12. 高度依赖 CYP3A4 代谢的 HMG - CoA 还原酶抑制剂：如洛伐他汀和辛伐他汀,预计血药浓度会显著升高,不推荐与本药联用。阿托伐他汀和普伐他汀可从小剂量开始,逐渐滴定至临床满意效果,同时监护不良反应。

13. H_2 受体拮抗剂及质子泵抑制剂：本品/利托那韦可与之同服,无需调整剂量。

14. 环孢素 A、他克莫司、西罗莫司：暴露量增加,需进行血药浓度监测。

15. 抗真菌药：酮康唑、伊曲康唑和伏立康唑都是 CYP3A4 的强效抑制剂和底物,与本品/利托那韦具有双向的相互作用,可互相增加其血浆浓度。当需要同服时,酮康唑或伊曲康唑每天的剂量不应超过 200 mg。

16. 雌激素为基础的避孕药：炔雌醇和炔诺酮的暴露量降低,可能导致避孕失败,可使用其他非激素类避孕药替代。

17. PDE - 5 (5 型磷酸二酯酶)抑制剂：可使西地那非暴露量增加。如果有指征需要同时使用本品/利托那韦与西地那非、伐地那非或他达拉非,推荐西地那非 48 小时内单次剂量不超过 25 mg,伐地那非 72 小时内单剂量不超过 2.5 mg,他达拉非 72 小时内单次剂量不超过 10 mg。

18. 利福布汀：利福布汀是 CYP450 酶的底物,与本品/利托那韦联用时,应将利福布汀的常规剂量 300 mg/d 降低 75%(即利福布汀 150 mg 隔日 1 次),同时加强对利福布汀相关不良事件的监测。

19. 选择性 5 -羟色胺再摄取抑制剂(SSRIs)：舍曲林和帕罗西汀的暴露量分别降低 49% 和 39%。同服时应根据抗抑郁药物应答的临床评估,对 SSRIs 的剂量进行摸索或调整。

洛匹那韦/利托那韦片(Lopinavir and Ritonavir, LPV/r, 克力芝)

1. 洛匹那韦(LPV)主要通过 CYP3A4 快速代谢,与少量的利托那韦(RTV)组成复方制剂,利托那韦是 CYP3A 抑制剂,竞争性抑制洛匹那韦的代谢,增加洛匹那韦的吸收利用,增强治疗效果。

2. 洛匹那韦和利托那韦均为细胞色素 P450 异构体 CYP3A 的体外抑制剂,本品很可能增加通过 CYP3A 进行代谢的药物的血药浓度,导致药物作用时间延长,增加药物不良反应发生。在临床用药浓度范围内,不会抑制 CYP2D6、CYP2C9、CYP2C19、CYP2E1、CYP2B6 或 CYP1A2 活性。

3. 依非韦伦、奈韦拉平：本品与之联用时,不能使用每天一次的用法,剂量应增加至 500/125 mg 每天两次。不推荐与福沙那韦、替拉那韦合用。与安普那韦、奈非那韦合用时本品不能每天给予一次。

4. 马拉韦罗：与克力芝 400/100 mg 每天两次合并用药时,将马拉韦罗剂量减至 150 mg 每天两次。

5. 阿夫唑嗪：禁止伴随给予本品,因为阿夫唑嗪相关的毒性可能增加,包括低血压。

6. 芬太尼：合用时,需密切监护不良反应(呼吸抑制和镇静)。

7. 地高辛：合用应慎重，必要时监测地高辛血药浓度。利托那韦对 P －糖蛋白（P － gp）具有急性抑制作用，可导致地高辛血药浓度显著升高。已经服用本品的患者使用地高辛时，地高辛的血药浓度增加幅度较小。

8. 苄普地尔、全身用利多卡因和奎尼丁：血药浓度可能升高，联用时需谨慎。

9. 克拉霉素：本品可抑制 CYP3A4，预期增加克拉霉素的 AUC。肾功能不全（CCr<30 mL/min）的患者考虑减少克拉霉素的用量。

10. 肝肾功能不全的患者用本品时应谨慎。

11. 苯妥英钠、卡马西平、苯巴比妥、丙戊酸、拉莫三嗪：合用需谨慎，必要时监测抗惊厥药血药浓度。苯妥英钠会降低本品血药浓度，联用时本品不能每天给药一次。与卡马西平、苯巴比妥联用时，本品不能每天一次给药。本品可明显降低拉莫三嗪血药浓度，已经使用拉莫三嗪的患者加用本品时，需增加拉莫三嗪的剂量，停用本品时需减少拉莫三嗪剂量。但对于目前正在服用本品并且开始拉莫三嗪治疗的患者，无需对拉莫三嗪进行剂量递增。

12. 利伐沙班、华法林：不推荐联用利伐沙班，因会增加出血的风险。华法林由于诱导CYP2C9，血药浓度可能受影响，需监测 INR。

13. 曲唑酮：联用需谨慎，并考虑减少曲唑酮的用药剂量。

14. 酮康唑和伊曲康唑：不建议使用高剂量（>200 mg/d）。伏立康唑与低剂量利托那韦（100 mg 每日两次）联用时，除非判定患者使用伏立康唑的利大于弊，否则应避免联用。

15. 秋水仙碱：不建议合用，尤其在肾功能或肝功能受损的患者中，因为可能增加秋水仙碱的神经肌肉毒性（横纹肌溶解症）。

16. 夫西地酸：禁止伴随给予本品治疗皮肤适应证，可能增加夫西地酸有关的不良事件的方向，特别是横纹肌溶解。

17. 利福布汀、利福平：与本品合用时，利福布汀推荐剂量为 150 mg，每周三次间隔相同的天数给药。不推荐利福平与本品联合给药，利福平可显著降低本品的血药浓度，降低抗病毒疗效。

18. 咪达唑仑：本品可使口服咪达唑仑的 AUC 升高 13 倍，不应联合用药。可使肠外给药咪达唑仑 AUC 升高 4 倍，需谨慎给药，严密监护。如果咪达唑仑给药次数超过一次，应考虑剂量调整。

19. 沙美特罗：本品可能导致与沙美特罗有关的心血管事件风险增加，包括 Q－T 间期延长、心悸和窦性心动过缓，不建议联用。

20. 糖皮质激素：除非确定潜在治疗作用大于发生全身性糖皮质激素效应的危险性，包括库欣综合征和肾上腺抑制，否则不推荐本品与通过 CYP3A4 代谢的药物如氟替卡松或者其他糖皮质激素联合应用。

21. PDE5 抑制剂：不建议与他达拉非在用于肺动脉高压时联用。禁止与西地那非在用于肺动脉高压时联用。用于勃起功能障碍治疗时，西地那非的剂量在 48 h 内不得超过25 mg，他达拉非 72 h 内不得超过 10 mg，且需加强对不良反应的监护。禁止与伐地那非联用。

22. HCV 蛋白酶抑制剂：不建议本品与波西普韦、特拉匹韦合并用药。

23. 圣约翰草制剂：诱导 CYP3A，可降低本品血药浓度。停用圣约翰草 2 周后可安全使用本品。

24. 本品可增加环孢素 A、西罗莫司(雷帕霉素)和他克莫司的血药浓度,需监测免疫抑制剂的血药浓度。

25. HMG - CoA 还原酶抑制剂:本品可增加其血药浓度,诱发肌病。禁止与洛伐他汀和辛伐他汀合用。不推荐与阿托伐他汀联用,必须联用需使用最小剂量阿托伐他汀且做安全性监测。与瑞舒伐他汀合用时需谨慎,并考虑降低瑞舒伐他汀剂量。推荐使用普伐他汀或氟伐他汀。

26. 可使口服避孕药乙炔雌二醇血药浓度降低,导致避孕失败。

27. 可诱导 QT 间期延长的药物:本品与氯苯那敏、奎尼丁、红霉素、克拉霉素联用时需特别谨慎。本品会增加联用药物的血药浓度并可能进而导致药物相关的心脏不良事件增多。

28. 波生坦:可降低本品血药浓度,而本品可明显升高波生坦浓度,联用时需监测抗 HIV 治疗的有效性,并密切观察波生坦毒性,特别在合并用药第一周内。

29. 本品与氨苯砜、SMZco、阿奇霉素、氟康唑之间无明显临床药物相互作用。

30. 贝达喹啉:本品与其联合用药时需慎用,仅可在获益超过风险时使用。

(四)整合酶抑制剂

拉替拉韦钾(Raltegravir,RAL)

1. 拉替拉韦钾并非细胞色素 P450(CYP)酶的底物,因此拉替拉韦钾不太可能会影响体内经 CPY3A4 代谢药物的药代动力学特征。

2. 基于体内、体外试验,拉替拉韦钾主要经 UGT1A1 介导的葡萄糖醛酸化途径代谢清除。

3. 与利福平(UGT1A1 强诱导剂)联用:本品血药浓度会下降。因此若联用拉替拉韦钾和利福平,前者的剂量需增加至 800 mg,每天 2 次。推荐剂量下建议与其他诱导作用较弱的药物(如依非韦伦、奈韦拉平、利福布汀、皮质类固醇激素、贯叶金丝桃、吡格列酮)联用。

4. 与 UGT1A1 强抑制剂(阿扎那韦)联用:本品的血药浓度会轻度上升,无需调整剂量。

5. 不推荐同时服用本品和含铝/镁的抗酸剂,因二价阳离子可通过螯合作用降低本品的吸收。质子泵抑制剂和 H_2 受体阻滞剂与本品合用不需要调整剂量。

多替拉韦钠(Dolutegravir,DTG)

1. 多替拉韦钠不诱导 CYP1A2、CYP2B6 或 CYP3A4,预计不会对这些酶的底物产生相互作用,如阿巴卡韦、齐多夫定、阿片样镇痛剂、抗抑郁药、他汀类、吡咯类抗真菌药、质子泵抑制剂、抗勃起障碍剂、阿昔洛韦、伐昔洛韦、西格列汀、阿德福韦。

2. 多替拉韦钠主要通过 UGT1A1 的代谢消除,诱导这些酶或转运蛋白的药物理论上可降低多替拉韦钠的血药浓度并降低多替拉韦的疗效。依非韦伦、依曲韦林、奈韦拉平、利福平、卡马西平、替拉那韦/利托那韦可显著降低多替拉韦的血药浓度,联用时多替拉韦剂量需调整为 50 mg 每日两次。

3. 替诺福韦、洛匹那韦/利托那韦、达芦那韦/利托那韦、利匹韦林、替拉匹韦、泼尼松、利福布汀、奥美拉唑对多替拉韦的药代动力学没有或只有极小影响,多替拉韦无需调整剂量。

4. 多替拉韦会增加多非利特或吡西卡尼的血浆浓度,发生危及生命的毒性反应,因此禁止联用。

5. 圣约翰草诱导 UG1A1 和 CYP3A 酶,预计可导致多替拉韦药物浓度下降,强烈不建议联用。

6. 含多价阳离子的抗酸剂、含钙制剂、含铁制剂均使多替拉韦血药浓度下降。建议服用此类药品 2 小时前或 6 小时后服用多替拉韦。

(五) CCR - 5 抑制剂

马拉韦罗(Maraviroc,MVC)

1. 马拉韦罗:是 CYP3A 及 P-糖蛋白的底物,具有酶诱导作用的药物引起本品血药浓度降低,具有酶抑制作用的药物引起本品血药浓度增加。联合利托那韦的 PIs 能增加马拉韦罗的血药浓度,联用时需调整剂量。洛匹那韦/利托那韦可使马拉韦罗 AUC 增加 2.6 倍,阿扎那韦/利托那韦使其增加 4.9 倍,沙奎那韦/利托那韦可使马拉韦罗 AUC 增加 832%,C_{max} 增加 423%。与蛋白酶抑制剂联用时,马拉韦罗剂量需减少至 150 mg bid。

2. 与地拉夫定、酮康唑、伊曲康唑、克拉霉素/泰利霉素等酶抑制剂合用时,本品剂量调整为 150 mg bid。

3. 强效的 CYP3A 诱导剂可显著降低马拉韦罗的血药浓度,需增加后者剂量。当与依非韦伦、依曲韦林、利福平、苯巴比妥、苯妥英钠等酶诱导剂合用时,本品剂量增加至 600 mg bid。若依曲韦林和达芦那韦/利托那韦和马拉韦罗联用,三者剂量均不需要调整。

4. 当联合应用利福布汀和 PIs 时,本品的代谢最终受到抑制,剂量可减至 150 mg bid。

5. 当联用依非韦伦和洛匹那韦/利托那韦或沙奎那韦/利托那韦时,本品的 AUC 显著增加,也需要将剂量减少至 150 mg bid。

6. 与 NRTI、奈韦拉平、SMZco、聚乙二醇干扰素、利巴韦林、他汀类降脂药联用时,无需调整剂量。

7. 马拉韦罗与其他药物的相互作用见表 4 - 2 - 3。

表 4 - 2 - 3　马拉韦罗与其他药物的相互作用

影 响 药 物	马 拉 韦 罗
抑酸药(H₂ 受体阻滞剂,质子泵抑制剂)	无需调整剂量
抗真菌药(伊曲康唑,酮康唑,伏立康唑)	调整至 150 mg,一日 2 次
抗惊厥药(卡马西平,苯巴比妥,苯妥英钠)	调整至 600 mg,一日 2 次(若未联用强效 CRP3A 抑制剂)
克拉霉素	调整至 150 mg,一日 2 次
利福平	不建议联用。若需要,调整至 600 mg,一日 2 次。若与强效 CYP3A 抑制剂联用,调整至 300 mg,一日 2 次
利福布汀	调整至 300 mg,一日 2 次
贯叶金丝桃(圣约翰草)	避免联用

二、抗分枝杆菌药物

利福平（Rifampin）

1. 利福平是 CYP450 酶的强效诱导剂，特别是 CYP3A4 和 CYP2C19，还可诱导 Ⅱ 相酶尿苷葡糖醛酸基转移酶、磺基转移酶和外排转运蛋白 P－糖蛋白（P－gp）的活性。

2. 饮酒：可致利福平肝毒性发生率增加，并增加利福平的代谢，需调整利福平剂量，并密切观察患者有无肝毒性出现。

3. 对氨基水杨酸盐：可影响本品的吸收，导致其血药浓度减低；如必须联合应用时，两者服用间隔至少 6 小时。

4. 与异烟肼合用：肝毒性发生危险增加，尤其是原有肝功能损害者和异烟肼快乙酰化患者。

5. 与乙硫异烟胺合用：可加重其不良反应。

6. 肾上腺皮质激素、抗凝药、氨茶碱、茶碱、氯霉素、氯贝丁酯、环孢素 A、维拉帕米（异搏定）、妥卡尼、普罗帕酮、甲氧苄啶、香豆素或茚满二酮衍生物、口服降血糖药、促皮质素、氨苯砜、洋地黄苷类、丙吡胺、奎尼丁等：与利福平合用时，由于后者诱导肝微粒体酶活性，可使上述药物的药效减弱，因此除地高辛和氨苯砜外，在用利福平前和疗程中上述药物需调整剂量。本品与香豆素或茚满二酮类合用时应每日或定期测定凝血酶原时间，据以调整剂量。

7. 口服避孕药：本品可促进雌激素的代谢或减少其肠肝循环，降低口服避孕药的作用，导致月经不规则、经间期出血和计划外妊娠。所以患者服用利福平时，应改用其他避孕方法。

8. 本品可诱导肝微粒体酶，增强抗肿瘤药达卡巴嗪（dacarbazine）、环磷酰胺的代谢，形成烷化代谢物，促使白细胞计数减低，因此需调整剂量。

9. 本品与地西泮（安定）合用：可增加后者的消除率，使其血药浓度减低，故需调整剂量。

10. 本品可增加苯妥英钠在肝脏中的代谢，故两者合用时应测定苯妥英钠血药浓度并调整用量。

11. 本品可增加左旋甲状腺素在肝脏中的降解，因此两者合用时左旋甲状腺素剂量应增加。

12. 本品亦可增加美沙酮、美西律在肝脏中的代谢，引起美沙酮撤药症状和美西律血药浓度减低，故合用时后两者需调整剂量。

13. 丙磺舒：可与本品竞争被肝细胞的摄入，使本品血药浓度增高并产生毒性反应。但该作用不稳定，故通常不宜加用丙磺舒以增高本品的血药浓度。

14. 利福平可显著减低 PIs 的血药浓度，包括沙奎那韦、茚地那韦、奈非那韦、氨普那韦、利托那韦、洛匹那韦/利托那韦。以上药物可以与利福布汀联用。利托那韦每天 400～600 mg 可与利福平联用。

15. 利福平可显著降低 NNRTIs 的浓度，包括地拉韦啶、奈韦拉平、依非韦伦、依曲韦林。地拉韦啶不应与任何利福霉素类联用。奈韦拉平、依非韦伦与利福平联用时需提高剂量。

16. 利福平导致伊曲康唑 AUC 降低 64%～88%，酮康唑 AUC 降低 82%，氟康唑 AUC 降低 23%～52%。应避免利福平与伊曲康唑或酮康唑联用，与氟康唑联用需增加剂量。氟康唑对利福平的药代动力学没有影响。

17. 利福平可使氨苯砜的清除率提高 50%～70%，导致氨苯砜的 AUC 降低，联用时氨苯砜的剂量需提高并密切监测。

18. 利福平可使多西环素 AUC 降低 59%,不建议联用。可选择其他药物代替多西环素。

19. 利福平可提高喹诺酮类清除率,其中莫西沙星 AUC 下降 27%,可在 TDM 的情况下使用。

20. 利福平可降低克拉霉素 C_{max} 87%,不推荐联用。阿奇霉素与利福平之间没有显著相互作用。

21. 有限的资料显示利福平可提高甲硝唑的清除率。

利福布汀(Rifabutin)

1. 利福布汀是 CYP43A4 的诱导剂,强度为利福平的 40%。同时利福布汀被 CYP3A 代谢,引起复杂的双向相互作用。

2. HIV 感染患者每日利福布汀 300 mg、氨苯砜 50 mg 联用时,氨苯砜的 AUC 下降 27%~40%;如与 SMZco 联用,可使后者的 AUC 下降 15%~20%,但 SMZco 并不改变利福布汀的药代动力学。

3. 抗逆转录病毒制剂:HIV 感染患者每日使用利福布汀 300 mg 时,同用的地拉韦啶的 AUC 下降 80%,浓度峰值下降 75%;地拉韦啶会使利福布汀 AUC 增加 100%。地拉韦啶不应与任何利福霉素类联用。依曲韦林与利福布汀联用浓度可能会显著降低。由于不推荐 PIs 与利福平联用,可选择利福布汀代替,但需调整两者的剂量。

4. 大环内酯类:与利福布汀的相互作用很复杂,利福布汀降低大环内酯类的血药浓度,而大环内酯类是 CYP3A4 抑制剂,可提高利福布汀及其活性代谢产物的浓度,有时会引起利福布汀的毒性反应,如增加克拉霉素中性粒细胞减少、发热、肌痛和葡萄膜炎的 ADR 发生率,增加阿奇霉素中性粒细胞减少的发生率。HIV 感染者每日利福布汀 300 mg 与克拉霉素联用,克拉霉素的 AUC 下降 50%,而利福布汀的 AUC 则增加 75%。避免克拉霉素与利福布汀联用,或谨慎使用。必须联用时选择阿奇霉素。

5. 氟康唑:可使利福布汀 AUC 增加 76%,联用时需谨慎,并且进行 TDM。利福布汀不影响氟康唑的药代动力学。酮康唑、伊曲康唑和伏立康唑与利福霉素类联用时,前者的浓度可降至治疗水平以下,若必须联用,需进行 TDM 并密切监测。

6. 口服避孕药:利福布汀使口服避孕药的 AUC 和浓度峰值均降低。

异烟肼(Isoniazid)

1. 服用异烟肼时每日饮酒,易引起本品诱发的肝脏毒性反应,并加速异烟肼的代谢,因此需调整异烟肼的剂量,并密切观察肝毒性征象。应劝告患者服药期间避免饮用含酒精饮料。

2. 含铝制酸药:可延缓并减少异烟肼口服后的吸收,使血药浓度减低,故应避免两者同时服用,或在口服制酸剂前至少 1 小时服用异烟肼。

3. 抗凝血药(如香豆素或茚满酮衍生物):与异烟肼同时应用时,由于抑制了抗凝药的酶代谢,使抗凝作用增强。

4. 与环丝氨酸同服时:可增加中枢神经系统不良反应(如头昏或嗜睡),需调整剂量,并密切观察中枢神经系统毒性征象,尤其对于从事需要灵敏度较高的工作的患者。

5. 利福平:与异烟肼合用时可增加肝毒性的危险性,尤其是已有肝功能损害者或为异烟肼快乙酰化者,因此在疗程的头 3 个月应密切随访有无肝毒性征象出现。

6. 维生素 B$_6$:异烟肼为维生素 B$_6$ 的拮抗剂,可增加维生素 B$_6$ 经肾排出量,因而可能导致周围神经炎,服用异烟肼时维生素 B$_6$ 的需要量增加。

7. 与肾上腺皮质激素(尤其泼尼松龙)合用时:可增加异烟肼在肝内的代谢及排泄,导致后者血药浓度减低而影响疗效,在快乙酰化者更为显著,应适当调整剂量。

8. 阿芬太尼、双硫仑、安氟醚:与阿芬太尼合用时,由于异烟肼为肝药酶抑制剂,可延长阿芬太尼的作用;与双硫仑合用可增强其中枢神经系统作用,产生眩晕、动作不协调、易激惹、失眠等;与安氟醚合用可增加具有肾毒性的无机氟代谢物的形成。

9. 与乙硫异烟胺或其他抗结核药合用,可加重后二者的不良反应。与其他肝毒性药合用可增加本品的肝毒性,因此宜尽量避免。

10. 异烟肼不宜与酮康唑或咪康唑合用,因可使后两者的血药浓度降低。

11. 与苯妥英钠或氨茶碱合用时:可抑制二者在肝脏中的代谢,从而导致苯妥英钠或氨茶碱血药浓度增高,故异烟肼与两者先后应用或合用时,苯妥英钠或氨茶碱的剂量应适当调整。

12. 与对乙酰氨基酚合用时:由于异烟肼可诱导肝细胞色素 P450,使前者形成毒性代谢物的量增加,可增加肝毒性及肾毒性。

13. 与卡马西平同时应用时:异烟肼可抑制其代谢,使卡马西平的血药浓度增高,而引起毒性反应;卡马西平可诱导异烟肼的微粒体代谢,形成具有肝毒性的中间代谢物增加。

14. 本品不宜与其他神经毒药物合用,以免增加神经毒性。

乙胺丁醇(Ethambutol)

1. 与乙硫异烟胺合用可增加不良反应。

2. 不要在进食时服用,尽可能不与抗酸药联用。与氢氧化铝同用会减少本品的吸收。

3. 与神经毒性药物合用可增加本品神经毒性,如视神经炎或周围神经炎。

吡嗪酰胺(Pyrazinamide)

1. 本品与别嘌醇、秋水仙碱、丙磺舒、磺吡酮合用,可增加血尿酸浓度而降低上述药物对痛风的疗效。因此,合用时应调整剂量以便控制高尿酸血症和痛风。

2. 与乙硫异烟胺合用时,可增强不良反应。

3. 环孢素 A 与吡嗪酰胺同用时,前者的血浓度可能减低,因此需监测血药浓度,据以调整剂量。

4. 吡嗪酰胺与氧氟沙星或左氧氟沙星联合治疗有多药耐药结核分枝杆菌菌株导致的潜在性结核感染的耐受性很差,这可能是由于吡嗪酰胺或其代谢产物与喹诺酮类竞争经肾小管分泌,虽然还没有被证实。这个治疗方案现在不被推荐。

对氨基水杨酸钠(Aminosalicylate sodium)

1. 对氨基苯甲酸:与本品有拮抗作用,两者不宜合用。

2. 本品可增强抗凝药(香豆素或茚满二酮衍生物)的作用,因此在用对氨基水杨酸类时或用后,口服抗凝药的剂量应适当调整。

3. 与乙硫异烟胺合用:可增加不良反应。

4. 丙磺舒或苯磺唑酮与氨基水杨酸类合用:可减少后者从肾小管的分泌量,导致血药浓度增高和持续时间延长及毒性反应发生。因此,氨基水杨酸类与丙磺舒或苯磺唑酮合用时或合用后,前者的剂量应予适当调整,并密切随访患者。但目前多数不用丙磺舒作为氨基水杨酸类药物用药时的辅助用药。

5. 利福平:氨基水杨酸类药物可能影响利福平的吸收,导致利福平的血药浓度降低,必须告知患者在服用上述两药时,至少相隔 6 小时。

6. 维生素 B_{12}:氨基水杨酸盐和维生素 B_{12} 同服时可影响后者从胃肠道的吸收,因此服用氨基水杨酸类的患者其维生素 B_{12} 的需要量可能增加。

贝达喹啉(Bedaquiling)

1. 本品通过 CYP3A4 代谢,与 CYP3A4 诱导剂联用暴露量降低,与 CYP3A4 抑制剂联用暴露量升高。

2. 本品应避免与强效 CYP3A4 诱导剂联合用药,如利福霉素类;或中效 CYP3A4,如依非韦伦联合用药。应避免将本品与强效 CYP3A4 抑制剂,例如酮康唑或伊曲康唑连续联用超过 14 天,除非治疗获益超过风险。

3. 乙胺丁醇、异烟肼或吡嗪酰胺与本品联用不需调整剂量。

4. 与洛匹那韦/利托那韦联合用药时,慎用本品。与奈韦拉平联用不需进行剂量调整。避免与依非韦伦联用。

5. 与其他延长 Q-Tc 间期的药物联用时:需监测心电图,如有严重的室性心律失常或 Q-TcF 间期超过 500 ms,立即停用本品。

三、抗真菌药物

氟康唑(Fluconazole)

1. 本品与异烟肼或利福平合用时:可影响本品的血药浓度。

2. 本品与甲苯磺丁脲、氯磺丁脲和格列吡嗪等磺酰脲类降血糖药合用时:可使此类药物的血药浓度升高而可能导致低血糖,因此需监测血糖,并减少磺酰脲类降血糖药的剂量。

3. 高剂量本品和环孢素 A 合用时:可使环孢素 A 的血药浓度升高,致毒性反应发生的危险性增加,因此必须在监测环孢素 A 血药浓度并调整剂量的情况下方可谨慎应用。

4. 本品与氢氯噻嗪合用:可使本品的血药浓度升高。

5. 本品与茶碱合用时:茶碱血药浓度约可升高 13%,可导致毒性反应,故需监测茶碱的血药浓度。

6. 本品与华法林等双香豆素类抗凝药合用时:可增强双香豆素类抗凝药的抗凝作用,致凝血酶原时间延长,故应监测凝血酶原时间并谨慎使用。

7. 本品与苯妥英钠合用时:可使苯妥英钠的血药浓度升高,故需监测苯妥英钠血药浓度。

8. 本品与咪达唑仑等短效苯二氮䓬类药物合用时：可引起咪达唑仑血药浓度升高,合用时应考虑减少苯二氮䓬类药物的给药剂量并注意观察。

9. 与西沙比利合用：可出现心脏不良反应,包括尖端扭转型室性心动过速,禁止合用。

10. 本品与他克莫司合用时：可引起他克莫司血药浓度升高,可能导致肾毒性。

11. 每日 400 mg 或更高剂量的氟康唑与特非那定合用时：可明显升高后者的血药浓度,故禁止合用。当氟康唑每天给药剂量低于 400 mg 并与特非那定合用时,应严密监测特非那定的血药浓度。

12. 本品与齐多夫定合用时：可使后者的血药浓度升高。

13. 本品与阿司咪唑或其他通过 CYP450 系统代谢的药物合用时：可导致这些药物的血药浓度升高。

伊曲康唑(Itraconazole)

1. 伊曲康唑主要通过 CYP3A4 代谢,同时是强效的 CYP3A4 抑制剂和 P -糖蛋白抑制剂。

2. CYP3A4 强效诱导剂：会降低伊曲康唑的血药浓度,如异烟肼、利福布汀、利福平、卡马西平、苯巴比妥、苯妥英钠、依非韦伦、奈韦拉平。不建议以上药物与伊曲康唑合用,除非受益胜过风险。合并用药时监测抗真菌活性,必要时增加伊曲康唑剂量。

3. CYP3A4 强效抑制剂：会增加伊曲康唑的血药浓度,如环丙沙星、克拉霉素、红霉素、达芦那韦/利托那韦、茚地那韦、利托那韦。合用时建议检测伊曲康唑血浆浓度,必要时减少剂量。

4. 伊曲康唑与 NSAID 美洛昔康合用：降低后者血药浓度。

5. 伊曲康唑及其主要代谢产物可抑制 CYP3A4,引起某些药物血药浓度增加。已知可引起 QT 间期延长的 CYP3A4 代谢药物禁与伊曲康唑合用,可能导致致死性的室性心动失速。在肝硬化患者或接受 CYP3A4 抑制剂治疗的患者,伊曲康唑血药浓度的降低较为缓慢,在用受伊曲康唑代谢影响的药物开始治疗时,尤为重要。

6. 口服制剂：胃酸降低时会影响本品的吸收。接受抗酸治疗的患者在服用本品后至少 2 小时再服用抗酸剂。服用抑酸剂(如 H_2 受体阻滞剂或质子泵抑制剂)的患者服用本品时可与可乐同服。

7. 伊曲康唑的禁用、不推荐使用的情况见表 4 - 2 - 4。

表 4 - 2 - 4　伊曲康唑禁用、不推荐使用情况

药 物 分 类	禁用(在任何情况下都不可合用,直至停药后 2 周)	不推荐(建议在伊曲康唑治疗期间和停药 2 周内避免使用。若合用不可避免,建议监测血药浓度)
α 受体阻滞剂		坦索罗辛
镇痛药	美沙酮,左醋美沙朵	芬太尼
抗心律失常药	丙吡胺,多非利特,决奈达隆,奎尼丁	

（续表）

药 物 分 类	禁用（在任何情况下都不可合用，直至停药后 2 周）	不推荐（建议在伊曲康唑治疗期间和停药 2 周内避免使用。若合用不可避免，建议监测血药浓度）
抗菌药		利福布汀
抗凝药和抗血小板药物		利伐沙班
抗惊厥药		卡马西平
抗组胺药	阿司咪唑，咪唑斯汀，特非那定	
抗偏头痛药	麦角生物碱类	
抗肿瘤药	伊立替康	达沙替尼，尼罗替尼，曲贝替定
抗精神病药、抗焦虑药及安眠药	鲁拉西酮、咪达唑仑口服药、匹莫齐特、三唑仑	
钙通道阻滞剂	苄普地尔、非洛地平、乐卡地平、尼索地平	
其他心血管用药	伊伐布雷定、雷诺嗪	
胃肠道用药	西沙比利	
免疫抑制剂		依维莫司
调脂药	洛伐他汀，辛伐他丁	
泌尿系统用药	依普利酮	伐地那非
呼吸系统用药		沙美特罗
其他	秋水仙碱用于肝肾损伤的患者	秋水仙碱

伏立康唑（Voriconazole）

1. 伏立康唑通过 CYP450 同工酶代谢，包括 CYP2C19、CYP2C9 和 CYP3A4。这些酶的抑制剂或诱导剂可增高或降低伏立康唑的血药浓度。伏立康唑同时抑制上述 CYP 酶活性，可能使通过上述酶代谢的药物血药浓度升高。

2. 禁止与 CYP3A4 底物（特非那定、阿司咪唑、西沙必利、匹莫齐特或奎尼丁）合用，因为本品可使上述药物的血药浓度增高，从而导致 Q-T 间期延长，并且偶见尖端扭转性室性心动过速。

3. 禁止与利福平、卡马西平和苯巴比妥合用，后者可以显著降低本品的血药浓度。

4. 本品不可与麦角生物碱类药物（麦角胺、二氢麦角胺）合用。麦角生物碱类为 CYP3A4 的底物，二者合用后麦角生物碱类药物的血药浓度增高可导致麦角中毒。

5. 西罗莫司：与伏立康唑合用时，前者的血药浓度可能显著增高，因此这两种药物不可同时应用。

6. 禁止与利托那韦（每次 0.4 g，每 12 小时 1 次）合用。健康受试者同时应用利托那韦（每次 0.4 g，每 12 小时 1 次）与伏立康唑，伏立康唑的血药浓度显著降低。利托那韦每次

0.1 g,每12小时一次用于抑制 CYP3A,从而使其他抗逆转录病毒药物浓度增高,但这种给药方案对伏立康唑浓度的影响尚无研究。

7. 禁止与依非韦仑标准剂量同时应用。二者同时应用时,伏立康唑血药浓度显著降低,依非韦仑的血药浓度则显著增高。

8. 尽量避免利福布汀与伏立康唑合用。二者合用,伏立康唑血药浓度显著降低。利福布汀与伏立康唑同时应用时,建议增加伏立康唑的维持剂量。如为口服给药,剂量从每日2次,每次0.2 g,调整为每日2次,每次0.35 g;如患者体重小于40 kg,则剂量从每日2次,每次0.1 g 增高至每日2次,每次0.2 g。如为静脉滴注,剂量调整为每日2次,每次5 mg/kg。并监测全血细胞计数和利福布汀的不良事件(如葡萄膜炎)。

9. 与苯妥英钠合用时,需要适当调整伏立康唑的维持剂量。如为口服给药,伏立康唑的剂量从每日2次,每次0.2 g,调整为每日2次,每次0.4 g;如患者体重小于40 kg, 则剂量从每日2次,每次0.1 g 增高至每日2次,每次0.2 g。如为静脉滴注,剂量调整为每日2次,每次5 mg/kg。

10. 在已经接受环孢素 A(CYP3A4 底物)治疗的患者应用伏立康唑时,建议环孢素 A 剂量减半,并监测血药浓度,避免环孢素 A 的肾毒性。停用本品后仍需监测环孢素 A 的血药浓度,必要时增加剂量。

11. 在已经接受他克莫司(CYP3A4 底物)治疗的患者应用伏立康唑时,建议他克莫司剂量减至原来的1/3,并监测血药浓度,避免他克莫司的肾毒性。停用本品后继续监测他克莫司血药浓度,必要时增加剂量。

12. 和华法林(CYP2C9 底物)合用时:凝血酶原时间可能延长,需调整华法林用量,监测凝血功能。

13. 伏立康唑可使咪达唑仑和三唑仑(CYP3A4 底物)药物血药浓度升高,镇静作用加强,合用需调整苯二氮䓬类药物剂量。

14. 正在服用奥美拉唑者开始服用伏立康唑时,奥美拉唑剂量减半。伏立康唑无需调整。

卡泊芬净(Caspofungin)

1. 体外试验显示,醋酸卡泊芬净对于 CYP450 系统中的任何一种酶都不抑制。

2. 与环孢素 A 合用,可使本品的 AUC 增加约35%,并可能出现天冬氨酸转移酶和丙氨酸氨基转移酶一过性升高。环孢素 A 的浓度无影响。

3. 当本品与具有代谢诱导作用的药物依非韦仑、奈韦拉平、利福平、地塞米松、苯妥英钠或卡马西平同时使用时,卡泊芬净血药浓度下降并有临床意义,卡泊芬净维持剂量增加至每日剂量70 mg。儿童患者也需增加。

4. 他克莫司与卡泊芬净合用12小时后血药浓度下降26%,两者合用时建议监测他克莫司的血药浓度并适当调整其剂量。

两性霉素 B(Amphotericin B)

1. 肾上腺皮质激素在控制两性霉素 B 的不良反应时可合用,但一般不推荐,因可加重两性霉素 B 诱发的低钾血症。如需同用时则肾上腺皮质激素宜用最小剂量和最短疗程,并需监测患者的血钾浓度和心脏功能。

2. 洋地黄苷:本品所致的低钾血症可增强潜在的洋地黄毒性,两者同用时应严密监测血钾浓度和心脏功能。

3. 氟胞嘧啶:与两性霉素 B 具协同作用,但本品可增加细胞对前者的摄取并损害其经肾排泄,从而增强氟胞嘧啶的毒性反应。

4. 本品与吡咯类抗真菌药如酮康唑、氟康唑、伊曲康唑等,在体外具拮抗作用。

5. 氨基糖苷类药、抗肿瘤药物、卷曲霉素、多黏菌素类、万古霉素等具肾毒性药物,与本品同用时可增强其肾毒性。

6. 骨髓抑制剂、放射治疗等可加重患者贫血,与两性霉素 B 合用时宜减少其剂量。

7. 本品诱发的低钾血症可加强神经肌肉阻断药的作用,两者同用时需监测血钾浓度。

8. 应用尿液碱化药可增强本品的排泄,并防止或减少肾小管酸中毒发生的可能。

5-氟胞嘧啶(5-fluorocytosine)

1. 与两性霉素 B 合用,有明显的协同作用,但后者亦可增加本品毒性。

2. 合用骨髓抑制剂时,加重毒性反应,尤其造血系统的不良反应。

四、抗细菌药物

林可霉素(Lincomycin)

1. 可增强吸入性麻醉药的神经肌肉阻断现象:导致骨骼肌软弱和呼吸抑制或麻痹(呼吸暂停),在手术中或术后合用时应注意。以抗胆碱酯酶药物或钙盐治疗可望有效。

2. 与抗蠕动止泻药、含白陶土止泻药合用:本品在疗程中甚至在疗程后数周有引起伴严重水样腹泻的伪膜性肠炎可能。因可使结肠内毒素延迟排出,从而导致腹泻延长和加剧,故抗蠕动止泻药不宜合用。本品与含白陶土止泻药合用时,前者的吸收将显著减少,故两者不宜同时服用,需间隔一定时间(至少 2 小时)。

3. 本品具神经肌肉阻断作用:与抗肌无力药合用时将导致后者对骨骼肌的效果减弱。为控制重症肌无力的症状,在合用时抗肌无力药的剂量应予调整。

4. 氯霉素或红霉素:在靶位上均可置换本品,或阻抑后者与细菌核糖体 50S 亚基的结合,体外试验显示林可霉素与红霉素具拮抗作用,故林可霉素不宜与氯霉素或红霉素合用。

5. 与阿片类镇痛药合用:本品的呼吸抑制作用与阿片类的中枢呼吸抑制作用可因累加现象而有导致呼吸抑制延长或引起呼吸麻痹(呼吸暂停)的可能,故必须对患者进行密切观察或监护。

6. 与新生霉素、卡那霉素在同瓶静滴时有配伍禁忌。

克拉霉素(Clarithromycin)

1. 克拉霉素主要由 CYP3A 代谢,可能存在与 CYP450 代谢相关的药物相互作用。

2. 本品可轻度升高卡马西平的血药浓度,两者合用时需对后者做血药浓度监测。

3. 本品对氨茶碱、茶碱的体内代谢略有影响,一般不需要调整后者的剂量,但氨茶碱、茶碱应用剂量偏大时需监测血药浓度。

4. 与其他大环内酯类抗生素相似:本品会升高需要经过细胞色素 P450 系统代谢的药物的血清浓度(如阿司咪唑、华法林、麦角生物碱、三唑仑、咪达唑仑、环孢素 A、奥美拉唑、雷尼替丁、苯妥英钠、溴隐亭、阿芬他尼、海索比妥、丙吡胺、洛伐他汀、他克莫司等)。

5. 与 HMG－CoA 还原酶抑制药(如洛伐他汀和辛伐他汀)合用:极少有横纹肌溶解的报道。

6. 与西沙必利、匹莫齐特合用:会升高后者血药浓度,导致 Q－T 间期延长,心律失常如室性心动过速、室颤和充血性心力衰竭。与阿司咪唑合用会导致 Q－T 间期延长,但无任何临床症状。

7. 大环内酯类抗生素:能改变特非那定的代谢而升高其血浓度,导致心律失常如室性心动过速、室颤和充血性心力衰竭。

8. 与地高辛合用:会引起地高辛血药浓度升高,应进行血药浓度监测。

9. HIV 感染的成年人:同时口服本品和齐多夫定时,本品会干扰后者的吸收,使其稳态血药浓度下降,应错开服用时间。

10. 与利托那韦合用:本品代谢会明显被抑制,故本品每天剂量大于 1 g 时,不应与利托那韦合用。

11. 与氟康唑合用:会增加本品血药浓度。

万古霉素(Vancomycin)

1. 全身麻醉药硫喷妥钠等:同时给药时可出现红斑、组胺样潮红、过敏反应等不良反应。在全身麻醉开始前 1 小时停止静滴本药。

2. 有肾毒性和耳毒性的药物,氨基糖苷类抗生素如阿米卡星、妥布霉素等;含铂抗肿瘤药物如顺铂等,联用可引起肾功能、听觉的损害及加重,应避免联用,若必须合用应慎重给药。

3. 有肾毒性的药物如两性霉素 B、环孢素 A,联用可引起肾功能的损害及加重,必须合并用药时应慎重给药。

五、抗丙型肝炎病毒药物

索磷布韦/维帕他韦(Epclusa,丙通沙)

1. 肠内强效 P－糖蛋白诱导剂类药品(利福平、利福布汀、圣约翰草、卡马西平、苯巴比妥和苯妥英钠)可能导致索磷布韦血药浓度显著降低,需禁止联用。中度 P－糖蛋白诱导剂会导致索磷布韦疗效降低,不推荐联用。

2. 维帕他韦是药物转运体 P－糖蛋白、乳腺癌耐药蛋白(BCRP)、有机阴离子转运多肽 OATP1B1 和 OATP1B3 的抑制剂。Epclusa 与这些转运体的底物类药品联用时,可能会增加此类药品的暴露量。

3. 抑制 P－糖蛋白或 BCRP 的药物可能会增加索磷布韦或维帕他韦的血药浓度。抑制

OATP、CYP2B6、CYP2C8 或 CYP3A4 的药品可能会增加维帕他韦的血药浓度。

4. 由于在本品治疗期间肝功能可能发生改变,建议对使用维生素 K 拮抗剂的患者监测 INR。

艾尔巴韦/格拉瑞韦(Elbasvir/Grazoprevir, Zepatier,择必达)

1. 格拉瑞韦是 OATP1B 药物转运体的底物,禁止与已知或预期可导致格拉瑞韦血药浓度升高的 OATP1B 转运体抑制剂联用。

2. 艾尔巴韦和格拉瑞韦均为 CYP3A 和 P-糖蛋白的底物,CYP3A 强效诱导剂或依非韦伦与本品联用可能导致本品血药浓度明显下降,因此禁止联用。CYP3A 中效诱导剂不建议与本品联用。

3. 本品与 CYP3A 强抑制剂联用可使本品血药浓度升高,不建议联用。预期本品与 P-糖蛋白抑制剂联合使用对本品的血药浓度影响极小。

4. 艾尔巴韦和格拉瑞韦在人体肠道内为药物转运体乳腺癌耐药蛋白(BCRP)的抑制剂,并可能增高联合使用的 BCRP 底物的血药浓度。CYP3A 底物与本品联用时无需调整剂量。P-糖蛋白底物与本品联用时无需调整剂量。

5. 由于在本品治疗期间肝功能可能发生改变,建议对使用维生素 K 拮抗剂的患者监测 INR。

6. 酮康唑(全身)和本品联用,会增加格拉瑞韦的暴露量,增加肝毒性的整体风险,不建议联用。

7. 本品与波生坦(CYP3A 中效诱导剂)联用,可导致本品浓度下降,不建议联用。

8. 本品与他克莫司(全身)联用,可增加他克莫司的浓度,建议开始联合用药后,频繁检测他克莫司的全血浓度、肾功能变化和不良事件。

9. 本品与依曲韦林(CYP3A 中效诱导剂)联用,可导致本品浓度下降,不建议联用。

10. 本品与固定剂量复方制剂艾维雷韦/考比司他/恩曲他滨/富马酸替诺福韦二吡呋酯或丙酚替诺福韦联用,可导致本品浓度升高,不建议使用。

11. 本品与他汀类药物联用,可导致他汀类药物浓度升高,联用时阿托伐他汀剂量不应超过 20 mg/d,瑞舒伐他汀不超过 10 mg/d,氟伐他汀、洛伐他汀、辛伐他汀不超过 20 mg/d。匹伐他汀及普伐他汀无需调整剂量。

12. 本品与舒尼替尼联用,可增加后者浓度,导致不良事件风险增加,需慎用。

13. 本品与莫达非尼(CYP3A 中效诱导剂)联用,可降低本品浓度,不建议联用。

达塞布韦(Dasabuvir, Exviera,易奇瑞)

1. 本品必须与奥比帕利联用,与酶诱导剂联用可增加不良反应和 ALT 升高的风险,与炔雌醇联用可能增加 ALT 升高的风险。

2. 在体内,达塞布韦是 BCRP 的抑制剂,与 BCRP 底物联用时,可能增加这些转运蛋白底物的血药浓度,可能需要调整给药剂量/临床监测。此类药物包括柳氮磺胺吡啶、伊马替尼和某些他汀类药物。

3. 虽然达塞布韦是 P-糖蛋白的体外抑制剂,但本品+奥比帕利联用时未观察到 P-糖蛋白底物(地高辛)暴露量的显著变化。不能排除的是,本品因肠道内对P-糖蛋白的抑制而使达比加群酯的全身性暴露量增加。

4. 经葡萄糖醛酸化代谢的药物:达塞布韦是UGT1A1的体内抑制剂。达塞布韦与主要经UGT1A1代谢的药物联用导致此类药物的血药浓度增加,建议对治疗窗较窄药物进行常规临床监测(左甲状腺素)。

5. 经CYP2C19代谢的药物:与本品+奥比帕利联用可能降低经CYP2C19代谢药物(例如兰索拉唑、埃索美拉唑、S-美芬妥英)的暴露量,可能需要调整给药剂量/临床监测。

6. 经CYP2C9代谢的药物:华法林、布洛芬、格列美脲、格列吡嗪等,与本品+奥比帕利联用不受影响,不需调整剂量。

7. 经CYP2D6或CYP1A2代谢的药物:本品+奥比帕利联用不影响CYP2D6/CYP1A2底物(度洛西汀)的暴露量,环苯扎林(CYP1A2底物)暴露量降低。环丙沙星、环苯扎林、茶碱和咖啡因(CYP1A2底物)可能需要临床监测并调整给药剂量。预计无需调整CYP2D6的底物(地昔帕明、美托洛尔和右美沙芬)的给药剂量。

8. 通过转运蛋白经肾排泄的药物:预计没有相互作用(如替诺福韦)。

9. 达塞布韦与抑制CYP2C8的药物(如特立氟胺、地拉罗司)联用:可能增加达塞布韦的血药浓度。CYP2C8强效抑制剂禁止与达塞布韦钠联用。

10. 达塞布韦和中效酶诱导剂联用:预计会降低达塞布韦的血药浓度,进而降低达塞布韦的疗效。

11. 达塞布韦是P糖蛋白和BCRP的底物,在体外,达塞布韦的主要代谢产物M1是OCT1的一种底物。预计P-糖蛋白和BCRP的抑制不会导致达塞布韦暴露量出现临床相关性增加。

12. 接受本品+奥比帕利治疗期间可能会出现肝功能改变,所以建议密切监测患者的凝血酶原时间(INR)。

13. 本品与奥比帕利联用,药物与奥比他韦/帕利瑞韦/利托那韦的相互作用参见奥比帕利的产品说明书(或参见本书163~164页)。

阿舒瑞韦(Asunaprevir,速维普)

1. CYP3A参与阿舒瑞韦的消除过程,中效或强效CYP3A诱导剂可降低阿舒瑞韦的血药浓度,且中效或强效CYP3A抑制剂可增加阿舒瑞韦的血药浓度。

2. 阿舒瑞韦也是一种P-糖蛋白转运体底物,但是单独合用改变P-糖蛋白活性的药物(没有CYP3A协同作用)不太可能对阿舒瑞韦暴露产生具有临床意义的影响。

3. OATP1B1(较弱程度)和2B1(较弱程度)参与阿舒瑞韦的肝脏分布过程,OATP介导转运的抑制剂可能增加阿舒瑞韦的血药浓度,可能通过减少肝脏分布减弱其治疗效果。

4. 阿舒瑞韦是一种中效CYP2D6抑制剂,一种OATP 1B1/1B3以及P-糖蛋白介导转运的抑制剂,一种弱效CYP3A诱导剂。本品与这些酶或转运蛋白的底物合用时应谨慎,并对治疗效应和不良反应进行密切监测。在体外,阿舒瑞韦不抑制CYP1A2、CYP2C9、CYP2C19。阿舒瑞韦是一种肾脏摄取转运蛋白、有机阴离子转运蛋白OAT1和OAT3,有机阳离子转运蛋白OCT1的抑制剂,但预期对这些转运体底物的药代动力学不存在具有临床意义的影响。

5. 接受达比加群或其他肠道 P -糖蛋白底物(治疗范围狭窄)的患者开始本品治疗时,建议进行密切临床监测。

6. 治疗范围狭窄的 CYP2D6 敏感底物(包括某些三环类抗抑郁药)合用本品治疗时,建议进行密切临床监测,可能需要加大前者剂量。

7. 禁止本品与酮康唑及其他强效或中效 CYP3A 抑制剂合用。

8. 禁止本品与利福平、利福布汀、利福喷丁及其他强效 OATP 抑制剂或中/强效 CYP3A 诱导剂合用。

9. 本品与右美沙芬或其他 CYP2A6 底物合用时,需密切监测,应考虑减少 CYP2D6 敏感底物剂量。

10. 地高辛和治疗窗狭窄的其他 P -糖蛋白底物与本品合用时需谨慎。最初给药应处方地高辛最低剂量,再进行剂量递增。

11. 治疗窗狭窄的 CYP2D6 敏感底物(如氟卡尼或普罗帕酮)合用本品时,建议密切监测,考虑减少 CYP2D6 敏感底物剂量。

12. 应用本品期间,推荐使用高剂量口服避孕药(包含至少 30 μg 炔雌醇合并醋酸炔诺酮/炔诺酮)。

奥比帕利(Ombitasvir , Paritaprevir and Ritonavir Tables ,维建乐)

1. 与酶诱导剂联用可能增加不良反应和 ALT 升高的风险。与炔雌醇联用可能增加 ALT 升高风险。

2. 利托那韦是 CYP3A 的一种强效抑制剂,本品(±达塞布韦钠)与主要经 CYP3A 代谢的药物联用可能导致这些药物的血药浓度增加。本品禁止与高度依赖 CYP3A 清除且可导致因血药浓度升高而发生严重不良事件的药物联用。

3. 经 OATP 家族和 OCT1 转运的药物:帕立瑞韦是肝脏摄取转运蛋白 OATP1B1 和 OATP1B3 的抑制剂,帕立瑞韦和利托那韦是 OATP2B1 的抑制剂。本品与作为 OATP1B1、OATP1B3、OATP2B1 或 OCT1 底物的药物联用可能增加这些转运蛋白底物的血药浓度,可能需要调整剂量/临床监测。这些药物包括某些他汀类药物、非索非那定、瑞格列奈和血管紧张素 II 受体拮抗剂(如缬沙坦)。

4. 经 BCRP 转运的药物:在体内,帕立瑞韦、利托那韦和达塞布韦是 BCRP 的抑制剂,本品(±达塞布韦钠)与作为 BCRP 底物的药物联用可能增加这些转运蛋白的血药浓度,可能需要调整给药剂量/临床监测。此类药物包括柳氮磺胺吡啶、伊马替尼和某些他汀类药物。

5. 经肠道内 P -糖蛋白转运的药物:虽然帕立瑞韦、利托那韦和达塞布韦是 P -糖蛋白的体外抑制剂,但本品与达塞布韦钠联用时,未观察到 P -糖蛋白底物(地高辛)暴露量的显著变化。然而,地高辛与本品联用(不联合达塞布韦钠)可能导致地高辛血药浓度增加。本品可导致对肠道内 P -糖蛋白敏感的药物(如达比加群酯)的血浆暴露量增加。

6. 经葡萄糖醛酸化(UGT1A1)代谢的药物:帕立瑞韦、利托那韦和达塞布韦是 UGT1A1 的抑制剂,本品(±达塞布韦钠)与主要经 UGT1A1 代谢的药物联用导致此类药物的血药浓度增加,建议对治疗窗较窄的药物进行临床监测(如左甲状腺素)。

7. 与本品(±达塞布韦钠)联用,可能降低经 CYP2C19 代谢的药物(如兰索拉唑、埃索美拉唑、S-美芬妥因)的暴露量,可能需要调整给药剂量/临床监测。

8. 与本品(±达塞布韦钠)联用,不影响 CYP2C9 底物(华法林)的暴露量,预计无需调整 CYP2C9 其他底物(如布洛芬、格列美脲、格列吡嗪)的给药剂量。

9. 与本品(±达塞布韦钠)联用,不影响 CYP2D6/CYP1A2 底物(度洛西汀)的暴露量。与本品联用后,环苯扎林(一种 CYP1A2 底物)的暴露量降低。对于其他 CYP1A2 底物(如环丙沙星、环苯扎林、茶碱和咖啡因),可能需要临床监测并调整给药剂量。预计无需调整 CYP2D6 的底物(如地昔帕明、美托洛尔和右美沙芬)的给药剂量。

10. 与替诺福韦(OAT1 底物)无相互作用可表明,在体内奥比他韦、帕立瑞韦和利托那韦不抑制有机阴离子转运蛋白(OAT1)。体外研究显示,在临床相关浓度下,本品不是有机阳离子转运蛋白(OCT2)、有机阴离子转运蛋白(OAT3)或多药及毒素外排转运蛋白(MATE1 和 MATE2K)的抑制剂。

11. 与强效或中效酶诱导剂的药物联用,会降低本品及达塞布韦的血药浓度,进而降低药物疗效。

12. 帕立瑞韦通过 CYP3A4 介导的代谢和胆汁排泄进行消除(是肝脏转运蛋白 OATP1B1/P-糖蛋白和 BCRP 的底物)。如果本品与既是 CYP3A4 中效抑制剂又是多种转运蛋白抑制剂联用,需慎用。这些药物(如阿扎那韦+利托那韦,红霉素,地尔硫䓬或维拉帕米)可能导致帕立瑞韦暴露量出现临床相关性增加。

13. 接受本品(±达塞布韦钠)治疗期间,可能会出现肝功能改变,建议密切监测患者的凝血酶原时间。

14. 与钙离子通道阻滞剂联用,建议降低钙阻剂的剂量,并进行临床监测。如与氨氯地平剂量降低 50%。

15. 与呋塞米联用,可将呋塞米剂量降低 50%,无需降低本品的给药剂量。

16. 阿扎那韦与本品和达塞布韦联用(不联用利托那韦)时,阿扎那韦的推荐剂量为 300 mg,阿扎那韦必须与本品+达塞布韦钠同时给药。本品中利托那韦剂量可增强阿扎那韦的药代动力学。不建议阿扎那韦与本品(不联合达塞布韦钠)联合给药的治疗方案。

17. 本品含利托那韦,可增强达芦那韦的药代动力学,当同时给药时,达芦那韦推荐剂量为 800 mg,一日一次(不额外联用利托那韦)。不建议达芦那韦与本品+达塞布韦钠联用用于 PI 泛耐药患者。不建议达芦那韦+本品(不联合达塞布韦钠)的治疗方案。

18. 本品+达塞布韦钠与利匹韦林(每日一次)联用仅适用于已知无 Q-T 间期延迟的患者,且不得与致 Q-T 间期延长的药物联用。如需联用,需反复监测 ECG。

19. 当与本品(±达塞布韦钠)联用时,无需调整多替拉韦及本品的给药剂量。无需调整阿巴卡韦或拉米夫定的给药剂量。无需调整恩曲他滨/替诺福韦和本品的给药剂量。

20. 当环孢素 A 开始与本品联用时,给予环孢素 A 每日总剂量的 1/5,每日给药一次,同时监测环孢素 A 浓度,调整给药剂量/给药频率。

21. 当与本品(±达塞布韦钠)联用时,需慎用,可能降低瑞格列奈剂量。如有临床指征,可给予较高剂量的奥美拉唑、埃索美拉唑、兰索拉唑,无需调整本品剂量。

达拉他韦(Daclatasvir,百立泽)

1. 盐酸达拉他韦是一种 CYP3A4 底物。中效或强效 CYP3A4 诱导剂可降低盐酸达拉他韦的血药浓度和治疗效果。与 CYP3A4 中效诱导剂合并使用时,盐酸达拉他韦片剂量应增至 90 mg/d(30 mg 片剂 3 片或 60 mg 和 30 mg 片剂各 1 片)。CYP3A4 强效抑制剂可增加盐酸达拉他韦的血浆水平。与 CYP3A4 强效抑制剂合并使用时,盐酸达拉他韦片剂量应降至 30 mg/d。

2. 盐酸达拉他韦也是一种 P -糖蛋白转运蛋白(P-gp)和有机阳离子转运体 1(OCT1)的底物,但是单独与改变 P-gp 或 OCT1 活性的药物合用(对 CYP3A 没有并发作用)不太可能对盐酸达拉他韦的暴露量产生具有临床意义的影响。

3. 盐酸达拉他韦是一种 P-gp、有机阴离子转运多肽 OATP1B1/OATP1B3 以及乳腺癌耐药相关蛋白(BCRP)抑制剂。盐酸达拉他韦片可能增加 P-gp、OATP1B1/OATP1B3 或 BCRP 底物药品的全身暴露量,可增加或延长治疗效果和不良反应。应谨慎应用治疗窗狭窄的药品。在体外,盐酸达拉他韦不抑制(IC50 > 40 piM)CYP1A2、CYP2B6、CYP2C8、CYP2C9、CYP2C19 或 CYP2D6。盐酸达拉他韦未对咪达唑仑(一种敏感 CYP3A4 底物)药代动力学产生具有临床意义的影响。在体外,盐酸达拉他韦是一种肾脏摄取转运蛋白、有机阴离子转运体 OAT1/OAT3、OCT2 的抑制剂,但预期对这些转运体底物的药代动力学不存在具有临床意义的影响。

(陈 蓉 孟现民)

附录

抗逆转录病毒药物与其他药物相互作用速查表

药物相互作用分级

Ⅰ级：无预期的临床重要相互作用。

Ⅱ级：潜在的相互作用可能会弱化强度。不需要额外的行动/监测或剂量调整。

Ⅲ级：潜在临床意义上的相互作用,可能需要额外监测、改变药物剂量或管理时间。

Ⅳ级：这些药物不应当联合用药。

抗逆转录病毒药物缩写

TV/c：阿扎那韦/考比司他（300/150 mg）

ATV/r：阿扎那韦/利托那韦

DRV/c：地瑞那韦/考比司他（800/150 mg）

DRV/r：地瑞那韦/利托那韦

LPV/r：洛匹那韦/利托那韦

EFV：依非韦伦

ETV：依曲韦林

NVP：奈韦拉平

RPV：利匹韦林

MVC：马拉韦罗

BIC：Bictegravir

DTG：多替拉韦

EVG/c：艾维雷韦/考比司他

RAL：拉替拉韦

ABC：阿巴卡韦

FTC：恩曲他滨

3TC：拉米夫定

TAF：丙酚替诺福韦

TDF：富马酸替诺福韦二吡呋酯

AZT：齐多夫定

一、抗逆转录病毒药物与心血管药物之间的相互作用

	ATV/c	ATV/r	DRV/c	DRV/r	LPV/r	EFV	ETV	NVP	RPV	MVC	BIC	DTG	EVG/c	RAL	ABC	FTC	3TC	TAF	TDF	AZT
阿托伐他汀	Ⅲ级 ↑822%	Ⅲ级 ↑	Ⅲ级 ↑290%	Ⅲ级 ↑	Ⅲ级 ↑490%	Ⅱ级 ↓43%	Ⅱ级 ↓37%	Ⅱ级 ↓	Ⅰ级	Ⅰ级	Ⅰ级	Ⅰ级	Ⅲ级 ↑	Ⅰ级	Ⅰ级	Ⅰ级	Ⅰ级	Ⅰ级	Ⅰ级	Ⅰ级
氟伐他汀	Ⅱ级 ↑	Ⅱ级 ↑	Ⅰ级	Ⅰ级	Ⅰ级	Ⅱ级	Ⅱ级	Ⅰ级	Ⅰ级	Ⅰ级	Ⅰ级	Ⅰ级	Ⅲ级 ↑	Ⅰ级	Ⅰ级	Ⅰ级	Ⅰ级	Ⅰ级	Ⅰ级	Ⅰ级
普伐他汀	Ⅲ级 ↑iii	Ⅲ级 ↑iii	Ⅱ级 ↑81%	Ⅱ级 ↑81%	Ⅰ级	Ⅱ级 ↓44%	Ⅱ级	Ⅰ级	Ⅰ级	Ⅰ级	Ⅰ级	Ⅰ级	Ⅲ级 ↑	Ⅰ级	Ⅰ级	Ⅰ级	Ⅰ级	Ⅰ级	Ⅰ级	Ⅰ级
瑞舒伐他汀	Ⅲ级 ↑242%	Ⅲ级 ↑213%	Ⅱ级 ↑93%	Ⅱ级 ↑43%	Ⅲ级 ↑107%	Ⅰ级	Ⅰ级	Ⅰ级	Ⅰ级	Ⅰ级	Ⅰ级	Ⅰ级	Ⅰ级 ↑38%	Ⅰ级	Ⅰ级	Ⅰ级	Ⅰ级	Ⅰ级	Ⅰ级	Ⅰ级
辛伐他汀	Ⅳ级	Ⅳ级	Ⅳ级	Ⅳ级	Ⅳ级	Ⅲ级 ↓68%	Ⅲ级	Ⅰ级	Ⅰ级	Ⅰ级	Ⅰ级	Ⅰ级	Ⅳ级	Ⅰ级	Ⅰ级	Ⅰ级	Ⅰ级	Ⅰ级	Ⅰ级	Ⅰ级
氨氯地平	Ⅲ级 ↑iii	Ⅲ级 ↑iii	Ⅱ级 ↑	Ⅱ级 ↑	Ⅲ级 ↑iii	Ⅲ级 ↓	Ⅲ级 ↓	Ⅲ级 ↓	Ⅰ级	Ⅰ级	Ⅰ级	Ⅰ级	Ⅲ级 ↑	Ⅰ级	Ⅰ级	Ⅰ级	Ⅰ级	Ⅰ级	Ⅰ级	Ⅰ级
地尔硫䓬	Ⅲ级 ↑iii	Ⅲ级 ↑iii	Ⅱ级 ↑	Ⅱ级 ↑	Ⅲ级 ↑iii	Ⅲ级 ↓69%	Ⅲ级 ↓E	Ⅲ级 ↓	Ⅰ级 E	Ⅲ级 ↑E	Ⅱ级 E	Ⅰ级	Ⅱ级 ↑	Ⅰ级	Ⅰ级	Ⅰ级	Ⅰ级	Ⅰ级	Ⅰ级	Ⅰ级
美托洛尔	Ⅲ级 ↑iii	Ⅲ级 ↑iii	Ⅱ级 ↑	Ⅱ级 ↑	Ⅲ级 ↑iii	Ⅰ级	Ⅱ级 ↓E	Ⅰ级 ↓	Ⅰ级 E	Ⅲ级 E	Ⅱ级 E	Ⅰ级	Ⅲ级 ↑	Ⅰ级	Ⅰ级	Ⅰ级	Ⅰ级	Ⅲ级 E	Ⅲ级 E	Ⅰ级
维拉帕米	Ⅲ级 ↑iii	Ⅲ级 ↑iii	Ⅱ级 ↑	Ⅱ级 ↑	Ⅲ级 ↑iii	Ⅲ级 ↓	Ⅲ级 ↓E	Ⅱ级 ↓	Ⅰ级 E	Ⅰ级 E	Ⅱ级 E	Ⅰ级	Ⅲ级 ↑	Ⅰ级	Ⅰ级	Ⅰ级	Ⅰ级	Ⅰ级	Ⅰ级	Ⅰ级
华法林	Ⅲ级 ↑ or ↓	Ⅲ级 ↑ or ↓	Ⅲ级 ↓	Ⅲ级 ↓	Ⅲ级 ↓	Ⅲ级 ↑ or ↓	Ⅲ级 ↓	Ⅲ级 ↑ or ↓	Ⅰ级	Ⅰ级	Ⅰ级	Ⅰ级	Ⅲ级 ↓	Ⅰ级	Ⅰ级	Ⅰ级	Ⅰ级	Ⅰ级	Ⅰ级	Ⅰ级

说明：

↑ 潜在的提高非抗逆转录病毒药物的暴露　　↓ 潜在的减少非抗逆转录病毒药物的暴露　　↑ 潜在的提高抗逆转录病毒药物的暴露

↔ 无重要影响　　E 潜在的提高抗逆转录病毒药物的暴露

D 潜在的减少抗逆转录病毒药物的暴露

数字是指在药物相互作用研究中观察到的非抗逆转录病毒药物的变化

i 潜在的减少小非抗逆转录病毒药物的 AUC 减少/增加

ii 无增强剂的 PIs 没有药代动力学的变化

iii 推荐使用心电图监测

iv 单独使用利匹韦林 100 mg，增加活性代谢物延长 Q-T 间期，当与另一种延长 Q-T 同期，增加活性代谢物浓度，但对肾上腺功能没有显著影响。建议使用最低剂量的类固醇皮质激素

v 母体药物浓度不变，但代谢物浓度升高

vi 对炔雌醇无影响但是使孕激素类浓度下降

vii 增加块雌醇，配合使用无增强剂的阿扎拉韦

viii 在治疗 HIV 阳性患者初期或整合酶链抑制剂初期，抑制多替拉韦　　ix 潜在的血液学毒性

x 在没有 PIs 的情况下，马拉韦罗没有任何剂量调整。在有 PIs（除了利托那韦替拉那韦；利托那韦磷沙那韦）的情况下，服用马拉韦罗 150 mg，每日 2 次

整合酶抑制剂初期，服用利托那韦替拉那韦替拉那韦量在 50 mg 每日 2 次。经历过度合酶抑制剂治疗的 HIV 阳性患者，如果出现确定的整合酶抑制剂相关的耐药置换或临床疑似

* 贯叶金丝桃：又称圣约翰草

一、抗逆转录病毒药物与中枢神经系统药物之间的相互作用

	ATV/c	ATV/r	DRV/c	DRV/r	LPV/r	EFV	ETV	NVP	RPV	MVC	BIC	DTG	EVG/c	RAL	ABC	FTC	3TC	TAF	TDF	AZT
地西泮片	Ⅲ级↑	Ⅲ级↑	Ⅲ级↑	Ⅲ级↑	Ⅲ级↑	Ⅲ级↑	Ⅲ级↑	Ⅲ级→	Ⅰ级	Ⅰ级	Ⅰ级	Ⅰ级	Ⅲ级↑	Ⅰ级	Ⅰ级	Ⅰ级	Ⅰ级	Ⅰ级	Ⅰ级	Ⅰ级
咪达唑仑(口服)	Ⅳ级↑D	Ⅳ级↑	Ⅳ级↑	Ⅳ级↑	Ⅳ级↑	Ⅲ级↑	Ⅲ级↑	Ⅲ级→	Ⅰ级	Ⅰ级	Ⅰ级	Ⅰ级	Ⅳ级↑	Ⅰ级	Ⅰ级	Ⅰ级	Ⅰ级	Ⅰ级	Ⅰ级	Ⅰ级
三唑仑	Ⅳ级↑	Ⅳ级↑	Ⅳ级↑	Ⅳ级↑	Ⅳ级↑	Ⅲ级↑	Ⅲ级↑	Ⅲ级→	Ⅰ级	Ⅰ级	Ⅰ级	Ⅰ级	Ⅳ级↑	Ⅰ级	Ⅰ级	Ⅰ级	Ⅰ级	Ⅰ级	Ⅰ级	Ⅰ级
西酞普兰	Ⅲ级↑iii	Ⅲ级↑iii	Ⅱ级↑	Ⅱ级↑	Ⅲ级↑iii	Ⅱ级↑	Ⅱ级↑	Ⅱ级→	Ⅱ级↔iv	Ⅰ级	Ⅰ级	Ⅰ级	Ⅱ级↑	Ⅰ级	Ⅰ级	Ⅰ级	Ⅰ级	Ⅰ级	Ⅰ级	Ⅰ级
米氮平	Ⅲ级↑	Ⅲ级↑	Ⅲ级↑	Ⅲ级↑	Ⅲ级↑	Ⅲ级↑	Ⅲ级↑	Ⅲ级→	Ⅰ级	Ⅰ级	Ⅰ级	Ⅰ级	Ⅲ级↑	Ⅰ级	Ⅰ级	Ⅰ级	Ⅰ级	Ⅰ级	Ⅰ级	Ⅰ级
帕罗西汀	Ⅲ级↑?	Ⅲ级↑?	Ⅲ级↑?	Ⅱ级↓39%	Ⅲ级↑?	Ⅰ级	Ⅰ级	Ⅰ级	Ⅰ级	Ⅰ级	Ⅰ级	Ⅰ级	Ⅲ级↑?	Ⅰ级	Ⅰ级	Ⅰ级	Ⅰ级	Ⅰ级	Ⅰ级	Ⅰ级
舍曲林	Ⅱ级↑	Ⅲ级↓32%	Ⅱ级↑	Ⅲ级↓49%	Ⅲ级↓	Ⅱ级↓39%	Ⅱ级↓	Ⅰ级	Ⅰ级	Ⅰ级	Ⅰ级	Ⅰ级	Ⅰ级↓7%	Ⅰ级	Ⅰ级	Ⅰ级	Ⅰ级	Ⅰ级	Ⅰ级	Ⅰ级
安非他酮	Ⅰ级	Ⅱ级↓	Ⅰ级↓	Ⅲ级↓	Ⅲ级↓57%	Ⅲ级↓55%	Ⅰ级	Ⅲ级→	Ⅰ级	Ⅰ级	Ⅰ级	Ⅰ级	Ⅱ级↑?	Ⅰ级	Ⅰ级	Ⅰ级	Ⅰ级	Ⅰ级	Ⅰ级	Ⅰ级
匹莫齐特	Ⅳ级↑D	Ⅳ级↑iii	Ⅳ级↑	Ⅳ级↑	Ⅳ级↑iii	Ⅳ级↓	Ⅱ级↓	Ⅱ级→	Ⅰ级	Ⅰ级	Ⅰ级	Ⅰ级	Ⅲ级↑	Ⅰ级	Ⅰ级	Ⅰ级	Ⅰ级	Ⅰ级	Ⅰ级	Ⅰ级
卡马西平	Ⅳ级↑D	Ⅲ级↓D	Ⅲ级↓D	Ⅲ级↓a	Ⅲ级↑D	Ⅲ级↓27%D36%	Ⅳ级D	Ⅲ级↓D	Ⅳ级D	Ⅲ级D	Ⅳ级D	Ⅲ级D	Ⅳ级D	Ⅲ级D	Ⅱ级↑	Ⅰ级	Ⅰ级	Ⅳ级D	Ⅰ级	Ⅱ级↑ix
拉莫三嗪	Ⅰ级	Ⅲ级↓32%	Ⅰ级	Ⅲ级↓	Ⅲ级↓50%	Ⅰ级	Ⅰ级	Ⅰ级	Ⅰ级	Ⅰ级	Ⅰ级	Ⅰ级	Ⅱ级↑?	Ⅰ级	Ⅰ级	Ⅰ级	Ⅰ级	Ⅰ级	Ⅰ级	Ⅰ级
苯妥英钠	Ⅳ级D	Ⅲ级↓D	Ⅳ级D	Ⅲ级↓D	Ⅲ级↓D	Ⅲ级↓D	Ⅳ级D	Ⅲ级↓D	Ⅳ级D	Ⅲ级D	Ⅳ级D	Ⅳ级D	Ⅳ级D	Ⅲ级D	Ⅱ级D	Ⅰ级	Ⅰ级	Ⅳ级D	Ⅰ级	Ⅱ级↓

说明：同上（本书第167页）

三、抗逆转录病毒药物与抗感染药物之间的相互作用

	ATV/c	ATV/r	DRV/c	DRV/r	LPV/r	EFV	ETV	NVP	RPV	MVC	BIC	DTG	EVG/c	RAL	ABC	FTC	3TC	TAF	TDF	AZT
克拉霉素	Ⅲ级 ↑E iii	Ⅲ级 iii	Ⅲ级 ↑	Ⅲ级 ↑	Ⅲ级 ↑ iii	Ⅲ级 ↓	Ⅲ级 ↓E	Ⅲ级 →	Ⅲ级 E	Ⅲ级 E	Ⅱ级 E	Ⅰ级	Ⅲ级 ↑E	Ⅰ级	Ⅰ级	Ⅰ级	Ⅰ级	Ⅲ级 E	Ⅲ级 E	Ⅱ级 D
氟康唑	Ⅲ级 ↑?	Ⅰ级	Ⅲ级 ↑?	Ⅰ级	Ⅰ级	Ⅰ级	Ⅲ级 E86%	Ⅲ级 E100%	Ⅲ级 E	Ⅰ级	Ⅰ级	Ⅰ级	Ⅲ级 ↑?	Ⅰ级	Ⅰ级	Ⅰ级	Ⅰ级	Ⅱ级 E?	Ⅰ级	Ⅲ级 E74%
伊曲康唑	Ⅲ级 ↑E	Ⅲ级 ↑E	Ⅲ级 ↑E	Ⅲ级 ↑E	Ⅲ级 ↑E	Ⅲ级 ↓E	Ⅲ级 ↓E	Ⅳ级 ↓61%	Ⅲ级 E	Ⅲ级 E	Ⅱ级 E	Ⅰ级	Ⅲ级 ↑E	Ⅰ级	Ⅰ级	Ⅰ级	Ⅰ级	Ⅲ级 E	Ⅲ级 E	Ⅰ级
利福布汀	Ⅳ级 D	Ⅲ级 ↑	Ⅲ级 ↑D	Ⅲ级 ↑E50%	Ⅲ级 ↑	Ⅲ级 ↓38%	Ⅲ级 D37%	Ⅲ级 ↑17%	Ⅳ级 D	Ⅲ级 *	Ⅳ级 D	Ⅰ级	Ⅲ级 ↑D	Ⅰ级	Ⅰ级	Ⅰ级	Ⅰ级	Ⅳ级 D	Ⅰ级	Ⅰ级
利福平	Ⅳ级 D	Ⅳ级 D72%	Ⅳ级 D	Ⅳ级 D	Ⅳ级 D	Ⅲ级 D26%	Ⅳ级 D	Ⅳ级 D58%	Ⅳ级 D80%	Ⅲ级 D	Ⅳ级 D	Ⅲ级 D54%x	Ⅳ级 D	Ⅲ级 D40%	Ⅱ级 D	Ⅰ级	Ⅰ级	Ⅲ级 D	Ⅰ级	Ⅲ级 D47%
伏立康唑	Ⅲ级 ↑E	Ⅲ级 D	Ⅲ级 ↑E	Ⅲ级 →	Ⅲ级 →	Ⅲ级 ↓E	Ⅲ级 ↑E	Ⅲ级 ↑E	Ⅲ级 E	Ⅲ级 E	Ⅱ级 E	Ⅰ级	Ⅲ级 ↑E	Ⅰ级	Ⅰ级	Ⅰ级	Ⅰ级	Ⅰ级	Ⅰ级	Ⅰ级

说明:同上(本书第167页)

四、抗逆转录病毒药物与其他药物之间的相互作用

	ATV/c	ATV/r	DRV/c	DRV/r	LPV/r	EFV	ETV	NVP	RPV	MVC	BIC	DTG	EVG/c	RAL	ABC	FTC	3TC	TAF	TDF	AZT
抗酸药	Ⅲ级 D	Ⅲ级 D	Ⅰ级	Ⅰ级	Ⅰ级	Ⅰ级	Ⅰ级	Ⅰ级	Ⅲ级 D	Ⅰ级	Ⅲ级 D	Ⅲ级 D	Ⅲ级 D	Ⅲ级 D	Ⅰ级	Ⅰ级	Ⅰ级	Ⅰ级	Ⅰ级	Ⅰ级
质子泵抑制剂	Ⅳ级 D	Ⅳ级 D	Ⅰ级	Ⅰ级	Ⅰ级	Ⅰ级	Ⅰ级	Ⅰ级	Ⅳ级 D	Ⅰ级	Ⅰ级	Ⅰ级	Ⅰ级	Ⅰ级 E	Ⅰ级	Ⅰ级	Ⅰ级	Ⅰ级	Ⅰ级	Ⅰ级
H₂受体阻滞药	Ⅲ级 D	Ⅲ级 D	Ⅰ级	Ⅰ级	Ⅰ级	Ⅰ级	Ⅰ级	Ⅰ级	Ⅲ级 D	Ⅰ级	Ⅰ级	Ⅰ级	Ⅰ级	Ⅰ级 E	Ⅰ级	Ⅰ级	Ⅰ级	Ⅰ级	Ⅰ级	Ⅰ级

（续表）

药物	ATV/c	ATV/r	DRV/c	DRV/r	LPV/r	EFV	ETV	NVP	RPV	MVC	BIC	DTG	EVG/c	RAL	ABC	FTC	3TC	TAF	TDF	AZT
阿夫唑嗪	IV级 ↑	IV级 ↑	IV级 ↑	IV级 ↑	IV级 ↑	III级 ↓	III级 →	III级 →	I级	I级	I级	I级	IV级 ↑	I级	I级	I级	I级	I级	I级	I级
倍氯米松（吸入剂）	I级 ↑ v	I级 ↑ v	I级 ↑? v	I级 ↓11%	I级 ↑ v	I级	I级	I级	I级	I级	I级	I级	I级 ↑ v	I级	I级	I级	I级	I级	I级	I级
丁丙诺啡	III级 D	III级 ↑67%	II级 ↑	I级 ↓vi	I级	III级 ↓50%	II级 ↓25%	I级	I级	I级	I级	I级	I级 ↑35%	I级	I级	I级	I级	I级	I级	I级
布地奈德（吸入剂）	IV级 ↑	IV级 ↑	IV级 ↑	IV级 ↑	IV级 ↑	III级 →	III级 →	III级 →	I级	I级	I级	I级	IV级 ↑	I级	I级	I级	I级	I级	I级	I级
麦角碱衍生物	IV级 ↑	IV级 ↑	IV级 ↑	IV级 ↑	IV级 ↑	IV级 →	IV级 →	III级 →	I级	I级	I级	I级	I级 →	I级	I级	I级	I级	I级	I级	I级
炔雌醇	III级 ↑? iii	III级 ↓19% vii	III级 ↑30%	III级 ↓44%	III级 ↓2%	III级 ↔ vii	I级 ↑22%	I级 ↓20%	I级 ↑14%	I级	I级	I级 ↑3%	III级 ↓25%	I级	I级	I级	I级	I级	I级	I级
氟替卡松（吸入剂）	III级 ↑	III级 ↑ iii	IV级 ↑	IV级 ↑	IV级 ↑	III级 →	III级 →	III级 →	I级	I级	I级	I级	IV级 ↑	I级	I级	I级	I级	I级	I级	I级
美沙酮	I级 ↑? iii	III级 ↓ii, iii	II级 ↑?	III级 ↓16%	III级 ↓53% iii	III级 ↓52%	I级 ↑6%	III级 ↓50%	II级 ↓16%	I级	I级	I级	I级 ↑7%	I级	II级 ↓	I级	I级	I级	I级	II级 E:29%~43%
沙美特罗（吸入剂）	III级 ↑ iii	III级 ↑ iii	IV级 ↑	III级 ↑	III级 ↑ iii	III级 →	III级 ↓37%	III级 →	II级 ↔ iv	I级	I级	I级	III级 iii	I级	I级	I级	I级	I级	I级	I级
西地那非（用于勃起障碍）	III级 ↑	III级 ↑ iii	IV级 ↑	III级 ↑	III级 ↑ iii	III级 →	III级 ↓	III级 →	II级 ↔ iv	I级	I级	I级	III级 ↑	I级	I级	I级	I级	I级	I级	I级
贯叶金丝桃	IV级 D	IV级 D	IV级 D	IV级 D	IV级 D	IV级 D	IV级 D	IV级 D	IV级 D	IV级 D	IV级 D	IV级 D	IV级 D	III级 D	I级	I级	I级	IV级 D	I级	I级
伐尼克兰	I级	I级	I级	I级	I级	I级	I级	I级	I级	I级	I级	I级	I级	I级	I级	I级	I级	I级	I级	I级

说明：同上（本书第167页）

五、抗逆转录病毒药物与抗抑郁药之间的相互作用

抗抑郁药		ATV/c	ATV/r	DRV/c	DRV/r	LPV/r	EFV	ETV	NVP	RPV	MVC	BIC	DTG	EVG/c	RAL
SSRI	西酞普兰	III级 ↑a	III级 ↑a	II级 ↑	II级 ↑	III级 ↑a	II级 →	II级 →	II级 →	II级 ↔b	I级	I级	I级	II级 ↑	I级
	艾司西酞普兰	III级 ↑a	III级 ↑a	II级 ↑	II级 ↑	III级 ↑a	II级 →	II级 →	II级 →	II级 ↔b	I级	I级	I级	II级 ↑	I级
	氟伏沙明	II级 ↑	II级 ↑	II级 ↑	II级 ↑	II级 ↑	I级	I级	II级 E	I级	I级	I级	I级	II级 ↑	I级
	氟西汀	II级 ↑	II级 ↑	II级 ↑	II级 ↑	II级 ↑	I级	I级	I级	I级	I级	I级	I级	II级 ↑	I级
	帕罗西汀	III级 ↑↓?	III级 ↑↓?	III级 ↑↓?	II级 ↓39%	III级 ↑↓?	II级 ↓39%	II级 →	I级	I级	I级	I级	I级	III级 ↑↓?	I级
	舍曲林	II级 ↑	II级 ↑	II级 ↑	III级 ↓49%	III级 ↑	II级 →	II级 →	II级 →	I级	I级	I级	I级	I级 ↓7%	I级
SNRI	度洛西汀	II级 ↑	II级 ↑	II级 ↑	II级 ↑	II级 ↓	I级	I级	I级	I级	I级	I级	I级	II级 ↑	I级
	文拉法辛	II级 ↑	II级 ↑	II级 ↑	II级 ↑	II级 ↑	I级	I级	I级	I级	II级 D	I级	I级	II级 ↑	I级
TCA	阿米替林	III级 ↑a	III级 ↑a	II级 ↑a	III级 ↑a	II级 ↑a	I级	I级	I级	II级 ↔b	I级	I级	I级	II级 ↑	I级
	氯米帕明	III级 ↑a	III级 ↑a	II级 ↑a	II级 ↑a	II级 ↑a	I级	I级	II级 →	II级 ↔b	I级	I级	I级	III级 ↑a	I级
	地昔帕明	III级 ↑a	III级 ↑a	II级 ↑a	II级 ↑a	III级 ↑5%a	I级	I级	I级	II级 ↔b	I级	I级	I级	II级 ↑	I级
	多塞平	III级 ↑a	III级 ↑	II级 ↑a	II级 ↑	II级 ↑a	I级	I级	I级	I级	I级	I级	I级	II级 ↑	I级
	丙咪嗪	III级 ↑a	III级 ↑a	II级 ↑a	III级 ↑a	III级 ↑a	I级	I级	II级 →	II级 ↔b	I级	I级	I级	III级 ↑a	I级
	去甲替林	III级 ↑a	III级 ↑	II级 ↑a	II级 ↑a	III级 ↑a	I级	I级	I级	II级 ↔b	I级	I级	I级	III级 ↑a	I级
	三甲丙咪嗪	II级 ↑	II级 ↑	II级 ↑	II级 ↑	II级 ↑	I级	I级	I级	I级	I级	I级	I级	II级 ↑	I级

（续表）

抗抑郁药		ATV/c	ATV/r	DRV/c	DRV/r	LPV/r	EFV	ETV	NVP	RPV	MVC	BIC	DTG	EVG/c	RAL
TECA	马普替林	II级 ↑	II级 ↑	II级 ↑	II级 ↑	II级 ↑	I级	I级	I级	I级	I级	I级	I级	II级 ↑	I级
	米安色林	II级 ↑	II级 ↑	II级 ↑	II级 ↑	II级 ↑	II级 ↓	II级 ↓	II级 ↓	I级	I级	I级	I级	II级 ↑	I级
	米氮平	III级 ↑	III级 ↑	III级 ↑	III级 ↑	III级 ↑	III级 ↓	II级 ↓	III级 ↓	I级	I级	I级	I级	III级 ↑	I级
	安非他酮	I级 ↑	III级 ↓32%	I级 ↓	III级 ↓	III级 ↓57%	III级 ↓55%	I级	III级 ↓	I级	I级	I级	I级	II级 ↑?	I级
	拉莫三嗪	I级 ↓	III级 ↓	I级 ↑	III级 ↓	III级 ↓50%	II级 ↓	I级	I级	I级	I级	I级	I级	I级 ↑	I级
	萘法唑酮	III级 ↑	III级 ↓	III级 ↑	III级 ↑	III级 ↑	III级 ↓ E	III级 ↓ E	III级 ↓ E	III级 E	III级 E	III级 E	I级	III级 ↑	I级
其他	贯叶金丝桃	IV级 D	IV级 D	IV级 D	IV级 D	IV级 D	IV级 D	IV级 D	IV级 D	IV级 D	IV级 D	IV级 D	IV级 Dc	IV级 D	III级 D
	曲唑酮	III级 ↑a	III级 ↑a	III级 ↑	III级 ↑	III级 ↑a	III级 ↑	III级 ↑	III级 ↑	II级 ↔b	I级	I级	I级	III级 ↑	I级

说明：
↑ 潜在的提高抗抑郁药的暴露　　↓ 潜在的减少抗抑郁药的暴露　　↔ 无重要影响
D 潜在的减少抗逆转录病毒药物的暴露　　E 潜在的提高抗逆转录病毒药物 AUC 的减少/增加
数字指的是在该药物相互作用中观察到的抗抑郁药物死中观察到的抗抑郁郁药物 AUC 的减少/增加
a 建议使用心电图监测　　b 谨慎联用，因为两种药物都能诱导 QT 间期延长
c 美国处方信息建议应避免联合用药，因为没有足够的数据可以为药物剂量提供建议
SSRI 选择性 5-羟色胺再摄取抑制剂　　SNRI 5-羟色胺和去甲肾上腺素再摄取抑制剂
TCA 三环类抗抑郁药　　TeCA 四环类抗抑郁药
数字是指在药物相互作用研究中观察到的非抗逆转录病毒药物/抗逆转录病毒药物 AUC 的减少/增加
贯叶金丝桃：圣约翰草

六、抗逆转录病毒药物与抗高血压药之间的相互作用

抗高血压药		ATV/c	ATV/r	DRV/c	DRV/r	LPV/r	EFV	ETV	NVP	RPV	MVC	BIC	DTG	EVG/c	RAL	ABC	FTC	3TC	TAF	TDF	AZT
ACEI类		I级	I级	I级	I级	I级	I级	I级	I级	I级	I级	I级	I级	I级	I级	I级	I级	I级	I级	I级	I级
ARB	坎地沙坦	I级	I级	I级	I级	I级	I级	I级	I级	I级	I级	I级	I级	I级	I级	I级	I级	I级	I级	I级	I级
	依普沙坦	I级	I级	I级	I级	I级	I级	I级	I级	I级	I级	I级	I级	I级	I级	I级	I级	I级	I级	I级	I级
	厄贝沙坦	II级	II级→	II级	II级→	II级→	II级↓b	II级↓	I级	I级	I级	I级	I级	II级→a	I级	I级	I级	I级	I级	I级	I级
	氯沙坦	II级↓a	II级↓a	II级	II级↓a	II级↓a	II级↑b	II级↑b	I级	I级	I级	I级	I级	II级↓a	I级	I级	I级	I级	I级	I级	I级
	奥美沙坦	I级	I级	I级	I级	I级	I级	I级	I级	I级	I级	I级	I级	I级	I级	I级	I级	I级	I级	I级	I级
	替米沙坦	I级	I级	I级	I级	I级	I级	I级	I级	I级	I级	I级	I级	I级	I级	I级	I级	I级	I级	I级	I级
	缬沙坦	III级↑	III级↑	III级↑	III级↑	III级↑	I级	I级	II级→	I级	I级	I级	I级	II级↑	I级	I级	I级	I级	I级	I级	I级
β受体阻滞剂	阿替洛尔	II级↔d	II级↔d	II级↔d	II级	II级↔d	I级	II级→	I级	I级	I级	I级	I级	II级↓	I级	I级	I级	I级	I级	I级	I级
	比索洛尔	II级↑d	II级↑d	II级↑d	II级↑d	II级↑d	II级↑	II级↑	I级	I级	I级	I级	I级	II级↓	I级	I级	I级	I级	I级	I级	I级
	卡维地洛	II级↑d	II级↑d	II级↑d	II级↑d	II级↑d	II级↑	II级↑	I级	I级	I级	I级	I级	II级↓	I级	I级	I级	I级	I级	I级	I级
	美托洛尔	II级↑d	II级↑d	II级↑d	II级↑	II级↑d	II级↑	II级↑	I级	I级	I级	I级	I级	II级↓	I级	I级	I级	I级	I级	I级	I级
	普萘洛尔	II级↑d	II级↑d	II级↑d	II级↑	II级↑d	II级	II级↑	I级	I级	I级	I级	I级	II级↓	I级	I级	I级	I级	I级	I级	I级
CCB	氨氯地平	III级↑c	III级↑c	III级↑	III级↑	III级↑e	III级↓69%	III级↑	III级↓	I级	I级	I级	I级	III级↓	I级	I级	I级	I级	I级	I级	I级
	地尔硫䓬	III级↑c	III级↑c	III级↑	III级↑	III级↑e	III级↓	III级 E	III级→	III级↑ E	III级↑ E	II级 E	I级	III级↓	I级	I级	I级	I级	I级	I级	I级
	非洛地平	III级↑c	III级↑c	III级↑	III级↑	III级↑e	III级↓	III级↑	III级↓	I级	I级	I级	I级	III级↓	I级	I级	I级	I级	I级	I级	I级
	拉西地平	III级↑c	III级↑c	III级↑	III级↑	III级↑e	III级↓	III级↑	III级↓	I级	I级	I级	I级	III级↓	I级	I级	I级	I级	I级	I级	I级

（续表）

抗高血压药		ATV/c	ATV/r	DRV/c	DRV/r	LPV/r	EFV	ETV	NVP	RPV	MVC	BIC	DTG	EVG/c	RAL	ABC	FTC	3TC	TAF	TDF	AZT
CCB	乐卡地平	IV级↑	IV级↑	IV级↑	IV级↑	IV级↑	III级↓	III级↓	III级↓	I级	I级	I级	I级	IV级↑	I级	I级	I级	I级	I级	I级	I级
	尼卡地平	III级↑c	III级↑c	III级↑	III级↑	III级↑e	III级↓	III级↓E	III级↓	III级↓E	III级↓E	I级	I级	III级↑	I级	I级	I级	I级	I级	III级↑E	I级
	硝苯地平	III级↑c	III级↑c	III级↑	III级↑	III级↑e	III级↓	III级↓	III级↓	I级	I级	I级	I级	III级↑	I级	I级	I级	I级	I级	I级	I级
	尼索地平	III级↑c	III级↑c	III级↑	III级↑	III级↑e	III级↓	III级↓E	III级↓	III级↓E	III级↓	III级E	I级	III级↑	I级	I级	I级	I级	III级E	I级	I级
	维拉帕米	III级↑c	III级↑c	III级↑	III级↑	III级↑e	III级↓	III级↓E	III级↓	III级↓E	III级↓E	II级E	I级	III级↑	I级	I级	I级	↓I级	III级E	I级	I级
利尿剂	阿米洛利	I级	I级	I级	I级	I级	I级	I级	I级	I级	I级	I级	I级	I级	I级	I级	I级	I级	I级	I级	I级
	氯噻酮	I级	I级	I级	I级	I级	I级	I级	I级	I级	I级	I级	I级	I级	I级	I级	I级	I级	I级	I级	I级
	呋塞米	I级	I级	I级	I级	I级	I级	I级	I级	I级	I级	I级	I级	I级	I级	I级	I级	I级	I级	II级↑E	I级
	阴达帕胺	III级↓	III级↑	III级↑	III级↑	III级↑	II级↓	II级↓	I级	I级	II级E	I级	I级	II级↓	I级	I级	I级	I级	I级	I级	I级
	氢氯噻嗪	I级	I级	I级	I级	I级	I级	I级	I级	I级	I级	I级	I级	I级	I级	I级	I级	I级	I级	I级	I级
	托拉塞米	I级	I级	I级	I级↓	I级↓	I级	I级	I级	I级	I级	I级	I级	I级	I级	I级	I级	I级	I级	I级	I级
其他	多沙唑嗪	III级↑	III级↑	III级↑	III级↑	III级↑	III级↓	III级↓	III级↓	I级	I级	I级	I级	III级↑	I级	I级	I级	I级	I级	I级	I级
	沙库比曲	III级↑	III级↑	III级↑	III级↑	III级↑	I级	II级↓	I级	I级	II级E	I级	I级	III级↑	I级	I级	I级	I级	I级	II级↑E	I级
	螺内酯	I级	I级	I级	I级	I级	I级	I级	I级	I级	I级	I级	I级	I级	I级	I级	I级	I级	I级	I级	I级

注意：尽管一些药物的相互作用可能需要根据药物的代谢途径进行药物剂量调整，但是从临床上使用抗高血压药和抗逆转录病毒药物的经验来看，剂量调整并不是一个必备要求。

说明：

↑ 潜在的提高抗高血压药物的暴露　　↓ 潜在的减少抗高血压药物的暴露　　↔ 无重要影响

D 潜在的减少抗逆转录病毒药物的暴露　　E 潜在的提高抗逆转录病毒药物的暴露　　c 建议使用心电图监测

a "母体药物"减少，但是"活性代谢物"增加　　b "母体药物"增加，但是"活性代谢物"减少

d P-R 同期延长的风险　　e 洛匹那韦和钙通道阻滞剂两种药物能延长 PR 同期，联用时需小心，建议使用临床血药浓度监测

数字指在抗药物相互作用研究中观察到紫到抗高血压药物 AUC 的减少/增加

ACEI 血管紧张素转换酶抑制剂　　ARB 血管紧张素受体拮抗剂　　CCB 钙通道阻滞剂

七、抗逆转录病毒药物与镇痛药之间的相互作用

		ATV/c	ATV/r	DRV/c	DRV/r	LPV/r	EFV	ETV	NVP	RPV	MVC	BIC	DTG	EVG/c	RAL	ABC	FTC	3TC	TAF	TDF	AZT
非阿片类镇痛药	阿司匹林	I级	I级	I级	I级	I级	I级	I级	I级	I级	I级	I级	I级	I级	I级	I级	I级	I级	I级	II级 h	I级
	塞来昔布	I级	I级	I级	I级	I级	III级 ↑a	III级 ↑a	I级	I级	I级	I级	I级	I级	I级	I级	I级	I级	I级	II级 h	I级
	双氯芬酸	I级	I级	I级	I级	I级	III级 ↑a	III级 ↑a	I级	I级	I级	I级	I级	I级	I级	I级	I级	I级	I级	III级 Eh	I级
	布洛芬	I级	I级	I级	I级	I级	III级 ↑a	III级 ↑a	I级	I级	I级	I级	I级	I级	I级	I级	I级	I级	I级	II级 Eh	II级 ↔b
	甲芬那酸	I级	I级	I级	I级	I级	III级 ↑a	III级 ↑a	I级	I级	I级	I级	I级	I级	I级	I级	I级	I级	I级	III级 Eh	I级
	萘普生	I级	I级	I级	I级	I级	III级 ↑a	III级 ↑a	I级	I级	I级	I级	I级	I级	I级	I级	I级	I级	I级	II级 Eh	II级 ↔b
	尼美舒利	I级	I级	I级	I级	I级	III级 ↑a	III级 ↑a	I级	I级	I级	I级	I级	I级	I级	I级	I级	I级	I级	II级 h	I级
	对乙酰氨基酚	I级	I级	I级	I级	I级	I级	I级	I级	I级	I级	I级	I级	I级	I级	I级	I级	I级	I级	I级	I级
	吡罗昔康	I级	I级	I级	I级	I级	III级 ↑a	III级 ↑a	I级	I级	I级	I级	I级	I级	I级	I级	I级	I级	I级	II级 h	I级
阿片类镇痛药	阿芬太尼	III级 ↑	III级 ↑	III级 ↑	III级 ↑	III级 ↑	III级 ↓50%	III级	III级 →	I级	I级	I级	I级	III级 ↑	I级	I级	I级	I级	I级	I级	I级
	丁丙诺啡	III级 ↓67%	III级 ↑67%	I级 ↑	II级 ↑c	I级	III级 ↓e	II级 ↓25%	I级	I级	I级	I级	I级	I级 ↑35%	I级	I级	I级	I级	I级	I级	I级
	可待因	II级 ↑e	II级 ↑e	II级 ↑e	II级 ↑e	II级 ↑e	II级 ↓e	II级 ↓e	II级 ↓e	I级	I级	I级	I级	II级 ↑e	I级	I级	I级	I级	I级	I级	I级

（续表）

	ATV/c	ATV/r	DRV/c	DRV/r	LPV/r	EFV	ETV	NVP	RPV	MVC	BIC	DTG	EVG/c	RAL	ABC	FTC	3TC	TAF	TDF	AZT
二氢可待因	II级 ↑	II级 ↑	II级 ↑	II级 ↑	II级 ↑	II级 ↓	II级 ↓	II级 ↓	I级	I级	I级	I级	II级 ↑	I级	I级	I级	I级	I级	I级	I级
芬太尼	III级 ↑	III级 ↑	III级 ↑	III级 ↑	III级 ↑	III级 ↓	III级 ↓	III级 ↓	I级	I级	I级	I级	III级 ↑	I级	I级	I级	I级	I级	I级	I级
美沙酮	III级 ↑? d	III级 ↓	III级 ↑?	III级 ↓16%	III级 ↓53%d	III级 ↓52%	III级 ↑6%	III级 ↓50%	I级 ↓16%d	I级	I级	I级	I级 ↑7%	I级	II级 ↓	I级	I级	I级	I级	II级 E
吗啡	III级 ↔i	III级 ↓i	II级 ↔i	III级 ↓i	III级 ↓i	III级 ↑	II级 ↔i	I级	I级	I级	I级	I级	III级 ↔i	I级	I级	I级	I级	I级	I级	I级
羟考酮	III级 ↓	III级 ↓f	II级 ↓	III级 ↑	III级 ↑	III级 ↓	II级 ↓f	III级 ↓	I级	I级	I级	I级	III级 ↑	I级	I级	I级	I级	I级	I级	I级
哌替啶	III级 ↓f	III级 ↓f	III级 ↓f	III级 ↓f	III级 ↓f	III级 ↓f	III级 ↓f	III级 ↓f	I级	I级	I级	I级	II级 ↑	I级	I级	I级	I级	I级	I级	I级
舒芬太尼	III级 ↑	III级 ↑	II级 ↑	III级 ↑	III级 ↑	III级 ↓	III级 ↓	III级 ↓	I级	I级	I级	I级	III级 ↑	I级	I级	I级	I级	I级	I级	I级
曲马多	II级 ↑e	II级 ↑e	II级 ↑e	II级 ↑e	II级 ↑e	II级 ↓g	I级	I级	I级	I级	I级	I级	II级 ↑e	I级	I级	I级	I级	I级	I级	I级

（行首合并列：阿片类镇痛药）

说明：

↑ 潜在的提高镇痛药的暴露 ↓ 潜在的减少镇痛药的暴露 ↔ 无重要影响

D 潜在的减少抗逆转录病毒药物的暴露 E 潜在的增加抗逆转录病毒药物的暴露

a 数字指的是在药物相互作用研究中观察到的镇痛药物 AUC 的减少/增加

b 临床意义未知。使用最低推荐剂量，特别是对有心血管疾病患病风险、胃肠道并发症、肝脏及肾脏损害者的患者和老年人

c "母体药物"不变，但"代谢产物"增加

d 两种药物都可能延长 Q-T 间期，建议监测心电图

e 可能降低镇痛效果，因为减少了活性代谢物的转化

f "母体药物"减少，但"活性代谢物"没有变化

g "母体药物"减少，增加"神经毒性代谢物"

h 若长期服用 NASIDs 类药物，或如果患者存在肾脏功能障碍，体重偏低或服用过其他可以使 TDF 暴露增加的药物，肾毒性的风险会增加。同时使用 NASIDs 类药物和 TDF 需要监测肾功能

i 利托那韦和可比司他比其他可抑制蛋白的抑制作用对阿片类药物对中枢神经系统的作用

八、抗逆转录病毒药物与抗凝/抗血小板药物之间的相互作用

	药物	ATV/c	ATV/r	DRV/c	DRV/r	LPV/r	EFV	ETV	NVP	RPV	MVC	BIC	DTG	EVG/c	RAL	ABC	FTC	3TC	TAF	TDF	AZT
抗凝药物	阿哌沙班	IV级 ↑	IV级 ↑	IV级 ↑	IV级 ↑	IV级 ↑	III级 ↓	III级 ↓	III级 ↓	I级	I级	I级	I级	IV级 ↑	I级	I级	I级	I级	I级	I级	I级
	达比加群	III级 ↓c	III级 ↓c	III级 ↑	III级 ↑	III级 ↑?	I级 ↓	I级	I级 ↓	II级 ↑?	I级	I级	I级	IV级 ↑	I级	I级	I级	I级	I级	I级	I级
	达肝素	I级	I级	I级	I级	I级	I级	I级	I级	I级	I级	I级	I级	I级	I级	I级	I级	I级	I级	I级	I级
	依度沙班	III级 ↓	III级 ↑	III级 ↑	III级 ↑	III级 ↑	I级	I级	I级	I级	I级	I级	I级	III级 ↑	I级	I级	I级	I级	I级	I级	I级
	磺达肝癸钠	I级	I级	I级	I级	I级	I级	I级	I级	I级	I级	I级	I级	I级	I级	I级	I级	I级	I级	I级	I级
	肝素	I级	I级	I级	I级	I级	I级	I级	I级	I级	I级	I级	I级	I级	I级	I级	I级	I级	I级	I级	I级
	利伐沙班	IV级 ↑	IV级 ↑	IV级 ↑	IV级 ↑	IV级 ↑	III级 ↓	III级 ↓	III级 ↓	I级	I级	I级	I级	IV级 ↑	I级	I级	I级	I级	I级	I级	I级
	华法林	III级 ↑	III级 ↑or↓ a	III级 ↑	III级 ↑	III级 ↑	III级 ↑or↓ d	III级 ↓c	III级 ↑or↓ d	I级	I级	I级	I级	III级 ↑	I级	I级	I级	I级	I级	II级 b	I级
抗血小板药物	阿司匹林	I级	I级	I级	I级	I级	I级	I级	I级	I级	I级	I级	I级	I级	I级	I级	I级	I级	I级	I级	I级
	氯吡格雷	III级 ↓c	III级 ↓c	III级 ↓c	III级 ↓c	III级 ↓c	III级 ↑ d	III级 ↓c	III级 ↑ d	I级	I级	I级	I级	III级 ↓c	I级	I级	I级	I级	I级	I级	I级
	双嘧达莫	III级 ↓e	III级 ↓e	III级	III级	III级	III级	III级	III级	I级	I级	I级	I级	I级	I级	I级	I级	I级	I级	I级	I级
	普拉格雷	I级 ↓f	I级 ↓f	I级 ↓f	I级 ↓f	I级 ↓f	I级	I级	I级	I级	I级	I级	I级	I级 ↓f	I级	I级	I级	I级	I级	I级	I级
	替卡格雷	IV级 ↑	IV级 ↑	IV级 ↑	IV级 ↑	IV级 ↑	III级 ↓	III级 ↓	III级 ↓	I级	I级	I级	I级	IV级 ↑	I级	I级	I级	I级	I级	I级	I级

说明：
↑　潜在的提高抗凝/抗血小板药的暴露
↓　潜在的减少抗凝/抗血小板药的暴露
D　潜在的减少抗逆转录病毒药物的暴露
E　潜在的增加抗逆转录病毒药物的暴露
↔　无重要影响
a　无增强剂的阿扎那韦预计会增强抗凝剂的作用，需监测国际标准化比值（INR）并调整抗凝剂用量
b　潜在的肾毒性，监测肾脏功能
c　活性代谢物的转化减少，导致氯吡格雷疗效下降。应考虑其他药物替代氯吡格雷
d　通过诱导 CYP3A4 和 CYP2B6 来增加活性代谢物的量
e　无增强剂的阿扎那韦预计会由于抑制 UGT1A1 而增加双嘧达莫的暴露
f　低活性代谢产物，但对普拉格雷的活性没有有明显下降

九、抗逆转录病毒药物与支气管扩张药物(治疗慢性阻塞性肺病)之间的相互作用

类别	药物	ATV/c	ATV/r	DRV/c	DRV/r	LPV/r	EFV	ETV	NVP	RPV	MVC	BIC	DTG	EVG/c	RAL	ABC	FTC	3TC	TAF	TDF	AZT
LAMA	噻托溴铵	I级	I级	I级	I级	I级	I级	I级	I级	I级	I级	I级	I级	I级	I级	I级	I级	I级	I级	I级	I级
SAMA	异丙托铵	I级	I级	I级	I级	I级	I级	I级	I级	I级	I级	I级	I级	I级	I级	I级	I级	I级	I级	I级	I级
SAMA	福莫特罗	II级 ↔a	II级 ↔a	I级	I级	II级 ↔a	I级	I级	I级	II级 ↔a	I级	I级	I级	I级	I级	I级	I级	I级	I级	I级	I级
LABA	茚达特罗	I级 ↑b	I级 ↑b	I级 ↑b	I级 ↑b	II级 ↑b	I级 ↓	II级 ↓	II级 ↓	I级	I级	I级	I级	I级	I级	I级	I级	I级	I级	I级	I级
LABA	奥达特罗	II级 ↑	II级 ↑	II级 ↑	II级 ↑	II级 ↑	I级 ↓	I级	II级 ↓	I级	I级	I级	I级	II级 ↑	I级	I级	I级	I级	I级	I级	I级
LABA	沙美特罗	III级 ↑b	III级 ↑b	III级 ↑b	III级 ↑b	III级 ↑b	III级 ↓	III级 ↓	III级 ↓	I级	I级	I级	I级	III级 ↑b	I级	I级	I级	I级	I级	I级	I级
LABA	维兰特罗	II级 ↑	II级 ↑	II级 ↑	II级 ↑	II级 ↑	I级	II级 ↓	II级 ↓	I级	I级	I级	I级	II级 ↑b	I级	I级	I级	I级	I级	I级	I级
SABA	沙丁胺醇	I级	I级	I级	I级	I级	I级	I级	I级	I级	I级	I级	I级	I级	I级	I级	I级	I级	I级	I级	I级
MX	氨茶碱	I级	III级	I级	III级	III级	III级 ↓	I级	III级 ↓	I级	I级	I级	I级	I级	I级	I级	I级	I级	I级	I级	I级
MX	茶碱	I级	II级	I级	II级	II级	III级 ↓	I级	III级 ↓	I级	I级	I级	I级	I级	I级	I级	I级	I级	I级	I级	I级
PDE4	罗氟司特	II级 ↑	II级 ↑	II级 ↑	II级 ↑	II级 ↑	III级 ↓	III级 ↓	III级 ↓	I级	I级	I级	I级	II级 ↑c	I级	I级	I级	I级	I级	I级	I级
ICS	倍氯米松	I级 ↑c	I级 ↑c	I级 ↑?c	I级 ↓11%	I级 ↑?c	I级	I级	I级	I级	I级	I级	I级	I级 ↑c	I级	I级	I级	I级	I级	I级	I级
ICS	布地奈德	IV级 ↑	IV级 ↑	IV级 ↑	IV级 ↑	IV级 ↑	III级 ↓	III级 ↓	III级 ↓	I级	I级	I级	I级	IV级 ↑	I级	I级	I级	I级	I级	I级	I级
ICS	氟替卡松	IV级 ↑	IV级 ↑	IV级 ↑	IV级 ↑	IV级 ↑	III级 ↓	III级 ↓	III级 ↓	I级	I级	I级	I级	IV级 ↑	I级	I级	I级	I级	I级	I级	I级

说明:

↑ 潜在的提高支气管扩张药的暴露　　　↓ 潜在的减少支气管扩张药的暴露　　　↔ 无重要影响

D 潜在的减少抗逆转录药物的暴露　　　E 潜在的增加抗逆转录病毒药物的暴露

a 注意两种药物都可诱发 QT 间期延长

b 建议使用心电图监测　　建议使用最低剂量的类固醇鼻皮质激素

c 单独使用利匹韦林 100 mg，增加活性代谢物的浓度，但对肾上腺功能没有显著影响

d 暴露量可以提高 2 倍(但是这种增加不会引起任何基于这种特罗韦布里他罗的相忧?)

ICS 吸入皮质类固醇激素　　　LABA 长效 β₂ 受体激动剂　　　LAMA 长效抗胆碱能药物(长效 M-受体拮抗剂)

MX 甲基黄嘌呤　　　PD4 磷酸二酯酶 4 抑制剂　　　SABA 短效 β₂ 受体激动剂

SAMA 短效抗胆碱能药物

十、抗逆转录病毒药物与避孕药/激素替代疗法之间的相互作用

		ATV/c	ATV/r	DRV/c	DRV/r	LPV/r	EFV	ETV	NVP	RPV	MVC	BIC	DTG	EVG/c	RAL	ABC	FTC	3TC	TAF	TDF	AZT
	炔雌醇 (COC, TS, VR)	I级	III级 ↓19%a	III级 ↓30%	III级 ↓44%b	III级 ↓42%b	III级 ↔·c	I级 ↑22%	II级 ↓42%	I级 ↑14%	I级 ↔	I级	I级 ↑3%	II级 ↓25%d	I级	I级	I级	I级	I级	I级	I级
	去氧孕烯 (COC)	III级 ↑	II级 ↑e,a	III级 ↑	III级 ↑f	III级 ↑f	IV级 ↓g	II级 →	II级 →	I级	I级	I级	I级	II级 ↑d,e	I级	I级	I级	I级	I级	I级	I级
	去氧孕烯 (POP)	II级 ↑	II级 ↑e,a	III级 ↑	II级 ↑f	II级 ↑	IV级 ↓g	I级 →	II级 →	I级	I级	I级	I级	II级 →	I级	I级	I级	I级	I级	I级	I级
	屈螺酮 (COC)	III级 ↑	II级 ↑e,a	II级 ↑f	II级 ↑f	II级 ↑f	IV级 ↓g	I级 →	II级 →	I级	I级	I级	I级	II级 ↑d,e	I级	I级	I级	I级	I级	I级	I级
	依托孕烯 (IP)	II级 ↑	II级 ↑e,a	II级 ↑f	II级 ↑f	III级 ↑52%	IV级 ↓63%g	I级 →	II级 →	I级	I级	I级	I级	II级 ↑d,e	I级	I级	I级	I级	I级	I级	I级
	依托孕烯 (VR)	II级 ↑	II级 ↑h	III级 ↑	III级 ↑h	III级 ↑h	IV级 ↓g	II级 →	II级 →	I级	I级	I级	I级	III级 ↑h	I级	I级	I级	I级	I级	I级	I级
孕	孕二烯酮 (COC)	III级 ↑	II级 ↑e,a	III级 ↑	III级 ↑f	II级 ↑	IV级 ↓g	II级 →	II级 →	I级	I级	I级	I级	II级 ↑d,e	I级	I级	I级	I级	I级	I级	I级
激	左炔诺孕酮 (COC)	III级 ↑	II级 ↑e,a	III级 ↑	III级 ↑f	II级 ↑f	IV级 ↓g	II级 →	II级 →	I级	I级	I级	I级	II级 →	I级	I级	I级	I级	I级	I级	I级
素	左炔诺孕酮 (IP)	II级 ↑	II级 ↑e,a	II级 ↑f	II级 ↑f	II级 ↑	IV级 ↓47%g	II级 ↑	II级 ↑14%	I级	I级	I级	I级	II级 →	I级	I级	I级	I级	I级	I级	I级
	左炔诺孕酮 (POP)	II级 ↑	II级 ↑h	II级 ↑	II级 ↑	III级 ↑h	IV级 ↓g	II级 →	II级 ↑	I级	I级	I级	I级	II级 →	I级	I级	I级	I级	I级	I级	I级
	左炔诺孕酮 (IUD)	I级	II级 ↑e,a	I级	I级	I级	II级 →	II级 →	I级	I级	I级	I级	I级	I级	I级	I级	I级	I级	I级	I级	I级
	甲羟孕酮 (POI)	I级	I级	I级	I级	I级	II级 →	II级 ↑	II级 →	I级	I级	I级	I级	I级	I级	I级	I级	I级	I级	I级	I级
	诺孕曲明 (TS)	III级 ↑	II级 ↑e,a	III级 ↑	III级 ↑f	III级 ↑83%f	IV级 ↓g	I级 ↓5%	II级 ↓14%	I级	I级	I级	I级	II级 ↑d,e	I级	I级	I级	I级	I级	I级	I级
	炔诺酮 (COC)	III级 ↑	II级 ↑e,a,i	III级 ↑	III级 ↓14%f	III级 ↓17%f	IV级 ↓g	II级 ↓5%	II级 ↓19%	I级 ↓11%	I级	I级	I级	II级 ↑d,e	I级	I级	I级	I级	I级	I级	I级

（续表）

药物		ATV/c	ATV/r	DRV/c	DRV/r	LPV/r	EFV	ETV	NVP	RPV	MVC	BIC	DTG	EVG/c	RAL	ABC	FTC	3TC	TAF	TDF	AZT
孕激素	炔诺酮(POI)	I级	II级 ↑50%	I级	II级 ↑50%	II级 ↑50%	III级 →	I级	I级	I级	I级	I级	I级	I级	I级	I级	I级	I级	I级	I级	I级
	炔诺酮(POP)	II级 ↑	II级 ↑50%	II级 ↑	II级 ↑50%	II级 ↑50%	IV级 ↓g	II级 →	II级 →	I级	I级	I级	I级	II级 ↑	I级	I级	I级	I级	I级	I级	I级
	诺孕酮(COC)	III级 ↑	II级 ↑85% e,a	III级 ↑	III级 ↑f	III级 ↑f	IV级 ↓64%g	II级 →	II级 →	I级	I级	I级	I级	II级 ↑126% d,e	I级 ↑14%	I级	I级	I级	I级	I级	I级
	炔诺孕酮(COC)	III级 ↑	II级 ↑ e,a	III级 ↑	III级 ↑f	III级 ↑f	IV级 ↓g	II级 →	II级 →	I级	I级	I级	I级	II级 ↑ d,e	I级	I级	I级	I级	I级	I级	I级
	左炔诺孕酮(EC)	II级 ↑j	II级 ↑j	II级 ↑j	II级 ↑j	II级 ↑j	II级 ↓58%k	I级	III级 →	I级	I级	I级	I级	II级 ↑j	I级	I级	I级	I级	I级	I级	I级
其他	米非司酮	II级 ↑j	II级 ↑j	II级 ↑j	II级 ↑j	II级 ↑j	III级 →	III级 →	III级 →	II级 Ej	II级 Ej	I级	I级	II级 ↑j	I级	I级	I级	I级	I级	I级	I级
	醋酸乌利司他	II级 ↑j	II级 ↑j	II级 ↑j	II级 ↑j	II级 ↑j	II级 ↓l	II级 ↓l	II级 ↓l	I级	I级	I级	I级	II级 ↑j	II级 ↑j	I级	I级	I级	I级	I级	I级

说明：

↑ 潜在的提高激素的暴露　　　　↓ 潜在的减少激素的暴露　　　　↔ 无重要影响

D 潜在的增加抗逆转录病毒药物的暴露　　　　E 潜在的增加抗逆转录病毒药物的暴露

a 无增强剂的阿扎那韦或考比司他的 AUC 增加了 48%。如果与无增强剂的阿扎那韦替代用方法，使用不超过 30 µg 的炔雌醇，如果与利托那韦阿扎那韦联合用药，则使用至少 35 µg
b 推荐使用可替代药或其他避孕措施。如果使用激素替代方案，则监测雌激素缺乏的症状
c 对炔雌醇的暴露无影响，但联合用药的孕激素水平明显缺乏。不建议使用依非韦伦，因为其可能损害避孕功效
d 欧洲药品补充无保护证书(SPC)规定，激素避孕药应含有至少 30 µg 的炔雌醇
e 当使用复方口服避孕药时，雌激素的成分会减少到明显最小的程度
f 当使用复方口服避孕药时，雌激素的成分会明显最减少，建议谨慎使用，并使用其他的避孕方式
g 依非韦伦预计会减少孕酮的暴露，从而损害避孕方法的功效。除了激素避孕药之外，还必须采取可靠的屏障避孕方法
h 使用含炔雌醇(0.015 mg/d)的复方制剂时，炔雌醇的 AUC 上涨了 110%
i 使用 3 mg 的单次剂量用于炔诺酮使炔诺酮 AUC 上涨了 110%
j 不太可能产生临床后果，双倍标准剂量是在产品说明书之外的，关于其功效的证据也有限
k 使用强剂的阿扎那韦是使诺氟 AUC 上涨了 58%
l 不推荐，应考虑非激素紧急避孕

数字指的是在药物相互作用中观察到的激素药物 AUC 的减少/增加

避孕选择：COC, 复方口服避孕药；COC, 复方口服避孕药；POP, 孕酮仅药丸；TS, 皮肤药贴；VR, 阴道环
EC, 紧急避孕；IP, 植入物；IUD, 子宫环；POI, 孕酮仪注射

十一、抗逆转录病毒药物与类固醇皮质激素之间的相互作用

	ATV/c	ATV/r	DRV/c	DRV/r	LPV/r	EFV	ETV	NVP	RPV	MVC	BIC	DTG	EVG/c	RAL	ABC	FTC	3TC	TAF	TDF	AZT
倍氯米松（吸入剂）	I级 ↑a	I级 ↑a	I级 ↑? a	I级 ↓b	I级 ↑a	I级	I级	I级	I级	I级	I级	I级	I级 ↑a	I级	I级	I级	I级	I级	I级	I级
倍他米松	III级 ↑c	III级 ↑c	III级 ↑c	III级 ↑c	III级 ↑c	III级 ↓	III级 ↓	III级 ↓	III级 D	III级 D	III级 D	I级	I级 ↑c	I级	I级	I级	I级	I级	I级	I级
布地奈德（吸入剂）	IV级 ↑c	IV级 ↑c	IV级 ↑c	IV级 ↑c	IV级 ↑c	III级 ↓	III级 ↓	III级 ↓	I级	I级	III级 D	I级	IV级 ↑c	I级	I级	I级	I级	I级	I级	I级
氯倍他素（外用）	III级 ↑c,d	III级 ↑c,d	III级 ↑c,d	III级 ↑c,d	III级 ↑c,d	I级	I级	III级 ↓	I级	I级	I级	I级	III级 ↑c,d	I级	I级	I级	I级	I级	I级	I级
地塞米松	III级 ↑cD	III级 ↑cD	III级 ↑cD	III级 ↑cD	III级 ↑cD	III级 ↓D	III级 ↓D	III级 ↓D	IV级 D	III级 D	III级 D	I级	III级 ↑c,D	I级	I级	I级	I级	I级	I级	I级
氟轻松（外用）	III级 ↑c,d	III级 ↑c,d	III级 ↑c,d	III级 ↑c,d	III级 ↑c,d	I级	I级	III级 ↓	I级	I级	I级	I级	III级 ↑c,d	I级	I级	I级	I级	I级	I级	I级
氟替卡松（吸入剂）	IV级 ↑c	IV级 ↑c	IV级 ↑c	IV级 ↑c	IV级 ↑c	III级 ↓	III级 ↓	III级 ↓	I级	I级	I级	I级	IV级 ↑c	I级	I级	I级	I级	I级	I级	I级
氢化可的松（口服）	III级 ↑c	III级 ↑c	III级 ↑c	III级 ↑c	III级 ↑c	III级 ↓	III级 ↓	III级 ↓	I级	I级	I级	I级	III级 ↑c	I级	I级	I级	I级	I级	I级	I级
氢化可的松（外用）	I级	I级	I级	I级	I级	I级	I级	I级	I级	I级	I级	I级	I级	I级	I级	I级	I级	I级	I级	I级
甲泼尼龙（甲强龙）	III级 ↑c	III级 ↑c	III级 ↑c	III级 ↑c	III级 ↑c	III级 ↓	III级 ↓	III级 ↓	I级	I级	I级	I级	III级 ↑c	I级	I级	I级	I级	I级	I级	I级
莫米松（吸入剂）	IV级 ↑c	IV级 ↑c	IV级 ↑c	IV级 ↑c	IV级 ↑c	III级 ↓	III级 ↓	III级 ↓	I级	I级	I级	I级	IV级 ↑c	I级	I级	I级	I级	I级	I级	I级
泼尼松龙（口服）	III级 ↑c	III级 ↑c	III级 ↑c	III级 ↑c	III级 ↑c	III级 ↓40%	III级 ↓	III级 ↓	I级	I级	I级	I级	III级 ↑c	I级	I级	I级	I级	I级	I级	I级
泼尼松（强的松）	III级 ↑c	III级 ↑c	III级 ↑c	III级 ↑c	III级 ↑c	III级 ↓40%	III级 ↓	III级 ↓	I级	I级	I级	I级	III级 ↑c	I级	I级	I级	I级	I级	I级	I级
曲安奈德	IV级 ↑c	IV级 ↑c	IV级 ↑c	IV级 ↑c	IV级 ↑c	III级 ↓	III级 ↓	III级 ↓	I级	I级	I级	I级	IV级 ↑c	I级	I级	I级	I级	I级	I级	I级

说明：

↑ 潜在的提高类固醇皮质激素的暴露　　↓ 潜在的减少类固醇皮质激素的暴露　　↔ 无重要影响

D 潜在的减少抗逆转录病毒药物的暴露　　E 潜在的增加抗逆转录病毒药物的暴露

a 利托那韦（100 mg，每日 2 次）联合用药会增加活性代谢物（倍氯米松-17-1 单丙酸酯）的浓度。谨慎小心仍然是必要的。使用最低剂量仍然是必要的，谨慎小心并监测其

b 利托那韦，地塞米松会减少活性代谢物（倍氯米松-17-1 单丙酸酯）的暴露，但对肾上腺功能没有重要影响

c 存在类固醇皮质激素水平升高、库欣综合征和肾上腺抑制的风险。口服、注射、外敷、吸入或滴眼的类固醇皮质激素均有此风险

d 经皮吸收的程度由多因素决定，如浓度和剂型的类固醇皮质激素改变，使用的期限，使用和部位，频率和扎疗法等

D 数字指的是在药物相互作用研究中观察到的类固醇皮质激素 AUC 的减少/增加

不良反应

十二、抗逆转录病毒药物与抗疟药之间的相互作用

	ATV/c	ATV/r	DRV/c	DRV/r	LPV/r	EFV	ETV	NVP	RPV	MVC	BIC	DTG	EVG/c	RAL	ABC	FTC	3TC	TAF	TDF	AZT
阿莫地喹	I级	II级 ↑	II级 ↑	II级 ↑	II级 ↑	IV级 ↑c	II级 ↓?	III级 ↓29%c	I级	I级	I级	I级	I级	I级	I级	I级	I级	I级	I级	III级 ↔e
青蒿素	III级 ↑b	III级 ↑b	III级 ↑	III级 ↑	III级 ↑	III级 ↓50%	III级 ↓D	III级 ↓D	III级 D	III级 D	II级 D	I级	III级 ↑	I级	I级	I级	I级	I级	I级	I级
阿托伐醌	I级 ↓46%a	III级 ↔b	I级 ↑	III级 ↑a	III级 ↓74%a	III级 ↓75%a	III级 ↓E55%a	III级 ↓a	I级 ↑	I级	I级	I级	I级	I级	I级	I级	I级	I级	I级	III级 ↔e
氯喹	III级 ↔b	III级 ↔b	III级 ↑	III级 ↔b	III级 ↔b	III级 ↑	I级	I级	II级 ↔f	I级	I级	I级	III级 ↑	I级	I级	I级	I级	I级	I级	I级
克林霉素	III级 ↑b	III级 ↑b	III级 ↑	III级 ↑	I级	III级 ↑	III级 ↑	I级	I级	I级	I级	I级	III级 ↑	I级	I级	I级	I级	I级	I级	I级
多西环素	I级	I级	III级 ↑	I级	I级	III级 ↓?	III级 ↓?	III级 ↓?	I级	I级	I级	I级	III级 ↑	I级	I级	I级	I级	I级	I级	I级
本芴醇	III级 ↑b	III级 ↑b	III级 ↑	III级 ↑b	III级 ↑b	III级 ↓40%	III级 ↑	III级 ↓D46%	III级 ↔f	I级	I级	I级	III级 ↑	I级	I级	I级	I级	I级	I级	III级 ↔e
甲氟喹	III级 ↑b	III级 ↑b	I级	III级 ↑b	III级 ↑b	III级 ↓	III级	III级 ↓	II级 ↔f	I级	I级	I级	III级 ↑	I级	I级	I级	I级	I级	I级	I级
伯氨喹	I级	I级	III级 ↑	I级	I级	III级 ↔d	III级 ↔d	III级 ↔d	II级 ↔f	I级	I级	I级	III级 ↑	I级	I级	I级	I级	I级	I级	III级 ↔e
氯胍	I级	III级 ↓41%a	III级 ↑	III级 ↓a	III级 ↓38%a	III级 ↓44%a	III级 ↓E55%a	III级 ↓a	I级	I级	I级	I级	I级	I级	I级	I级	I级	I级	I级	III级 ↔e
乙胺嘧啶	I级	I级	I级	I级	I级	III级 ↔d	III级 ↔d	III级 ↔d	I级	I级	I级	I级	I级	I级	I级	II级 ↑	II级 ↑	I级	I级	II级 ↔e
奎宁	III级 ↑b	III级 ↑b	I级	III级 ↑b	III级 ↑b	III级 ↓	III级 ↓	III级 ↓	III级 ↔f	I级	I级	I级	III级 ↑	I级	I级	I级	I级	I级	I级	I级
磺胺多辛	I级	I级	I级	I级	I级	III级 ↓	III级 ↓	III级 ↓	I级	II级 ↑	I级	I级	III级 ↑	I级	I级	II级 ↑	II级 ↑	I级	I级	II级 ↔e

说明：
↑ 潜在的提高抗拒药的暴露
↓ 潜在的减少抗拒药的暴露
↔ 无重要影响
D 潜在的减少抗逆转录病毒药物的暴露
E 潜在的增加抗逆转录病毒药物的暴露
a 服用高脂肪饮食，考虑增加剂量
b 建议使用心电图监测
c 肝毒性
d 血液毒性代谢产物增多
e 增加血液学毒性
f 两种药物都能诱导 Q-T 同期延长（只有当利匹韦林暴露过有效治疗范围的剂量时）
数字指的是在药物相互作用研究中观察到抗拒药 AUC 的减少/增加

十三、抗逆转录病毒药物与抗肺动脉高压药之间的相互作用

		ATV/c	ATV/r	DRV/c	DRV/r	LPV/r	EFV	ETV	NVP	RPV	MVC	BIC	DTG	EVG/c	RAL	ABC	FTC	3TC	TAF	TDF	AZT
ERA	安贝生坦	Ⅲ级 ↑	Ⅲ级 ↑	Ⅲ级 ↑	Ⅲ级 ↑	Ⅲ级 ↑	Ⅰ级	Ⅰ级	Ⅰ级	Ⅰ级	Ⅰ级	Ⅰ级	Ⅰ级	Ⅰ级	Ⅰ级	Ⅰ级	Ⅰ级	Ⅰ级	Ⅰ级	Ⅰ级	Ⅰ级
	波生坦	Ⅲ级 ↑a	Ⅲ级 ↑a	Ⅲ级 ↑a	Ⅲ级 ↑a	Ⅲ级 ↑a	Ⅲ级 →	Ⅲ级 →	Ⅲ级 ↓b	Ⅲ级 D	Ⅲ级 D	Ⅱ级 D	Ⅱ级 D	Ⅲ级 ↑	Ⅰ级	Ⅰ级	Ⅰ级	Ⅰ级	Ⅰ级	Ⅰ级	Ⅰ级
	马西替坦	Ⅲ级 ↑	Ⅲ级 ↑	Ⅲ级 ↑	Ⅲ级 ↑	Ⅲ级 ↑	Ⅲ级 →	Ⅲ级 →	Ⅲ级 →	Ⅰ级	Ⅰ级	Ⅰ级	Ⅰ级	Ⅲ级 ↑	Ⅰ级	Ⅰ级	Ⅰ级	Ⅰ级	Ⅰ级	Ⅰ级	Ⅰ级
PDE5	西地那非	Ⅳ级 ↑	Ⅳ级 ↑	Ⅳ级 ↑	Ⅳ级 ↑	Ⅳ级 ↑	Ⅲ级 →	Ⅲ级 →	Ⅲ级 →	Ⅰ级	Ⅰ级	Ⅰ级	Ⅰ级	Ⅳ级 ↑	Ⅰ级	Ⅰ级	Ⅰ级	Ⅰ级	Ⅰ级	Ⅰ级	Ⅰ级
	他达拉非	Ⅲ级 ↑	Ⅲ级 ↑	Ⅲ级 ↑	Ⅲ级 ↑	Ⅲ级 ↑	Ⅲ级 →	Ⅲ级 →	Ⅲ级 →	Ⅰ级	Ⅰ级	Ⅰ级	Ⅰ级	Ⅲ级 ↑	Ⅰ级	Ⅰ级	Ⅰ级	Ⅰ级	Ⅰ级	Ⅰ级	Ⅰ级
sGC	利奥西呱	Ⅲ级 ↑	Ⅲ级 ↑	Ⅲ级 ↑	Ⅲ级 ↑	Ⅲ级 ↑	Ⅲ级 →	Ⅰ级	Ⅰ级	Ⅰ级	Ⅰ级	Ⅰ级	Ⅰ级	Ⅲ级 ↑	Ⅰ级	Ⅰ级	Ⅰ级	Ⅰ级	Ⅰ级	Ⅰ级	Ⅰ级
PA	依前列醇	Ⅰ级	Ⅰ级	Ⅰ级	Ⅰ级	Ⅰ级	Ⅰ级	Ⅰ级	Ⅰ级	Ⅰ级	Ⅰ级	Ⅰ级	Ⅰ级	Ⅰ级	Ⅰ级	Ⅰ级	Ⅰ级	Ⅰ级	Ⅰ级	Ⅰ级	Ⅰ级
	伊洛前列素	Ⅰ级	Ⅰ级	Ⅰ级	Ⅰ级	Ⅰ级	Ⅰ级	Ⅰ级	Ⅰ级	Ⅰ级	Ⅰ级	Ⅰ级	Ⅰ级	Ⅰ级	Ⅰ级	Ⅰ级	Ⅰ级	Ⅰ级	Ⅰ级	Ⅰ级	Ⅰ级
	曲前列环素	Ⅰ级	Ⅰ级	Ⅰ级	Ⅰ级	Ⅲ级 ↑	Ⅰ级	Ⅰ级	Ⅰ级	Ⅰ级	Ⅰ级	Ⅰ级	Ⅰ级	Ⅰ级	Ⅰ级	Ⅰ级	Ⅰ级	Ⅰ级	Ⅰ级	Ⅰ级	Ⅰ级
IPr	塞来西帕格	Ⅰ级 c	Ⅰ级 c	Ⅰ级 c	Ⅰ级 c	Ⅰ级 c	Ⅰ级	Ⅰ级	Ⅰ级	Ⅰ级	Ⅰ级	Ⅰ级	Ⅰ级	Ⅰ级 c	Ⅰ级	Ⅰ级	Ⅰ级	Ⅰ级	Ⅰ级	Ⅰ级	Ⅰ级

说明：
↑ 潜在的提高抗肺动脉高压药的暴露　　　　　　　　　　　↔ 无重要影响
↓ 潜在的减少抗肺动脉高压药的暴露
E 潜在的增加抗逆转录病毒药物的暴露
潜在的减少抗逆转录病毒药物的暴露
a 已经服用PI/r、PI/c 或 EVG/c 的患者，开始使用波生坦治疗时，波生坦的剂量为62.5 mg，每日1次或隔日服用。已经服用PI/r、PI/c 或 EVG/c，需将波生坦停用至少36小时，并在服用PI/r、PI/c 或 EVG/c 至少10天后重新开始服用波生坦，波生坦服法同上。
b 潜在的肝毒性增加　　　　　　　　　　　c 母体药物暴露增加，但活性代谢物暴露不变
IPr IP受体激动剂　　　　　　　　　　　　　　　　　ERA 内皮素受体阻滞剂
sGC 可溶性鸟苷酸环化酶刺激剂　　　　　PA 前列环素类似物　　　　PDE5 磷酸二酯酶V型抑制剂

十四、抗逆转录病毒药物与免疫抑制剂之间的相互作用

类别	药物	ATV/c	ATV/r	DRV/c	DRV/r	LPV/r	EFV	ETV	NVP	RPV	MVC	BIC	DTG	EVG/c	RAL	ABC	FTC	3TC	TAF	TDF	AZT
AM	硫唑嘌呤	I级	I级	I级	I级	I级	I级	I级	I级	I级	I级	I级	I级	I级	I级	I级	I级	I级	I级	I级	I级
	麦考酚酯	I级	III级 ↓	I级	III级 ↓	III级 ↓	III级 ↓	I级	III级 ↓ E13%	I级	I级	I级	I级	III级 ↓	I级	II级 ↓?	I级	I级	I级	III级 Eb	II级 ↓?
CNI	环孢素A	III级 ↑a	III级 ↑a	III级 ↑a	III级 ↑a	III级 ↑a	III级 ↓a	III级 ↓a	III级 ↓a	II级 E	II级 E	I级	I级	III级 ↑a	I级	I级	I级	I级	III级 E	III级 Eb	I级
	他克莫司*	III级 ↑a	III级 ↑a	III级 ↑a	III级 ↑a	III级 ↑a	III级 ↓a	III级 ↓a	III级 ↓a	I级	I级	II级 E	I级	III级 ↑a	I级	I级	I级	I级	I级	II级 ↔b	I级
mTOR	依维莫司	III级 ↑a	III级 ↑a	III级 ↑a	III级 ↑a	III级 ↑a	III级 ↓a	III级 ↓a	III级 ↓a	I级	I级	I级	I级	III级 ↑a	I级	I级	I级	I级	I级	I级	I级
	西罗莫司	III级 ↑a	III级 ↑a	III级 ↑a	III级 ↑a	III级 ↑a	III级 ↓a	III级 ↓a	III级 ↓a	I级	I级	I级	I级	III级 ↑a	I级	I级	I级	I级	I级	II级 ↔b	I级
其他	抗胸腺细胞球蛋白	I级	I级	I级	I级	I级	I级	I级	I级	I级	I级	I级	I级	I级 c	I级	I级	I级	I级	I级	I级	I级
	巴利昔单抗	I级	I级	I级	I级	I级	I级	I级	I级	I级	I级	I级	I级	I级	I级	I级	I级	I级	I级	I级	I级
	贝拉西普	I级	I级	I级	I级	I级	I级	I级	I级	I级	I级	I级	I级	I级	I级	I级	I级	I级	I级	I级	I级

说明:

↑ 潜在的提高免疫抑制剂的暴露
↓ 潜在的减少免疫抑制剂的暴露
↔ 无重要影响

D 潜在的减少分抗逆转录病毒药物的暴露
E 潜在的增加抗逆转录病毒药物的暴露

数字指的是在药物相互作用研究中观察到的免疫抑制剂 AUC 的增加/增加

a 建议对免疫抑制剂进行治疗药物监测
b 监测肾上腺功能

* 可作为缓释剂
c 潜在血液毒性增加

AM 抗代谢药
CNI 钙调神经磷酸酶抑制剂
mTOR mTOR 抑制剂

十五、抗逆转录病毒药物与抗丙型肝炎病毒药物之间的相互作用

	ATV/c	ATV/r	DRV/c	DRV/r	LPV/r	EFV	ETV	NVP	RPV	MVC	BIC	DTG	EVG/c	RAL	ABC	FTC	3TC	TAF	TDF	AZT
达卡他韦	Ⅲ级 i	Ⅲ级 ↑110% i	Ⅰ级	Ⅰ级 ↑41%	Ⅰ级 ↑15%	Ⅲ级 ↓32%ii	Ⅲ级 ↓	Ⅲ级 ↓	Ⅰ级	Ⅰ级	Ⅰ级	Ⅰ级 E33%	Ⅲ级	Ⅰ级	Ⅰ级	Ⅰ级	Ⅰ级	Ⅰ级	Ⅰ级 ↑10% E10%	Ⅰ级
艾尔巴韦/格拉瑞韦	Ⅳ级 ↑	Ⅳ级 ↑	Ⅳ级 ↑	Ⅳ级 ↑	Ⅳ级 ↑	Ⅳ级 ↓54/83%	Ⅳ级 ↓	Ⅳ级 ↓	Ⅰ级	Ⅰ级	Ⅰ级	Ⅰ级	Ⅳ级 ↑	Ⅰ级 E47%	Ⅰ级	Ⅰ级	Ⅰ级	Ⅰ级	Ⅰ级 ↓7/14% E34%	Ⅰ级
glecaprevir/pibrentasvir	Ⅳ级 ↑	Ⅳ级 ↑553/64%	Ⅳ级 ↑	Ⅳ级 ↑397%/-	Ⅳ级 ↑338/146%	Ⅳ级 ↓	Ⅳ级 ↓	Ⅳ级 ↓	Ⅰ级 E84%	Ⅰ级 E	Ⅱ级 E	Ⅰ级	Ⅰ级 ↑205/57% E47%	Ⅰ级 E47%	Ⅰ级	Ⅰ级	Ⅰ级	Ⅰ级	Ⅰ级 E29%	Ⅰ级
帕利瑞韦/利托那韦/奥比他韦/达塞布韦	Ⅳ级 ↑viii	Ⅳ级 ↑94%iii	Ⅳ级 ↑	Ⅲ级 Div	Ⅳ级 ↑	Ⅳ级 vi	Ⅳ级 ↓E	Ⅳ级 ↓E	Ⅲ级 Evii	Ⅲ级 E	Ⅱ级 E	Ⅰ级	Ⅳ级 ↑	Ⅰ级 E134%	Ⅰ级	Ⅰ级	Ⅰ级	Ⅲ级 E	Ⅰ级	Ⅰ级
帕利瑞韦/利托那韦/奥比他韦	Ⅳ级 ↑	Ⅳ级 ↑iii	Ⅳ级 ↑	Ⅲ级 ↓v	Ⅳ级 ↑	Ⅳ级 vi	Ⅳ级 ↓E	Ⅳ级 ↓E	Ⅲ级 Evii	Ⅲ级 E	Ⅱ级 E	Ⅰ级	Ⅳ级 ↑	Ⅰ级 E20%	Ⅰ级	Ⅰ级	Ⅰ级	Ⅲ级 E	Ⅰ级	Ⅰ级
司美匹韦	Ⅳ级 ↑	Ⅳ级 ↑	Ⅳ级 ↑	Ⅰ级 ↑34/39%	Ⅳ级 ↑	Ⅳ级 ↓71%	Ⅳ级 ↓	Ⅳ级 ↓	Ⅰ级 ↑6% E12%	Ⅰ级	Ⅰ级	Ⅰ级	Ⅳ级 ↑	Ⅰ级 ↑11% E8%	Ⅰ级	Ⅰ级	Ⅰ级	Ⅰ级	Ⅰ级 ↓14% E18%	Ⅰ级
索磷布韦/雷迪帕韦	Ⅲ级 ↑viii	Ⅰ级 8/113% viii	Ⅰ级 viii	Ⅰ级 ↓34/39% viii	Ⅲ级 viii	Ⅲ级 ↓~34%	Ⅰ级	Ⅰ级	Ⅰ级 viii	Ⅰ级	Ⅰ级	Ⅰ级	Ⅰ级 ↑36/78%E viii	Ⅰ级 D≈20%	Ⅰ级	Ⅰ级	Ⅰ级	Ⅰ级 E32%	Ⅲ级 Eviii	Ⅰ级
索磷布韦/维帕他韦	Ⅰ级 viii	Ⅰ级 ↑/142%viii	Ⅰ级 viii	Ⅰ级 ↓28%- viii	Ⅰ级 ↓29%- viii	Ⅳ级 ↓~53%	Ⅳ级 ↓	Ⅳ级 ↓	Ⅰ级 viii	Ⅰ级 E	Ⅰ级	Ⅰ级	Ⅰ级 ↑viii	Ⅰ级	Ⅰ级	Ⅰ级	Ⅰ级	Ⅰ级	Ⅲ级 Eviii	Ⅰ级

（续表）

	ATV/c	ATV/r	DRV/c	DRV/r	LPV/r	EFV	ETV	NVP	RPV	MVC	BIC	DTG	EVG/c	RAL	ABC	FTC	3TC	TAF	TDF	AZT
索磷布韦/维帕他韦/伏诺瑞韦酯	IV级 ↑	IV级 ↑40/93/331%	I级 ↑viii	II级 ↑-/-/143% viii	IV级 ↑	IV级 ↓	IV级 ↓	IV级 ↓	I级	I级 E	I级	I级	I级 ↑-/-/171% viii	I级	I级	I级	I级	III级	III级 Eviii	I级
索磷布韦	I级	I级	I级 ↑	I级 ↑34%	I级	I级	I级	I级	I级	I级	I级	I级	I级	I级 ↓5%D 27%	I级	I级	I级	I级	I级	I级

说明：
↑ 潜在的提高免疫抑制剂的暴露　　　　↓ 潜在的减少免疫抑制剂的暴露
↔ 无重要药物影响
数字指的是在药物相互作用研究中观察到的抗丙肝病毒药和抗逆转录病毒药物的暴露　　E 潜在的增加抗逆转录病毒药在复方制剂中的暴露
　　　　　　　　　　D 潜在的减少抗逆转录病毒药物的暴露

i 达卡他韦（DCV）需减少至 30 mg 一日一次，配合阿扎那韦/利托那韦或艾维雷韦/考比司他。与无增强剂的阿扎那韦联用无需减少剂量
ii 只能与无增强剂的阿扎那韦联用（由于阿扎那韦是 CYP1B1/3 抑制剂和 OATP1B1 抑制剂，减少帕利瑞韦的暴露。第一个/第二个数字指代与第二个药的 AUC 的减少/增加）
iii 达卡他韦需增加至 90 mg 一日一次
iv 共同管理减少了地瑞那韦 50% 的谷浓度。尽管美国处方信息不推荐地瑞那韦比他韦/帕利瑞韦的 HIV 感染者合用。注意不能与帕利瑞韦同时使用
那韦+达诺布韦同时使用）可以用于长期地瑞那韦 800 mg 地瑞那韦与翁比他韦/帕利瑞韦/利托那韦同时使用。欧洲 SPC 推荐地瑞那韦（800 mg/d，与翁比他韦/帕利瑞韦/利托
v 不推荐达诺布韦联合用药，因为会增加帕利瑞韦的暴露
vi 严重的耐受性问题
vii 不推荐使用，除非获益大于风险，因为高剂量的利匹韦林可能导致有导致 Q-T 同期延长或没有导致 Q-T 同期延长。仅在没有已知的 Q-T 同期延长的药物共同使用的情况下才可使用
viii 若疗法含 TDF，会使替诺福韦浓度增加，推荐进行肾功能监测

（陈容 孟现民）